目 录

第3章

老年常见疾病对策

老年人照顾护理全图解

医学博士

王天明　编著

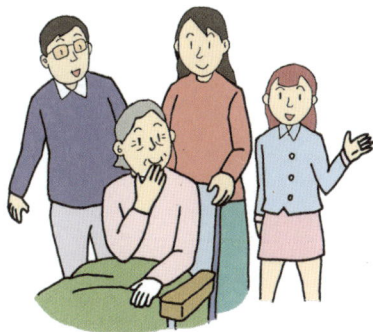

LAONIANREN ZHAOGU HULI

QUANTUJIE

北京出版集团公司

北京出版社

著作权合同登记号

图字:01 - 2013 - 9262

原著书名:《长者照顾护理全图解》王天明编著

中文简体版由香港万里机构出版有限公司授权于中国大陆地区出版发行

图书在版编目(CIP)数据

老年人照顾护理全图解 / 王天明编著 . — 北京:
北京出版社,2015.1
ISBN 978 - 7 - 200 - 10477 - 6

Ⅰ. ①老… Ⅱ. ①王… Ⅲ. ①老年人—护理—图解
Ⅳ. ①R473 - 64

中国版本图书馆 CIP 数据核字(2014)第 062860 号

老年人照顾护理全图解
LAONIANREN ZHAOGU HULI QUANTUJIE
王天明 编著

*

北 京 出 版 集 团 公 司 出版
北 京 出 版 社
(北京北三环中路6号)
邮政编码:100120

网　　　　址:www.bph.com.cn
北 京 出 版 集 团 公 司 总发行
新 华 书 店 经 销
北京市雅迪彩色印刷有限公司印刷

*

787 毫米×1092 毫米　　16 开本　　16.25 印张　　200 千字
2015 年 1 月第 1 版　　2015 年 1 月第 1 次印刷
ISBN 978 - 7 - 200 - 10477 - 6
定价:48.00 元

质量监督电话:010 - 58572393
责任编辑电话:010 - 58572281

如果你家里有日常生活需要照料的老人，或者生活不能自理的弱势人群，如儿童、残障者等，请阅读本书，它会为你提供帮助。

社会真的老龄化了，随处可以见到白发苍苍的老人。《2012中国卫生统计年鉴》报告显示，从2000年到2010年这10年期间，我国65岁以上人口比例已从7.0%上升到8.9%，升高了1.9%。这10年间，我国的人口总数从127627万增长到134091万人，粗略估计，这10年间，65岁以上人口增加了3000万人。而在2010年，我国65岁以上人口数已经超过1亿。

有一天我们也都会变得"衰老"，身体虚弱，自己生活越来越力不从心，这就是需要照顾护理的状态。照顾护理不同于对病人的医疗护理，其服务对象是不需要住院治疗的弱势人群，且服务内容繁杂：向长者提供日常生活的基础照护，做饭、喂饭、洗衣、洗澡、如厕及整理清扫房间，陪他们聊天、读书报、散步、去医院就诊，乃至护送其走亲访友，等等，都在照顾护理范畴之内。总之，照顾护理是帮助老年人日常生活的方方面面，以提高他们的生命质量和生活质量，使其有尊严地生活，满足他们身体、精神、社会等各方面的需求。

世界各国的统计都表明，80%以上的老人愿意居家养老。在自己熟悉的环境中，和自己的亲属一起生活是绝大多数老人的理想。不过老人迟早会因病或衰老而逐渐丧失生活自理能力。至此，照顾护理就会成为亲属、护理人员生活的一部分。照顾护理的基础知识与基本技能应该普及，成为老龄化社会每个公民都具备的常识。本书就设想老人居家养老的照护情景，将可能的基本照顾护理科目逐一配上生动的插图加以说明，使之浅显易懂，可即学即用。

本书不是教科书，而是专门向全社会传授照顾护理知识技能的手册。可作为照顾长者的亲属们和居家或养老机构的服务人员、义工规范化照护的参考书。

本书强调实践性，每一章节都是独立的，可以即用即查，边读边用。读者可以先大致浏览本书，随后在自己的实践中，参考本书的内容，摸索出对自己更方便实用的方式方法，也可以把自己的经验介绍给大家，提高全社会的照顾护理水平。

第4章

紧急情况的知识与对策

第 1 章

老年人护理常识

1 照护概述

照护首先需要有爱心，对亲人的爱，对老弱的爱，对人类的爱。每个人的一生都会有需要别人帮助的时期：幼年、童年、少年和青年期，人们得到父母、长辈的关爱与照顾。老年人到一定时期，生活也需要别人的帮助与照护。

在人生的开头与结尾时期，人们都需要别人的照顾，才能更好地生活。没有这样的觉悟和真爱，照护就是一种痛苦的牺牲，那么无论谁都不会真正胜任照护工作。

长者护理与青少年养育不同。长者的自然规律是渐趋衰弱，对照护的依赖日益增加。因此，照护是长期的，且烦琐、单调；有时还需要繁重的体力和脑力付出。所以，长者护理不会是一件轻松的事情，大家对此要有足够的心理准备。

照护者不仅要学习护理的基本知识和技能，还应当学会在精神和身体上的自我保护。通过与其他人的交流来减轻精神负担，保持照护者的心理健康，护理才能持久。在身体上，科学合理地利用借力和杠杆原理，减轻体力劳动，避免不合理的过度用力和腰部扭伤。

长者护理的重要原则是辅助并鼓励长者自立生活。即使被照护长者力不从心，也要鼓励他做日常的起居、进食、更衣等生活琐事。这样做似乎有些不近情理，但是只有这样才能延缓长者身体机能的衰退，有利于康复，并使其建立生活信心，更有尊严地生活。

本书假设被照护长者有偏瘫的身体障碍。即使如此，经过训练和鼓励，长者也可在相当程度上自立完成生活中的许多事情。照护者可以在长者身边鼓励指导，在出现不顺利的情况时助其一臂之力。

2 心理准备

♥ 接受现实

父母或配偶因衰老或疾病倒下，需要生活照护，这在任何家庭都会发生。作为配偶或子女，自己的亲人渐渐老去成为被照护的长者，我们都要对这一天的来临有心理准备。感情上不愿接受自家长者需要照护的现实，这于事无补，我们还是要以积极的心态来接受和应对现实。

♥ 确定照护负责人

在自家照护时，很重要的是确定一个负责人。全家人参与照护，有时反而使长者感到有压力。确定一个负责人（关键人物），由他来指挥，往往效率更高。重要的是在照护开始前，家人一起确定使长者和家人们都不感到勉强的护理方式，以及家人如何互相配合。

♥ 确定照护计划

首先要掌握长者的健康程度，推测发展趋势、康复前景，由此确定治疗和康复训练以及照护计划。观察长者的情况，掌握他能够做什么，不能做什么，这十分重要。观察结果、症状的进展情况、康复的结果依次记录在案，可成为接手护理的人或医生的重要参考，并据此制订照护计划。

③ 护理准备

照护说到底是为了支持长者自立，帮助长者生活自理。尽管长者自己做要花费较长时间，不如照护者包办痛快，但也要鼓励长者尽量自己完成。过度照护，看似对长者爱护有加，实则可能有害，不仅增加家人的负担，还可能使长者失去自立心和生活欲望。

当长者失去自立心和生活欲望，他们常会消极对待康复训练，导致卧床不起，进而加速身体机能的衰退，表现为：肌肉萎缩、关节强直（挛缩）、骨质疏松、内脏机能衰退、大脑功能减退。因此，恰到好处的护理才是最适当的照护。

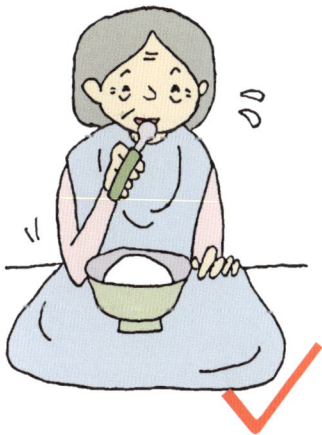

尽量让长者使用辅助餐具，自己进餐

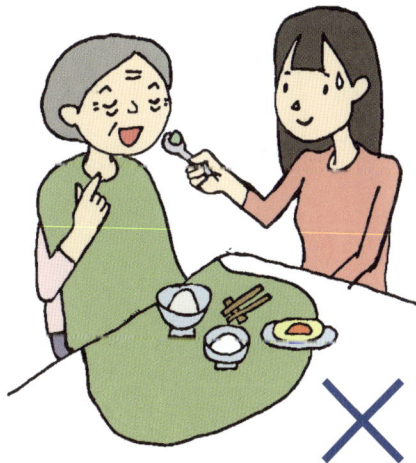

因长者手指不灵活，由别人喂饭

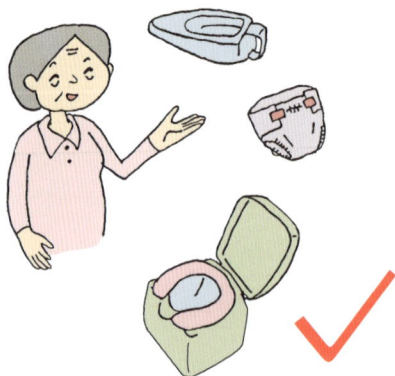

让长者在床上用便盆，下一步是让长者离床，用便携式马桶排泄

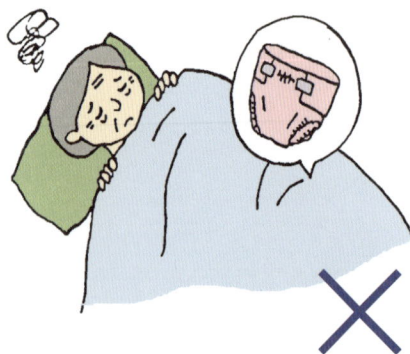

尽管长者感觉到尿意、便意，因为其行动不便，照护者为其使用纸尿裤

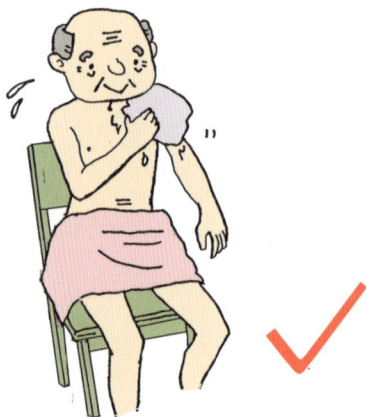

尽量让长者自己擦洗够得到的地方

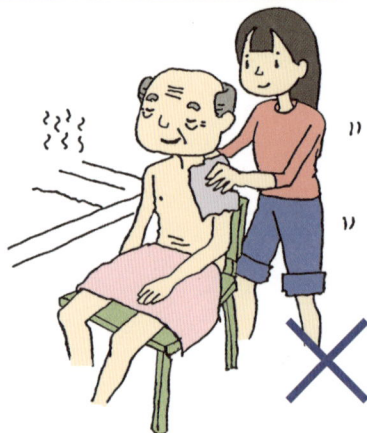

因长者上肢不太灵活，照护者为其擦洗

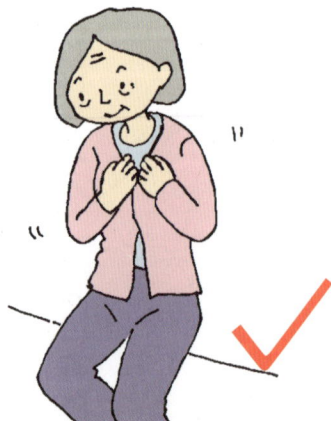

扣子换成尼龙粘扣，方便长者自己穿衣

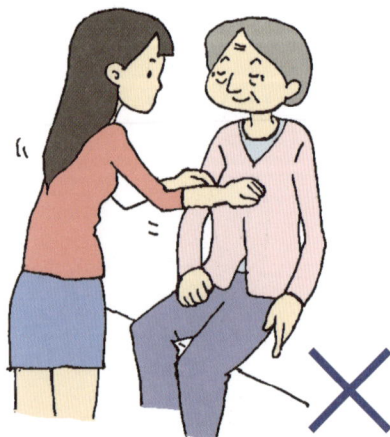

因手指不灵活，照护者帮忙系扣子

4 环境改造

♥ 改造目的

老年人最怕跌倒。由于肌力下降，平衡感减弱，老年人很容易跌倒，常酿成骨折等重大事故。骨折使老年人卧床不起，以致生活不能自理。因此，老年人的居住环境应当以安全防跌倒为原则进行必要的改造。

调查跌倒的原因，多数是被走廊和起居室之间的小台阶、门槛或是地面的杂物和电线绊倒。另外，长者多视力减退，门厅及走廊如果昏暗，再有高低落差，难免跌倒。因此，居家环境无障碍化，在走廊及台阶加装照明灯具，墙壁安装扶手，会大大增加居家的安全系数。

♥ 改造方案

在考虑实施长者居所的安全改造时，首先要很好地了解长者的身体情况，考虑其身高及体重等因素。如果是青壮年人，不会在意仅仅1厘米的高低落差。而这1厘米的落差对于抬脚都困难的长者则是很大的障碍。

如果全面改造居室，长者的房间最好设在"一层朝向好、日照长的房间""离厕所近的房间""方便与家人交流沟通的房间"（绝对不要让其憋在最靠里的房间）。如果只做小的改造，按照重要性，改造措施依次是：消除高低落差，加装扶手，设防滑垫，保证明亮的照明，改装滑动拉门。另外要使地面没有障碍物，必须经常整理。

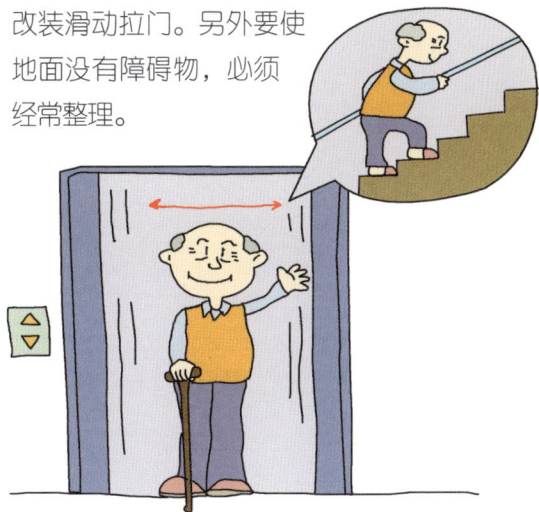

♥ 总体改造措施

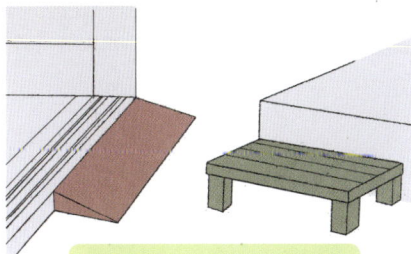

消除高度差　室内地面无障碍化，消除台阶等高度差

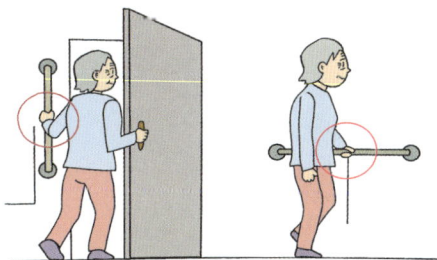

加装扶手　在浴室、厕所及走廊、楼梯处加装扶手

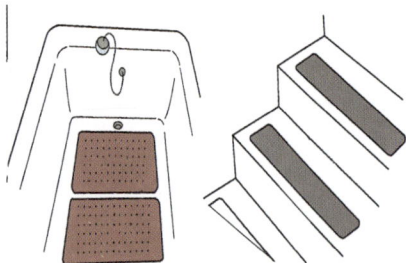

防滑　在易于滑倒的地方如浴缸、楼梯处铺防滑垫，地毯背面用双面胶粘贴固定

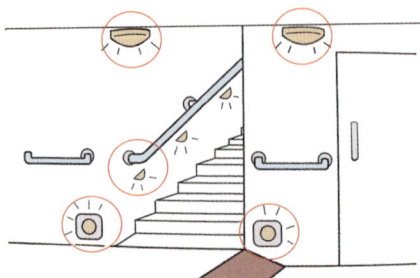

增加照明　在楼梯、走廊处安明亮的照明灯，特别是地灯

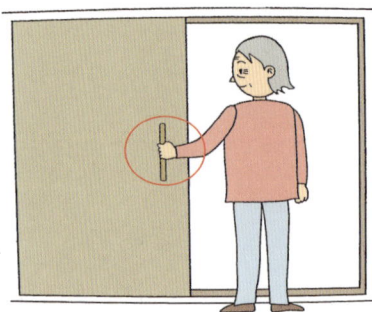

推拉门改滑动门　推拉门在拉开时，长者容易向后跌倒，因此最好改造成滑动门

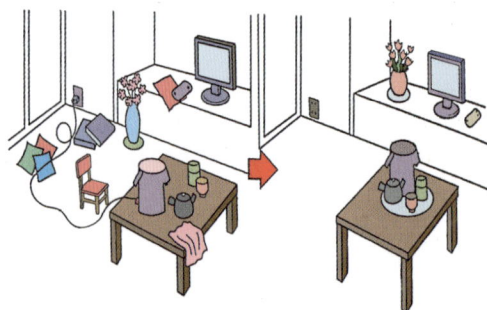

整理房屋，减少障碍物　地面上的障碍物，如乱堆的书报、杂物、拖地的电线等，容易绊倒长者，所以要经常整理，减少隐患

♥ 不同地方采取的安全措施

厕所

　　厕所门改装成滑动门或门帘，便器旁安装扶手。虽然门和便器的位置不同，但基本上是在便器的旁边安装"L"形的扶手。握住"L"形扶手竖着的部分可以坐、站，握住横着的部分则让长者坐得稳。

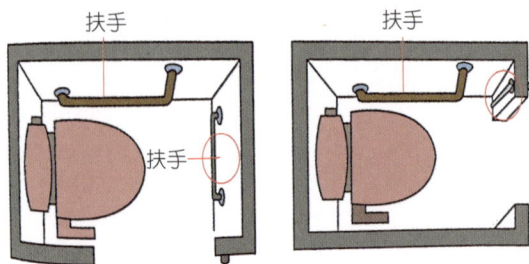

扶手

扶手

扶手

浴室

地面湿滑的浴室是最容易跌倒的地方。为了防止长者跌倒，浴室地面和浴缸内应预先铺上防滑垫。还有，为了让长者坐下或站起来时不致跌倒，应在门附近、浴室墙壁、浴缸的侧壁等处安装扶手。

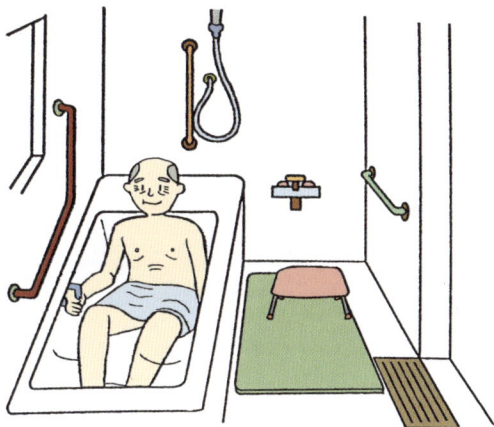

走廊和楼梯

走廊和楼梯要安装扶手。扶手杆直径在 30 mm 以上，稍粗些的比较好握，但因各人容易握住的形状、粗细、高度不同，因此选择适合本人的扶手很重要。再者是明亮的照明，楼梯上还需铺防滑垫。

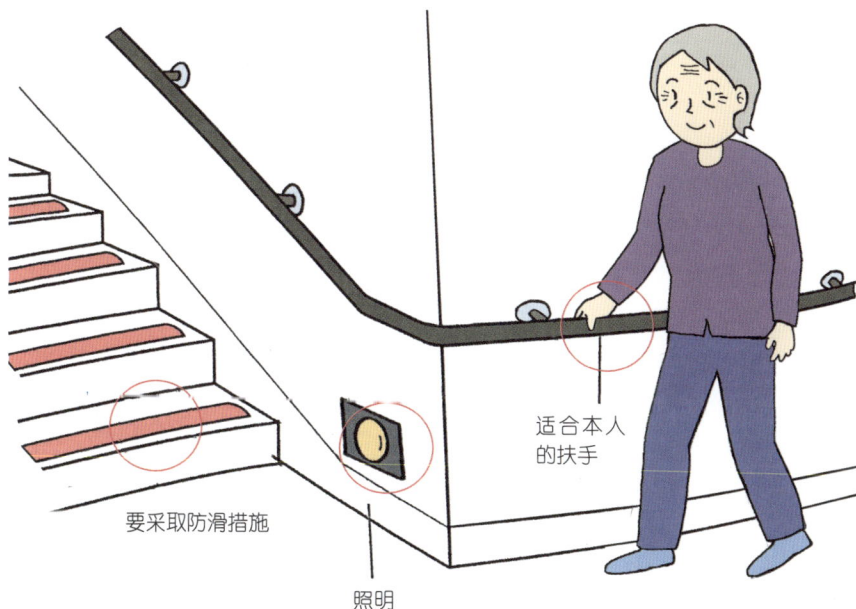

适合本人的扶手

要采取防滑措施

照明

安全、方便的生活环境改造及其他必要的准备完成后，护理者就可以放心地照顾长者生活了。

5 照护预防

照护预防就是尽可能地推迟被照顾状态的来临。以下既是对潜在长者，即尚未成为护理对象的中老年人，也是对其家人说的。随着医学科技的进步、社会的稳定、生活水平的提高，人类的平均寿命也在不断延长。

2010年，我国男性出生时平均预期寿命是71.3岁，女性是75.9岁，两者较1982年分别增加了5岁和6.6岁。但每个人都会有几年的不健康寿命。缩短不健康寿命，即是减少被护理的时间。每个中老年人都应有预防的意识，早做准备，在平时养成合理、良好的生活习惯，科学地养生，这样即使到了老年，也身体健康，生活能基本自理。即使是一些需要护理的高龄长者，经过一些体能训练也可以大大减少对照护者的依赖，让他们活得更长，活得更好、更精彩。

♥ 预防"老年症候群"

"老年症候群"虽然不是一种疾病，但是会严重影响长者的生活质量。"老年症候群"指的是易跌倒、褥疮、卧床不起、误咽、大小便失禁、营养不良、自闭、失眠、抑郁症、口腔不适、下肢无力等长者常见的衰老症候群（俗称老态龙钟）。这些症状表现不一定是病，也不一定立即致命，往往是生命老化的自然现象。但是如果放任，则会引起进一步的病变，使长者依赖照护，影响长者的心情和生活质量。

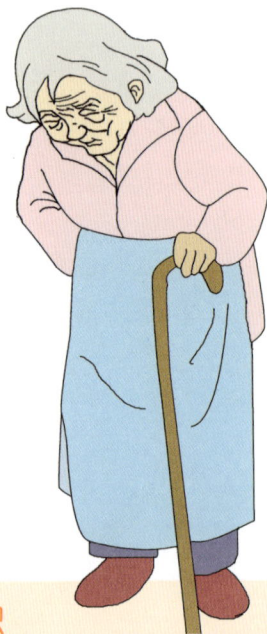

? 小知识

照护预防

这是日本政府在2006年提出的使潜在需照护者推迟或减少、远离护理状态而采取的一系列服务及相关措施。由于日本社会已超高龄化，为使高龄者保持健康、体弱者延缓体能衰退，日本政府实施一系列措施，包括政策、理念宣传、知识普及，支持与指导长者进行体育运动，提高营养水平，改善运动机能及口腔保健等一系列服务措施。目的是提升老年人的生命质量，减轻社会、政府、个人的压力，节约及有效利用社会的医疗卫生及照护服务资源。

♥ 照护预防的 8 个注意事项

加强肌肉训练

为使长者动作灵活敏捷，改善虚弱体质，肌肉训练非常有效。增强肌力可以防止跌倒，一些特定肌肉如盆底肌群的力量训练还可以预防大小便失禁。增强肌力和伸展性的训练应在专家指导下进行，持之以恒必有良好效果。专家指导的目的是保证训练安全，避免损伤。比如练太极拳时适当抬高重心，上下楼梯或爬山下山时减慢速度，减少膝关节的负担和劳损。

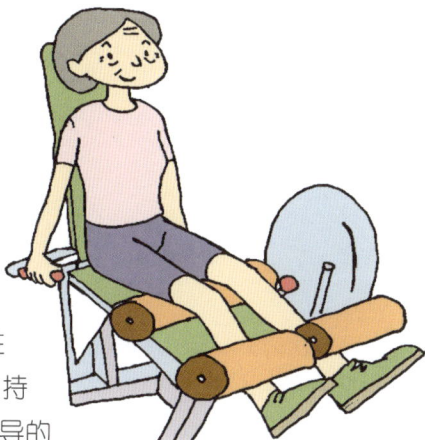

预防营养不良

营养不良状态导致体能下降，老化加速，也可诱发心脏病等慢性病。因此，高龄人群应当摄取充分的动、植物性蛋白质，不要偏食。

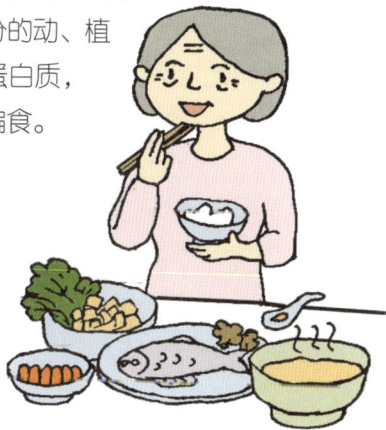

预防认知障碍症（老年性痴呆）

为了预防认知障碍症，要经常锻炼记忆力、注意力、规划能力。这也是认知障碍症首先伤害的3种脑功能。增加用脑，避免长时间观看电视，防止失用性脑功能衰退。为了改善脑部供血，养成经常进行有氧运动的习惯也很重要。此外，培养训练手指灵活性的爱好，诸如绘画、练字、编织、手工、弹奏乐器等，并积极与人交流，都可延缓大脑功能退化。

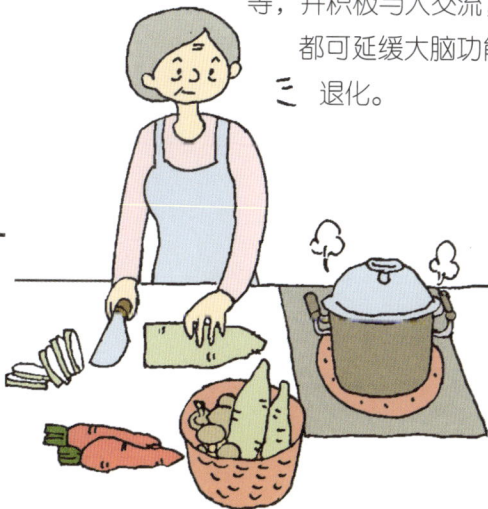

维护口腔卫生

　　嘴除了进食以外，尚有说话发声、做表情、辅助呼吸等功能。为了维护这些功能，防止蛀牙、牙周炎，清洁义齿（假牙）等措施不能忽略。

日常口腔维护

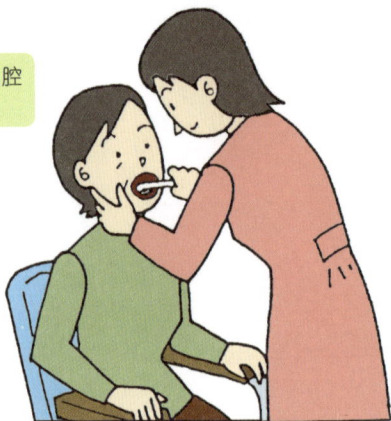

义齿的清理

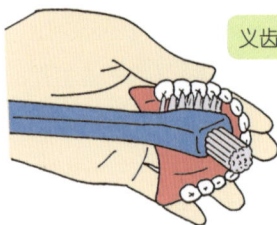

培养科学、文明的生活习惯

　　作息规律加上"合理膳食，适量运动，戒烟限酒，心理平衡"，是世界卫生组织向全世界提出的健康指导性建议。良好的习惯可大大降低生活方式病，如肥胖、高血脂、高血压、心脑血管病、糖尿病、肿瘤等成人高发疾病的发病率，应当说它对任何人都适用，对于中老年人尤其重要。心理学的研究表明，一项习惯的养成，只需要连续24次以上的重复。而好习惯一旦养成，凭惯性的力量可以潜移默化地为健康保驾护航，使人获益无穷。

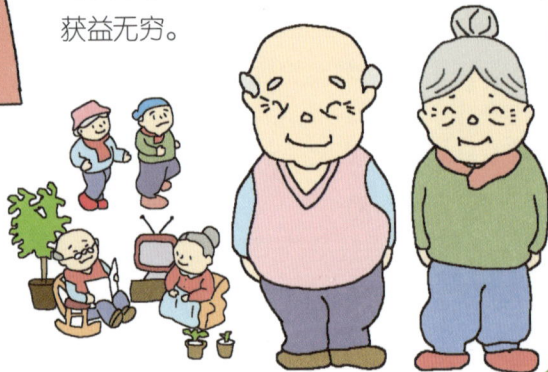

? 小知识

8020运动

　　日本政府厚生省很早前就提出了"8020运动"，提倡保护好牙齿，使民众到了80岁仍然保有20颗完好的牙齿（成年人正常有28~32颗牙齿）。因为人们只要能够拥有20颗完好的牙齿，就可以咀嚼所有食物。牙齿的好坏直接影响到吞咽、消化、发音等功能，甚至人的体态。对老年人来说，牙齿不好还将影响整个晚年的生活质量。世界卫生组织也于2001年正式提出"8020运动"计划，现在世界上大多数国家已纷纷响应，积极开展全民爱牙活动。

保持良好的心态

  良好的心态含义非常丰富，包括对人对事的宽容豁达，知性的兴趣爱好，保持与家人及社会不同年龄层朋友的友好交往。参加社会公益活动和长者之间的自助互助活动等，使得精神生活丰富多彩、心情舒畅，都大大有益于健康。中国人有"四世同堂"的传统，保持家人之间密切的联系是必不可少的，一家人尽管不住在一起，但是要经常聚会、电话交流，温暖的亲情对长者来说特别重要，能使他们在心理上感觉有依靠，不会感到"爱缺乏"。

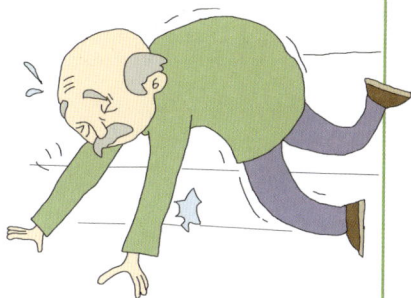

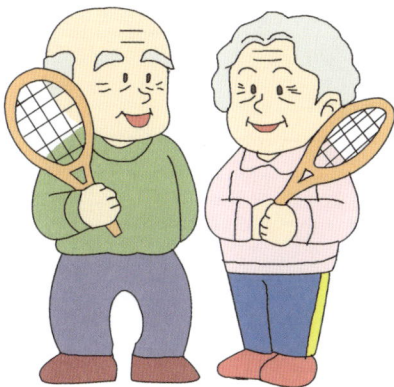

避免伤病

  长者对于伤病的抵抗能力降低，一旦负伤得病比年轻人康复慢许多，甚至会落下残疾，大大影响生活质量，不得不依靠照护。因此日常生活中要小心，避免负伤（包括坠伤、跌倒磕碰、交通事故等）。建议中老年男性改变站立排尿习惯，尤其是夜间应尽量坐在马桶上排尿，防止因排尿引起的体位性低血压造成脑缺血、晕厥。跌倒往往酿成重伤，甚至危及生命。此外，应定期进行健康检查，小病及时治疗，防止小病拖成大病。

谨防受骗

  近些年，不论中外，长者受骗上当的事例屡见不鲜。其结果是贪小失大，损失钱财，养生疗病误入歧途，耽误治疗，延迟康复，损害健康，甚至危及生命。这会在精神上和经济上对长者造成严重打击，影响其正常身心状态。因此，广大长者要提高警惕，坚信科学，严防受骗上当。

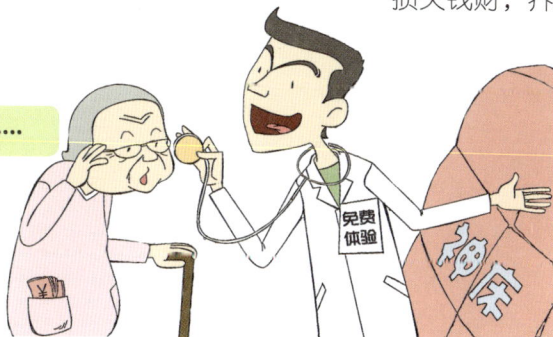

包治百病……

6 长者身心变化及应对方法

♥ 生理方面

长者生理变化

脑
脑细胞减少，失眠，记忆力减退

耳
听力下降，特别是高音频听力衰退

眼睛
视力减退，目测不易准确，但对红色仍较敏感

牙齿
衰败脱落，导致消化不良

心脏
功能衰退，易疲劳气短

血管
动脉硬化，血管狭窄，供血不足

肌肉
肌力减弱，盆底肌肉机能减弱

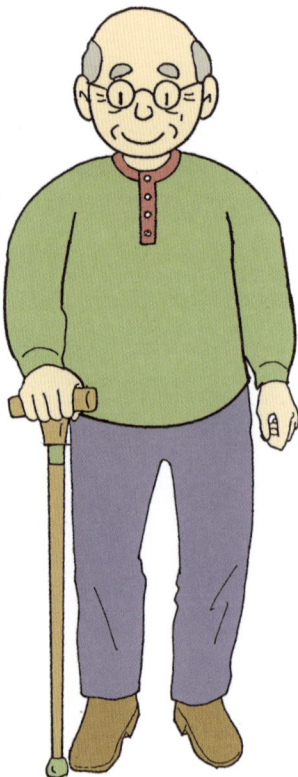

骨骼
骨质疏松，易骨折

呼吸系统
喉部功能减退，肺活量减小

消化系统
消化液分泌较少，消化吸收能力减退。食欲不振，吞咽功能下降

泌尿系统
肾脏、膀胱机能衰退，尿频，或因前列腺肥大而排尿困难

神经系统
反射减弱

感觉器官
视觉、听觉、味觉、触觉等感觉全面减弱

皮肤
干燥、瘙痒、皮炎

内分泌系统
功能减低

应对方法

由于年龄的增加，身体各部位会发生变化。视觉、嗅觉、味觉等感觉发生变化会引起喜好的改变；诸脏器和免疫系统功能降低使人变得容易生病；因运动能力的下降，年轻时可轻松迈过的台阶、障碍物，此时会让人绊倒受伤。变化的不只是身体，心理也会变化。由于身体不能如愿行动，长者依赖心增强，曾经任何事都能独立完成的自立心很强的长者，突然变得很依赖别人。相反，也有由于孤寂，谁的话也不相信，变得更加孤单失落的长者。这些变化是在任何长者身上都可能发生的极其普遍的现象。

照护者要想与长者之间建立起信赖关系，就要了解长者本人的性格及想法，同时充分理解由于年龄的增加，人的身体和心理是会发生变化的，这样才能与长者融洽相处。

♥ 心理方面

长者心理变化

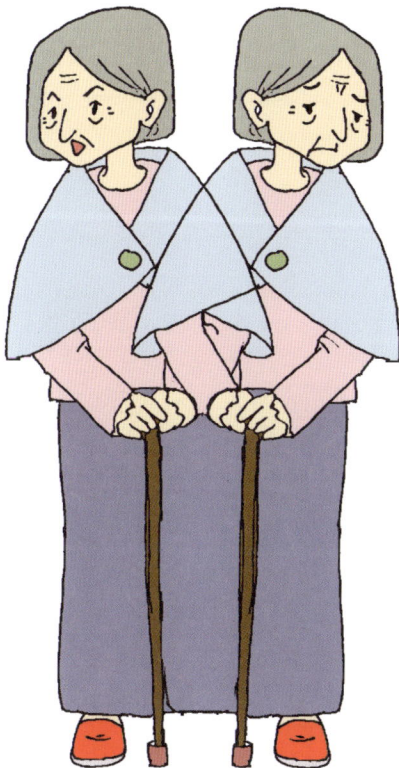

强势的一面

拘泥于回忆

变得以自我为中心

变得固执

变得性急、易怒

不接受新的做法

总认为自己正确

爱用强迫、命令式语气

多管闲事

弱势的一面

失去自信

不记得最近的事情

不安的感觉加强

变得易担惊受怕

变得爱发牢骚

依赖心加重

变得消极

嫌麻烦

推卸责任

应对方法

　　倘若与长者接触，你会发现同一个人"顽固而强势的一面"和"优柔寡断而弱势的一面"会在不同的时间清楚地表现出来。对之前自我价值"必须坚守"的强势和"不知能否坚守得住"的弱势似乎交替出现。

　　不同人有不同的强势表现，加重时还会忽然发怒。与其说这是个人的性格，不如理解为是由于年龄的增加带来的一种变化。如果温和体贴对待，照护者会与长者建立起比现在更深的信赖关系。

7 与长者的沟通

♥ 基础沟通

想与长者融洽地交流沟通，不需要做特别的事情，只要做到"见面一定寒暄问候""在做任何事之前打招呼"等非常自然的事情，之后就不难了。

问候别人或被人问候，对谁来说都是令人高兴的事情，它可使长者形成固定的生活状态。另外，在日常护理中，在要做什么之前都先打个招呼，可使有不安感的长者放心。

"顽固且让人觉得以自我为中心"的态度，或是"什么也下不了决心，坐立不安"的犹豫不决的样子，其实都不过是长者因不安而显现的两面性。

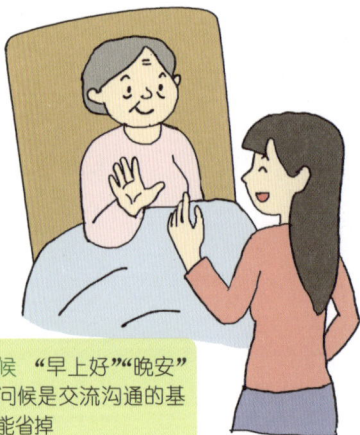

进行说明　用"现在我们开始洗头发"等对现在要做的护理内容进行说明

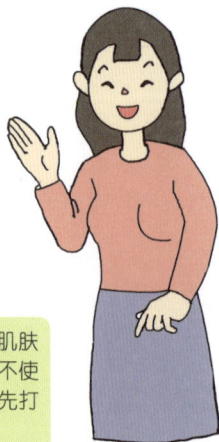

寒暄问候　"早上好""晚安"等寒暄问候是交流沟通的基础，不能省掉

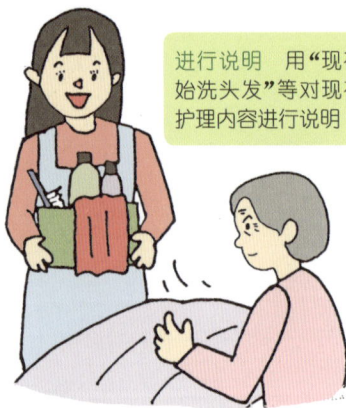

打招呼　用手触摸长者肌肤或转到其背后时，为了不使他不安，照护者一定要先打招呼

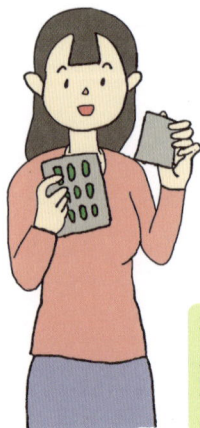

要说清楚　一下子说很多，或内容说得很抽象，则不容易让长者明白，应尽可能具体地说明

♥ **尊重长者**

　　配偶、子女等越是亲近的人越容易犯的错误，是长者"因为身体不灵便""因为说什么也听不懂"，而不管什么事都不征求其本人意见，就做决定。即便对方是认知障碍症（老年性痴呆）的长者，家人询问其"我们怎么办"也很重要。"自己的想法被对方认可"而且"根据自己的意思来做决定"，对许多人来讲，没有什么事能比这更令人感觉到自己"有价值""活得有意义"。正因为如此，人们才能感到别人对自己的尊重。长者也一样，不管是需要怎样程度照护的长者，依然会认为"自己的事情要由自己决定""自己才能做决定"。应当理解和尊重长者的这种心理习惯，同时给予支持。

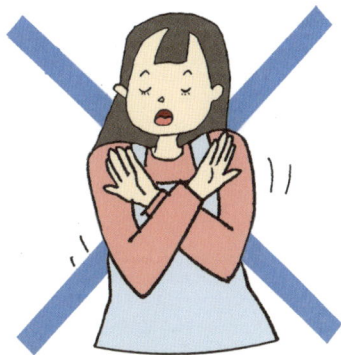

不要否定　即便是过分的要求也不要否定之。回答时不要伤害到长者的自尊心

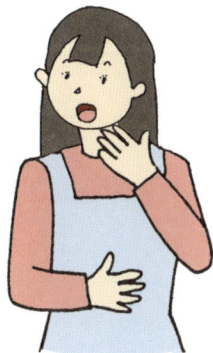

说话音量适中　声音小长者听不见；反之，声音大则像是命令口气，使长者不安。要琢磨出长者容易接受的声音大小来与其说话

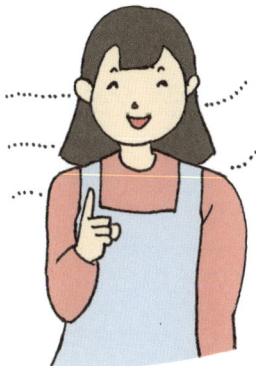

说话语速放缓　长者中，听力衰退者居多，所以，照护者要口齿清晰，慢慢地说

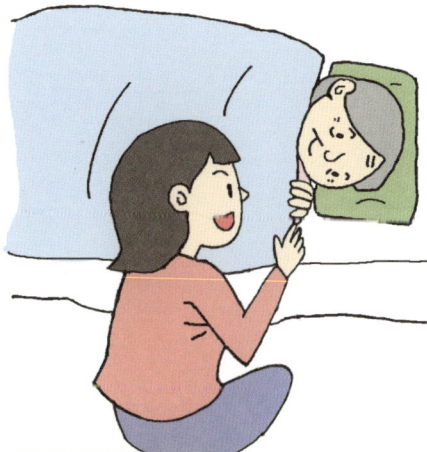

视线在同一个高度　照护者从上往下俯视会给长者造成压迫感，要在正对面的位置上将视线保持在与长者同一高度讲话。细节上的累积很关键，在护理时会很起作用

♥ 了解长者的需求

想拥有生活的价值

想对周围的人有用，想被周围的人依靠。

对应的做法

长者能自己做的事情尽可能让其本人做。委托长者简单的事情，让其拥有完成后的喜悦和自信，为此要真诚地对其说感谢。

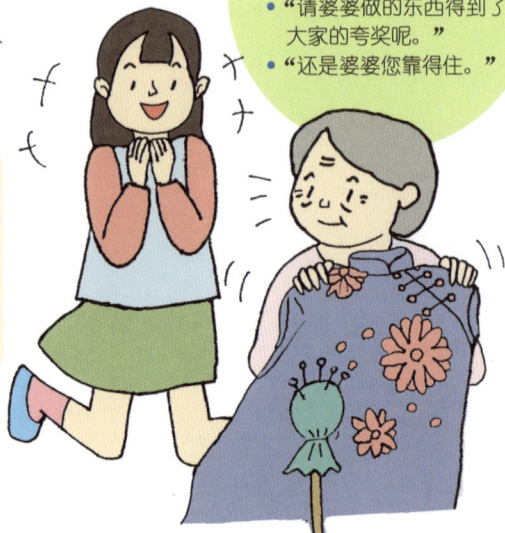

案例

- "这件事就拜托您了。"
- "您可帮了大忙啦，谢谢。"
- "还是拜托给婆婆对了。"
- "请婆婆做的东西得到了大家的夸奖呢。"
- "还是婆婆您靠得住。"

想被尊敬

想讲给你听从前的事，想教给你各种本事。

对应的做法

面对面仔细倾听，不要不耐烦地指责长者说话重复："这话你都说过很多次啦。"如果有不明白的事情，提出疑问。

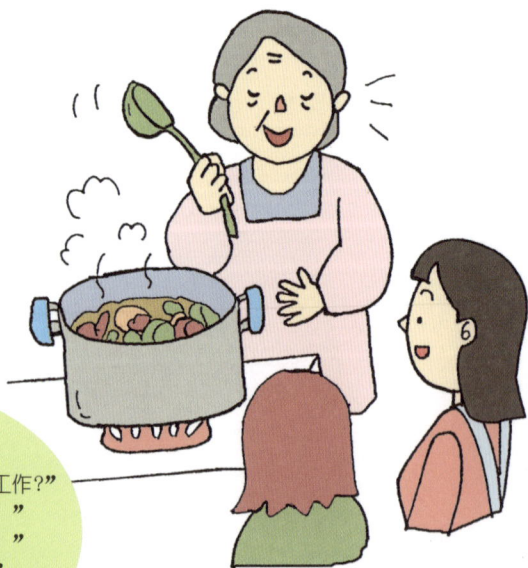

案例

- "年轻时您从事过什么工作?"
- "您教我编织的方法吧。"
- "婆婆您知道的事真多。"
- "还想听更多的事情。"
- "请您多教教我。"

想与周围的人友好相处

想与家人及朋友聊更多的话，想被邀请参加聚会等。

对应的做法

即便住在同一屋檐下也要寒暄问候。在与邻居相处等事情上，家人要积极地做后援。

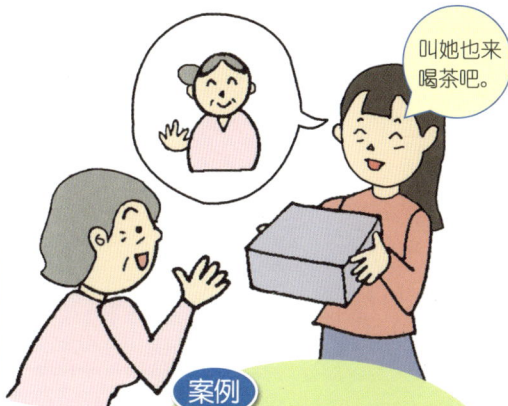

叫她也来喝茶吧。

案例
- "婆婆，您早，你睡得好吗？"
- "有好吃的点心，要不您和××一起喝个茶吧？"

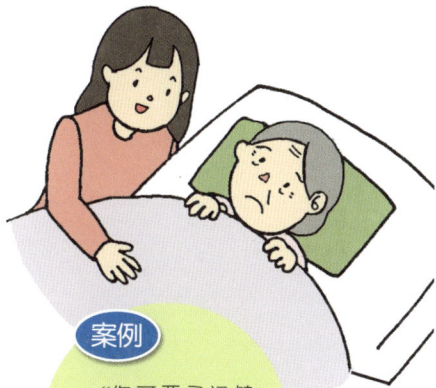

想长寿

讨厌生病，想早点治好病。

对应的做法

如果长者说出"想快点死"，照护者要和蔼地给予安慰。如果长者对病情很苦恼，照护者要和蔼地给予鼓励。

案例
- "您可要永远健康长寿哟。"
- "病很快会治好，您会恢复健康的。"

想做更多新的事情

想去旅行，还想穿时髦的衣服。

对应的做法

如果长者身体健康，可约着去旅行，帮助长者恢复精神。试着推荐长者穿稍微艳丽的衣服。

案例
- "哪天我们大家一起去趟温泉吧。"
- "这种颜色的衣服也很适合您哟。"

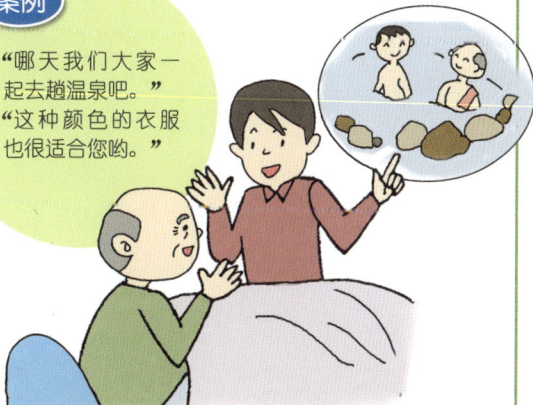

♥日常问候

使长者心情开朗的寒暄

起床时

✓ 婆婆，早上好。
✓ 您睡得好吗？
✓ 今天的天气真好。

✗ 还是没睡好。
✗ 您还可以再多睡一会儿。
✗ 要不要上厕所？

> **婆婆，早上好。您睡得好吗？今天的天气真好。**

建议

严禁使用否定性的言语及带强迫性语气的说话方式。还是传统地、充满朝气地说声"早上好"最好。这样招呼对方会增加亲密感。涉及天气及健康状态的话题最常用。

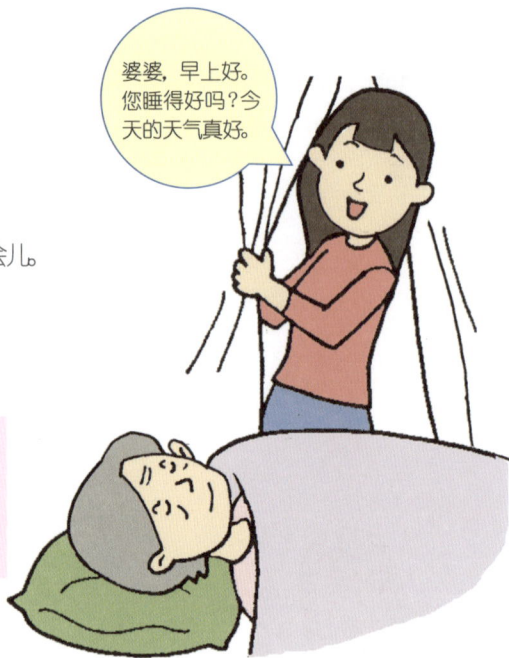

> **好吃吗？今天的菜是烧鸭饭哟！**

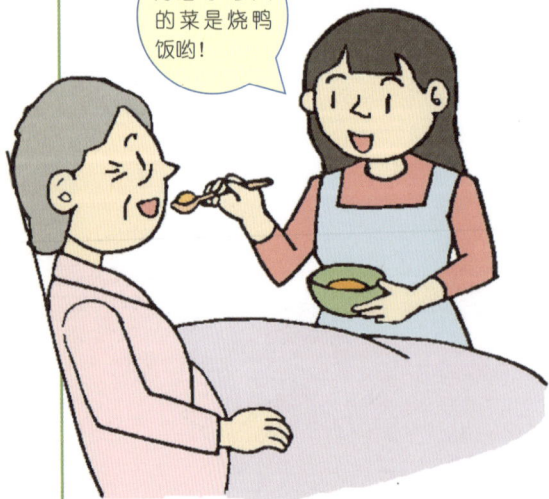

吃饭时

✓ 好吃吗？
✓ 今天的饭菜是×ד哟！

✗ 快点儿吃吧！
✗ 怎么还没吃完？
✗ 又弄洒了？

建议

不要催促或因长者弄脏了什么而责备长者。让其慢慢地开心地吃饭。

穿脱衣服时

✓ 这件衣服您穿着很漂亮。

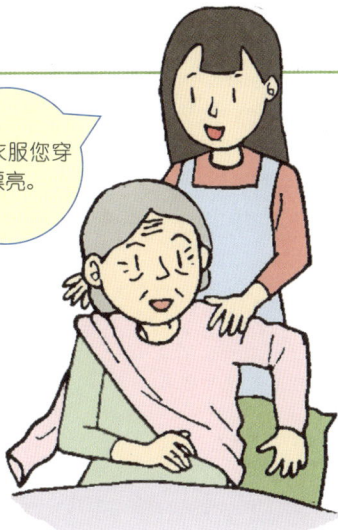

✓ 能自己穿最好自己穿。

✓ 冷不冷（热不热）？

✗ 请您赶快换上。

这件衣服您穿着很漂亮。

建议

鼓励长者自己完成力所能及的事很重要。但是不要催促。不管到多大年纪，被夸奖"您穿真合适"都会高兴的。

我们来（把屁股）擦干净。

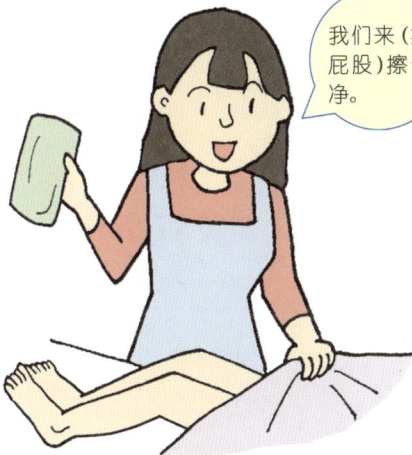

更换纸尿裤时

✓ 我们来（把屁股）擦干净。

✓ 拉出来许多，太好了。

✓ 冷不冷，不要紧吧？

✗ 真臭。

✗ 又搞得这么脏。

✗ 拉得可真多。

建议

臭味及脏污是长者最在意的，所以不要表现在话语上。理想的做法是麻利地赶快收拾掉。在气温低的日子关心地问候一声"冷不冷"也会让人高兴。

消除长者的不安感

被照护的长者有很多不安，"周围人会怎么看我？"特别是身体有残疾的长者会有更多担心。为消除长者的种种忧虑、建立信赖关系，很有帮助的做法就是"问候寒暄"。

要开始吃饭的时候说："从现在起要吃饭了。"

触碰身体时说："我要换纸尿裤了，我的手凉吗？"

转到背后时说："我要转到背后，梳理头发啦。"

通过打招呼去除长者的戒备心，让长者了解现在起要做的事情之后再行动。特别是当需要长者裸露身体或更换尿布等接近无防备状态的时候，照护者的问候绝对必要。

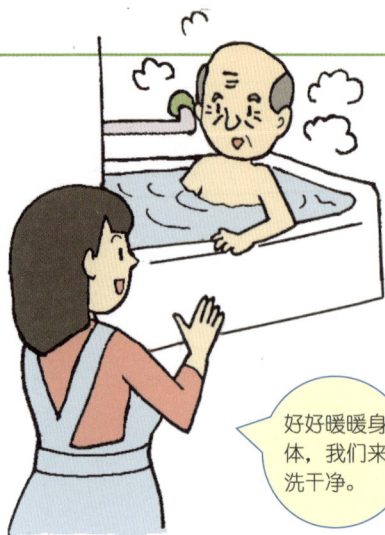

洗澡时

- 有没有痒痒的地方？
- 好好暖暖身体。
- 我们来洗干净。

好好暖暖身体，我们来洗干净。

建议

照顾体重很重的人洗澡确实很费力。可是，如果直截了当地说出来，会丧失信赖关系。对长者来说，洗澡是一件比什么都快乐的事情。照护者应多用心，让长者身心放松。

就寝时

- 做个快乐的梦吧。
- 好好休息啊。
- 那么，明天见。

好好休息啊。那么，明天见。

建议

无论谁都想多睡、睡好，长者也如此，但晚上或早晨还是会睡不着或早醒。如果对此责怪，反而可能导致长者失眠，照护者要亲切地道晚安，让长者好好地休息。

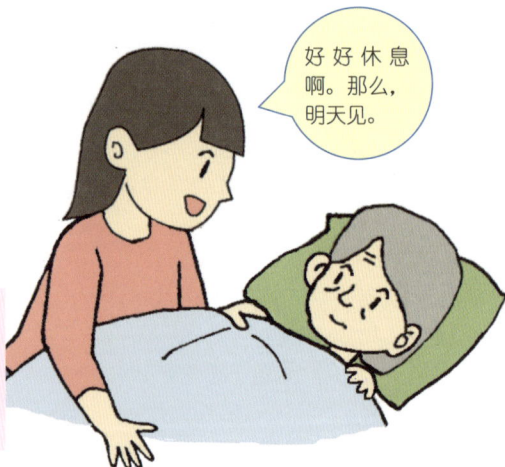

注意事项

适度问候不光能加深照护者与长者之间的信赖关系，且对使长者心情开朗，鼓起生活的勇气很有效。只要意识到了，就不断地问候长者吧。说什么话及以怎样的口气问候为好，应注意的要点是：

- 用肯定的话。长者很容易悲观地去思考，所以请选择"今天天气好，太开心了"等积极的、肯定的话语。
- 有意识地以快乐的表情问候。即便语言是肯定的，但脸色阴沉也不合适。
- 不要训斥。长者给人添麻烦的行为，多数情况是因为长者没能理解照护者所说的意思。关键是照护者应用对方能够明白的话语，慢慢说清楚。

8 照护者的身心健康及自我防护

♥ 不要勉强为之

能够持久护理长者的诀窍就是不要勉强为之。照护是件不轻松的事情，何时终了都未可知。如果是短期的事，尚可忍耐。如果成了持久战，处理不好，照护者的身心平衡可能崩溃，特别是"老老照护"（长者照护长者）更难坚持。高龄化社会里老老照护的家庭有增无减，如不注意，在护理的重压下，照护者与长者可能都会被压垮。尽管维护长者的生活节奏很重要，但是不能因此牺牲照护者的全部生活，因为如此将难以长久。

♥ 量力而行

协调生活节奏

照护是持久战，不要为小事烦恼。护理长者只是自己生活的一部分，而不是全部。协调好自己的生活节奏，才能过安稳日子。

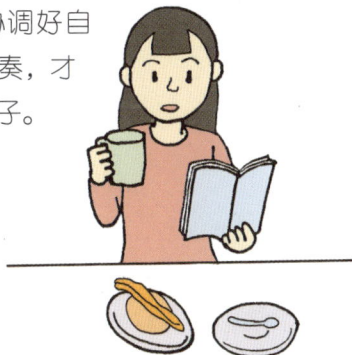

加入或组建专属社交圈

可以倾诉照护的苦和乐，可以交流经验，也能释放和缓解心理压力。

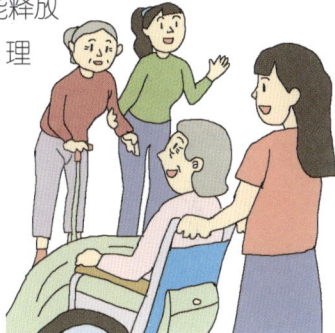

结交伙伴

既可以是医生、护士，也可以是社区服务的负责人。关于长者的事，有可以信赖的人商量，绝对必要。

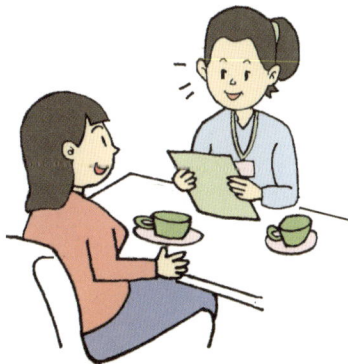

充分利用照护用品和食品

这样可减轻照护负担，这要求照护者不断地学习、交流、搜集相关信息。

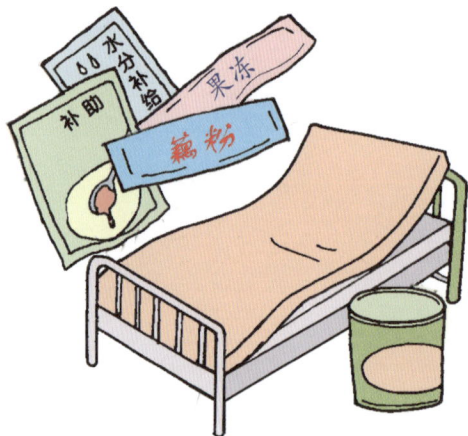

做好健康管理

以体操、散步或快走等方式为主。要定期积极地接受健康检查。

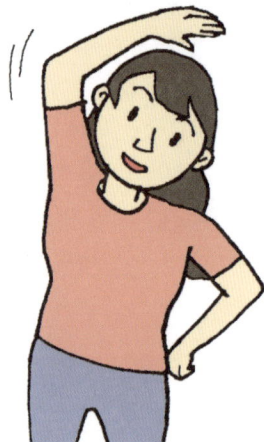

转换心情、气氛

有事可以请家庭其他成员、志愿者、专业护老机构人员短期代行照护，自己则与家人、朋友结伴出门旅行，或进行一些转换心情、气氛的活动。

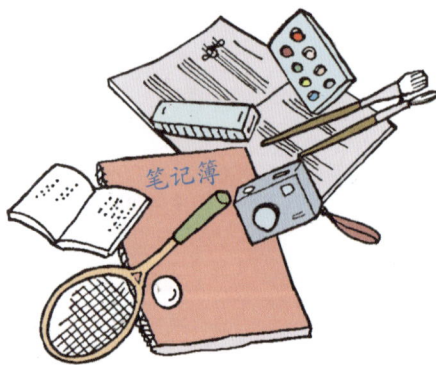

? 小知识

夜间照护的要领

本来应尽量避免给长者使用纸尿裤，利用尿壶、便器或者便携式马桶等减轻护理的夜间负担。但是，如果夜间因不给长者使用纸尿裤，而导致照护者睡眠不足，增加疲劳，损害健康，护理会难以持续。这种情况下，在夜间可考虑给长者使用纸尿裤。"对照护者恰到好处""对被照护者也适得其所"，满足此标准的照护是最理想的照护。

♥ 心理关怀

长者

不要忘记问候寒暄

您好。

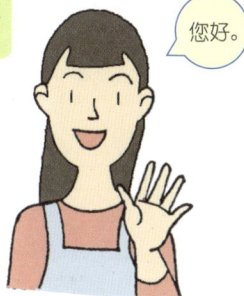

护理前打招呼

打开窗帘吧，今天天气真好。

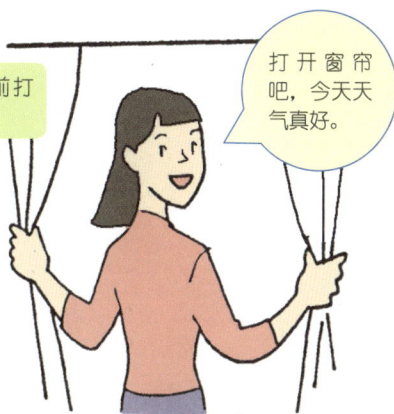

简要说明护理内容

给您剪剪指甲。

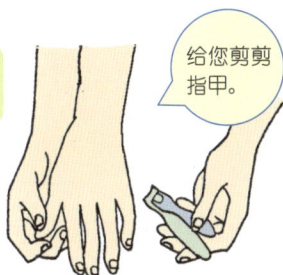

说话易懂

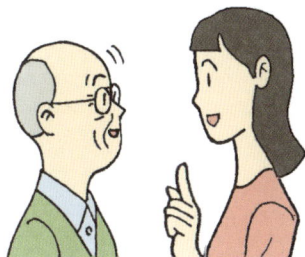

不否定

不。

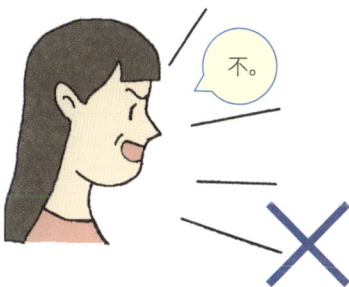

说话音量适中

不要紧。

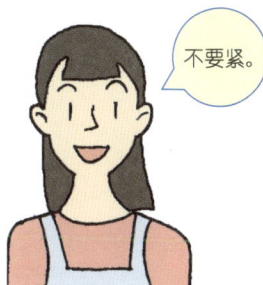

慢慢讲话

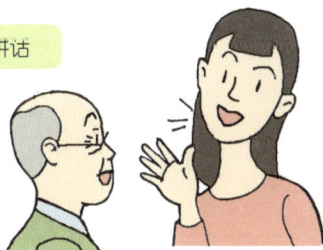

不要居高临下，讲话时视线与长者在同一高度

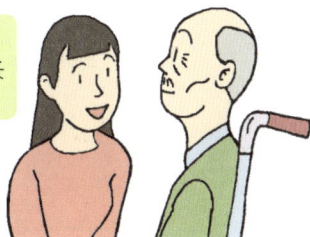

照护者

保持自己的生活节奏

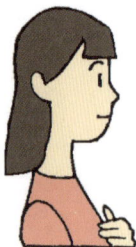

结交可以商谈的对象

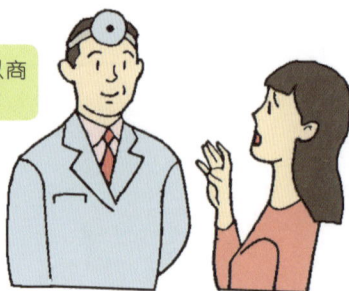

结交照护者的小团体

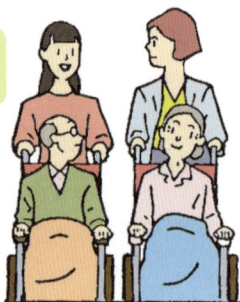

家庭内经常就照护事宜交流

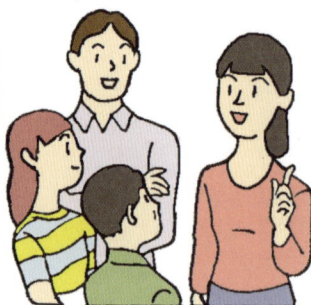

利用照护用品、用具

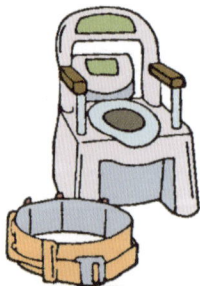

照护者进行自我健康管理

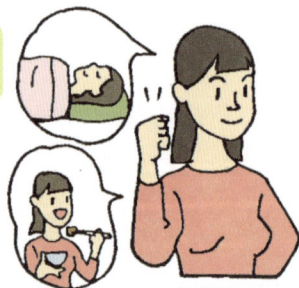

转换环境、气氛、心情

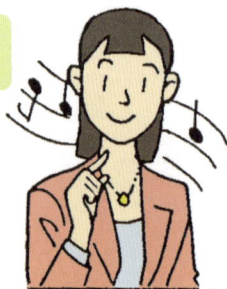

按照长者习惯的规律照护

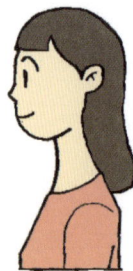

♥ 预防 "照护抑郁症"

家有长者需要照护，常使照护者及家人患上"照护抑郁症"。不管多么努力都达不到自己所期待的结果，因此自责，进而对生活失去兴趣，不想做事，情绪低落，很茫然，严重者甚至会有自杀倾向，这就是"照护抑郁症"。

为了不陷入这种状态，照护者千万不要自己一个人烦恼，而要变换思路、与人交流，向前看，以积极的心态生活。

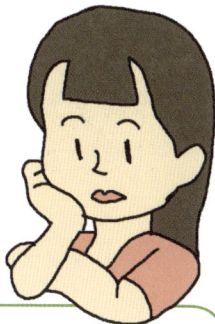

抑郁的原因

自己的亲人成为需要照护的人，本身就可以成为照护者抑郁的病因。此外，人际关系的纠纷、迁居等生活环境的改变使得心理负担增加，都可以成为抑郁症的诱发因素。

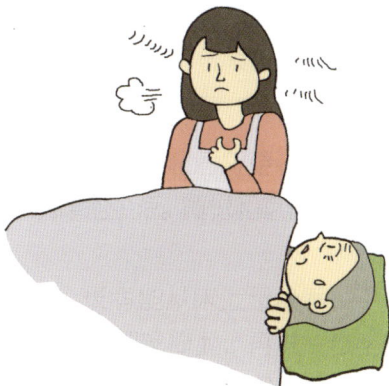

转换思路

完美主义的思考方式，牺牲自己的全部生活献身照护，只会徒然增加心理负担。应当明白生活的中心不是照护，而是自己的生活。重要的是不要在精神上被压垮。当自己感到闷闷不乐、烦躁时，应当意识到这可能是抑郁的前兆。此时要找朋友或可以商量的人交流，适当休息，找人替换自己，去短期旅行，放松自己，缓解压力。此外，不要追求完美，自我保护更为重要。

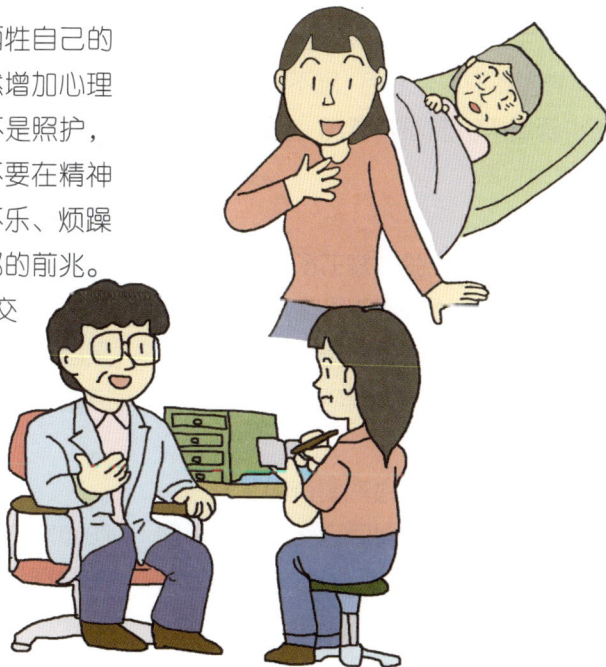

联络交流

　　照护常常是孤独的工作，你可能会觉得自己的想法、辛劳不被其他亲人理解，此时易于生气，感叹自己运气不好。一个人照护时很容易陷入这种心理状态。为避免如此，要重视与人联络交流，建立和扩大交流的网络与范围，尽可能地利用外界的支持，减轻自己的负担。被照护长者的配偶及其子女和他们的亲戚、友人，社区服务人员，照护者的互助团体都是可依靠和交流的对象。从他们那里得到信息、支持与启发，会很有帮助。

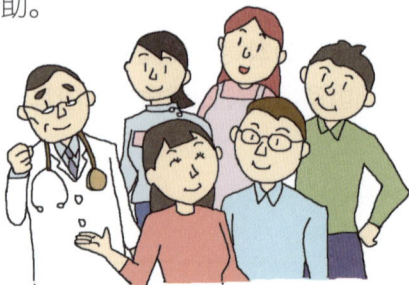

咨询专家

　　平时健康人偶尔也会心情压抑。但是以下的情况只要出现一项，就预示你处于心理极限状态，应尽快找医生或心理治疗师疏导咨询。

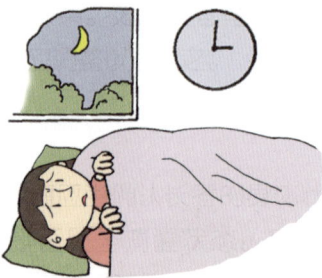

睡眠障碍　入睡困难，早醒，睡眠质量差，不能充分休息

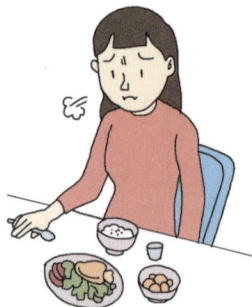

食欲不振　食欲减退，体重减轻

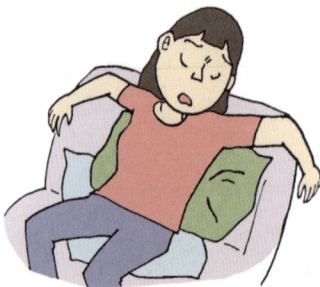

意欲减退　做事意欲消失，懒得动

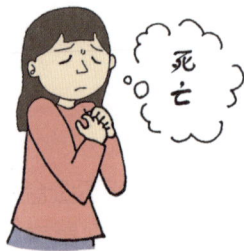

想到寻死　觉得生存辛苦，有了"死了一了百了"的念头

　　及时、适当的心理治疗可阻止不良倾向的持续与发展，改善心境，重振信心、斗志，改善照护者自己的生活状态。

♥ 照护要领

在护理时，动作错误不仅令照护者操作困难，还常引起腰痛。健康的人起立、翻身时会采取自然而省力的姿势。照护者可以拆分、解析并尝试，体会动作要领，使护理变得顺畅。如果不明白，照护者自己可以尝试做起立、翻身等动作，认真体会动作的要领，也就知道该如何照护了。

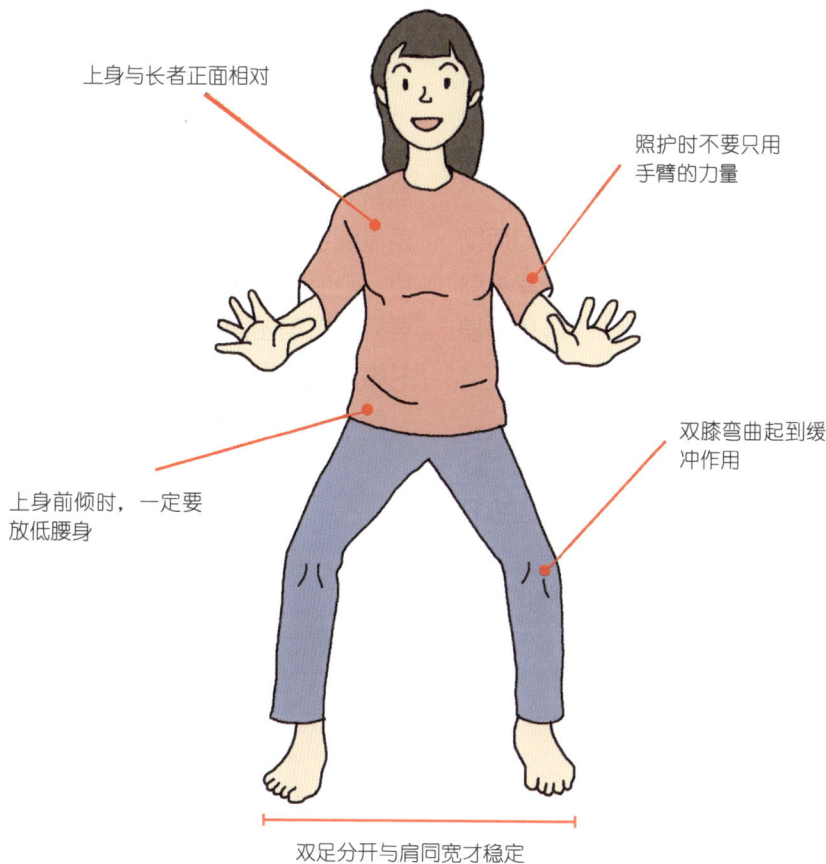

上身与长者正面相对

照护时不要只用手臂的力量

上身前倾时，一定要放低腰身

双膝弯曲起到缓冲作用

双足分开与肩同宽才稳定

♥ 防止腰痛的基本原则

原理

遵循人体力学的基本原理，省力、有效，避免腰部损伤。

原则

- 不要仅用手臂来进行负重移动护理，要充分降低腰部，用全身的力。

- 两手臂紧紧支撑长者，借助自己的体重来移动长者，可以减轻照护者腰部的负担。

- 不要勉强移动，要事先向长者说明，取得配合，协同呼吸发力，使操作顺势完成。

案例

- 腰部处于较高位置且只有手臂和腕部用力会损伤腰部，导致腰痛。

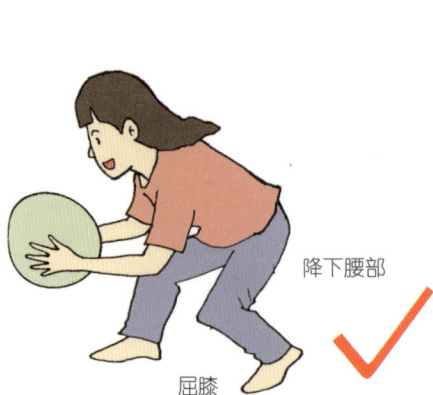

降下腰部

屈膝

保持稳定的低重心姿势，可以减轻不必要的负担

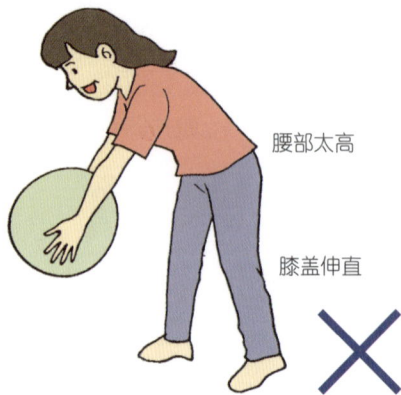

腰部太高

膝盖伸直

- 想让长者站起来，如果没有他的配合，仅靠照护者之力负担会很重。取得长者的配合形成合力，照护者只需顺势发力即可完成。

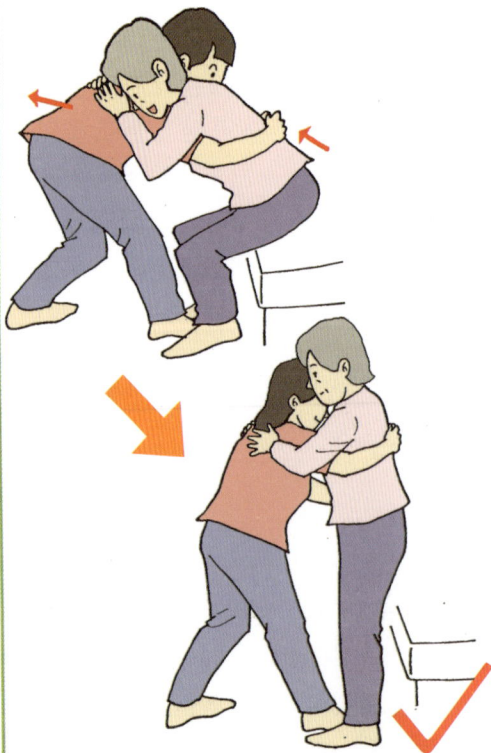

腰部负担重

不紧贴时，长者上半身便可前倾

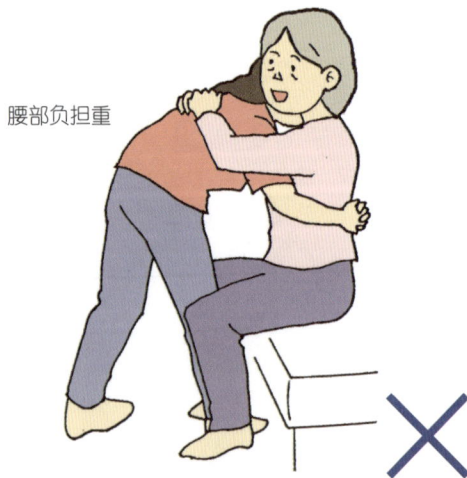

与长者贴得太紧，使之无法前倾，故无法站立

● 移动长者时利用杠杆原理

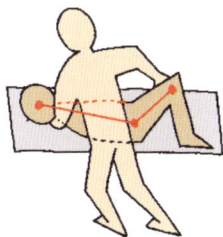

先移动双足

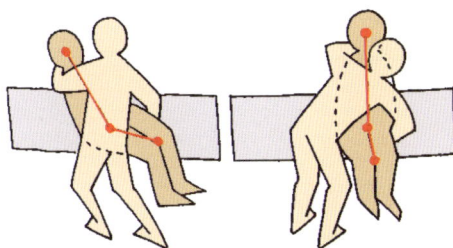

把其他部位自然地向上抬起

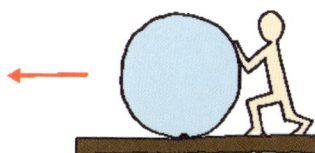

接触面积小则移动阻力小

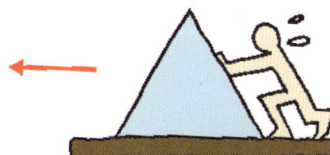

接触面积大会很稳定，但移动时阻力大

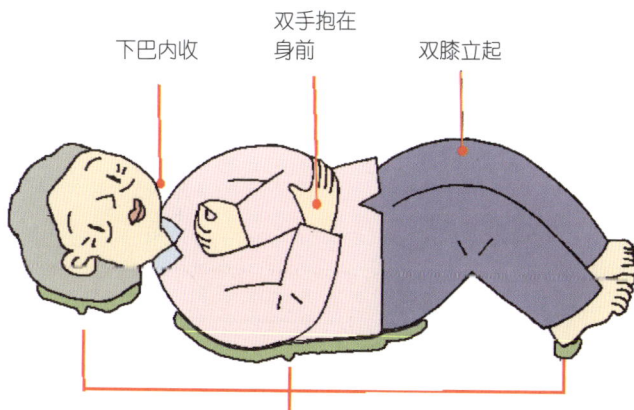

下巴内收

双手抱在身前

双膝立起

使身体与床面的接触面积尽可能小，便于移动长者

♥ 腰部保健
保护腰部的体操

　　腰痛的事可能经常发生，所以照护者要从点滴做起，锻炼腰部肌肉，预防腰痛。

　　以腰部的"伸展运动"和"转腰运动"为主，每天从少到多认真锻炼，必有效。

　　泡了热水澡后做体操效果会更好。每天不一定做全套，开始少做一点儿，逐渐增加，坚持做对预防腰痛很有效。

❶

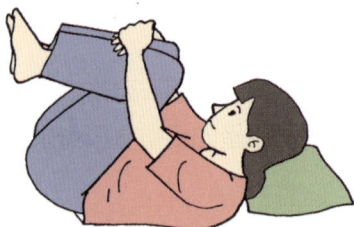

抱膝运动　双手抱膝，停10秒钟后复原

❷

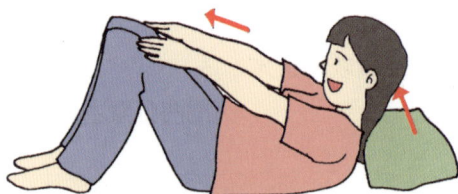

抬头运动　双手触摸膝盖的姿势，保持10秒钟后复原

❸

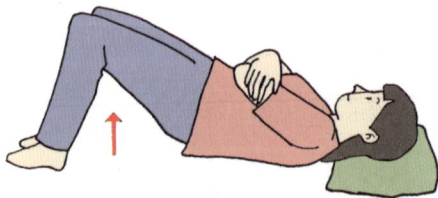

抬腰运动　双手抱于胸前，抬起腰部，保持10秒钟后复原

❹

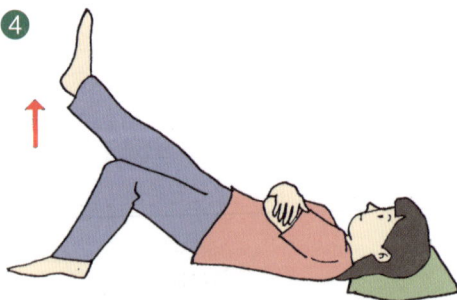

抬腰抬腿运动　双手抱于胸前，一腿屈膝，对侧腿伸直抬起，保持10秒钟，交换腿

❺

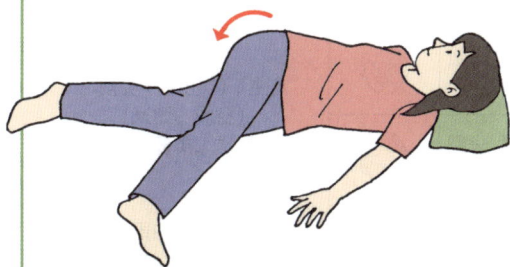

转腰运动　身体伸直仰面平卧，一侧腿伸直高高抬起，向对侧方向落下。上身保持平卧转腰姿势，保持10秒钟，复原后换另一侧腿

❻

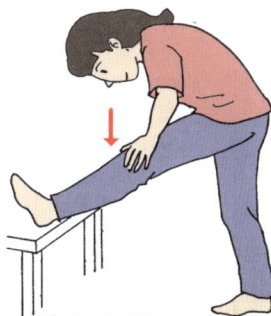

大腿内侧拉伸运动　站立，一侧腿抬起放在椅上，双手放于膝盖，身体前倾10秒钟后，换另一侧腿再做10秒钟。此运动可使大腿韧带变柔软、关节变灵活

闪腰（腰痛）对策

照护中闪腰的事时有发生。对策的要领是：在急性期有剧痛时用冷敷的办法，待疼痛稳定时，改用热敷。如果疼痛不能缓解，可能有其他疾病，应去看医生。

侧卧位　腰痛剧烈时，取侧卧位，腰部、膝关节稍稍弯曲，会轻松些

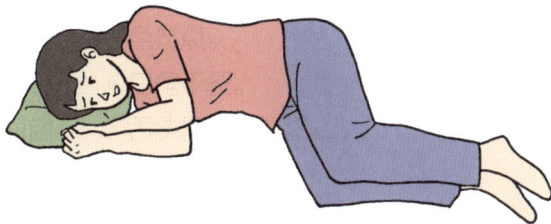

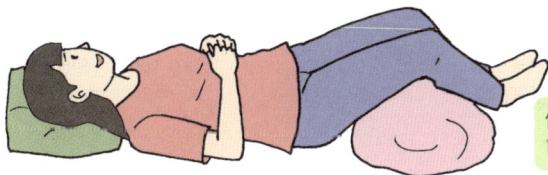

仰卧位　取仰卧位，膝下放置较大的垫子可以缓解腰痛

♥ 缓解疲劳的按摩

照护者之间可以互相按摩，缓解疲劳。

方法

腰部按摩不要仅用手指，用体重辅助则较轻松，效果也好。

如果有肩部酸胀痛（凝肩、漏肩风、肩周炎）或肩颈综合征，按摩颈部到肩胛骨周围的肌肉可以缓解症状。

一个部位的按摩在20分钟以内，手法力度以不痛为宜。时间过长、力度过大均可使疼痛加重。

效果

护理后感到疲劳，可请他人给你按摩。洗完热水澡后的按摩效果更好。卧姿比坐姿更利于放松。按摩可以消除紧张，促进血液、淋巴液的循环，排泄乳酸等代谢废物，起到放松肌肉，缓解酸痛的作用。

腰部按摩

双手按压同一个地方会更使得上劲。按压的位置是脊柱两侧3~4cm宽的地方，从腰向背由下往上进行按摩。

如果按摩者稍微将腰抬起，全身的重量压在手指上进行按摩的话，力气小的人也可以进行强有力的按摩。要想加大力度，可将身体的重量压在双手上。

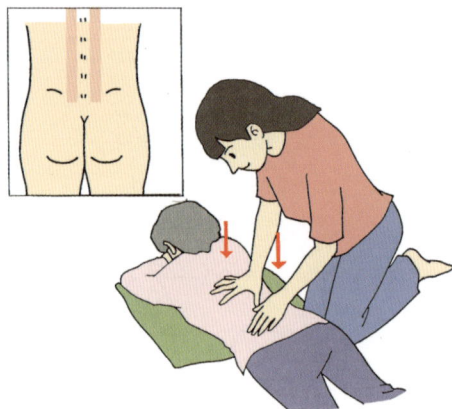

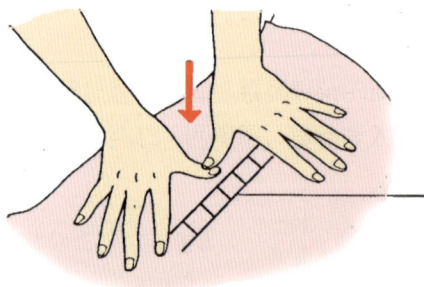

用拇指按压的方法　将双手的拇指叠放，加上身体的重量按压，力道容易传达到患处

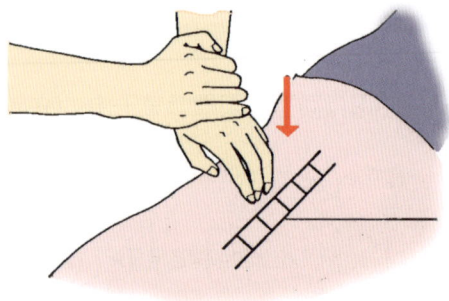

用指尖按压的方法　用除拇指外的4指放在腰部，和另一只手一起按压

肩部按摩

　　如果肩膀酸痛，从头向下至肩胛骨周围，对肌肉进行按摩效果很好。肩胛骨是指两个肩膀后面隆起的三角形骨头，从头至肩胛骨的周围有很多肌肉，这些肌肉发紧的话肩膀就会酸痛，通过按摩可缓解肌肉紧张。

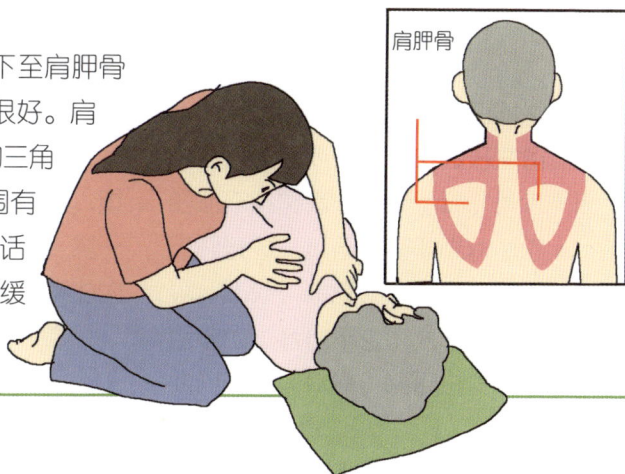

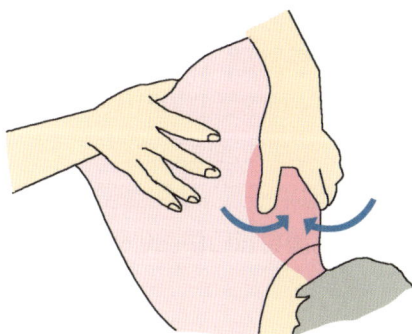

肩胛骨

活动肩胛骨　双手抱住肩头前后左右揉动

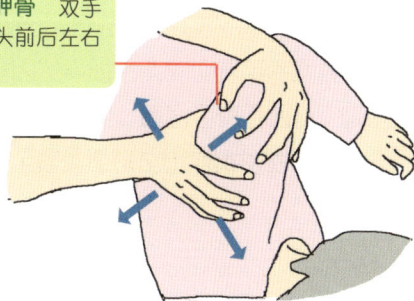

肩膀的按摩　用手指揉捏肩部缓解紧张

⑨ 照护计划

♥ 确定护理方式、计划

前提

　　制订不勉为其难的照护日程表。为了照护而牺牲自己的想法不好，照护者应当有充足的睡眠，有自己支配的时间。

方法

　　首先将长者和照护者的生活习惯进行对照，制作时间充裕的时间表。日程安排上的冲突往往造成心理压力，特别是费时的做饭、沐浴和排泄的护理，在做这些事的前后要留出充裕的时间。一天下来，回头看看，常意外发现仍浪费了不少时间。如何把这些时间有效利用起来是要动脑筋改进的。

　　为了避免日程冲突，要有些缓冲的时间备用。

居家养老照护的支持体系

选择适合自己的照护方式，照护形式可综合利用，以利实践。

自己可以进食	←	自己可以如厕	←	自己可以行走

老人的状况

→ 是
← 否

有进食与口腔护理的需求

在照护者帮助下可以如厕

尽管慢些，自己可以穿脱衣服

基本上卧床不起

使用尿器、便器，必要时用纸尿裤

有过如厕失败

在简单帮助下可以自己洗澡

利用照护服务、照护辅助用具
尽可能让长者住在家中，自立生活。由社区提供照护服务，减轻家庭照护者的负担

利用日托服务与辅助护理用具

上门看护
护士或治疗师根据医师的医嘱登门访问，观察病情，辅助诊疗。此外，实施擦拭、洗头、如厕等护理的指导

利用上门照护服务和辅助护理用具

短期入长者日间护理中心
除了一般护理外，还让长者接受康复训练。这种情况发生于照护负担过重，或者照护者家里有事需短期离家时

利用上门照护服务

利用上门照护和辅助照护用具

利用长者日间护理中心
利用长者日间护理中心提供洗澡、进食、机能恢复训练等服务。长者在中心期间，家人可以很好地休息。也可以与上门照护相配合，减轻家人负担

利用上门照护与日托服务

上门照护（护理员）
长者不能自己洗澡时，全身擦拭或如厕的照护请人帮助，家人向护理员学习如何操作

居家照护
重视长者的生活节律，只在必要时帮助。同时，利用长者日间护理中心做些康复训练

自家照护

照护者的生活方式

主要的照护者自己也是长者，健康也有问题

家人均可以替换照护

家人或亲戚可以替换照护

可根据照护者的需要，决定何时休息

可以正常上班，或者每周有几天外出

第 2 章

老年人日常护理

1 床上的护理

♥ 选床

原则

因长者的生活自理能力和经济状况不同，可选择的照护用床也可不同。但是选床的原则是相同的。

- 有利于安睡，环境舒适（保温性、通气性、清洁等）。
- 易于活动，方便翻身、起床、起身等活动。
- 方便长者交流，无论与照护者还是与家属。
- 便于实施照护，照护者不易疲劳。床的高度应不使照护者过于弯腰为宜。

正常人睡眠中会有10~30次翻身，以使全身肌肉充分放松。妨碍自由翻身的床不利于睡眠和充分的放松休息。研究发现，床应当以宽120~130 cm、长200 cm为宜（当然要依床的使用者的体形相应调整）。床垫不能太软，太软不利于入睡和熟睡，使翻身、起身感到吃力，也不利于在床上进行康复训练。如果为了睡眠质量好，也可考虑用弹簧床垫，但原则是不能太软。

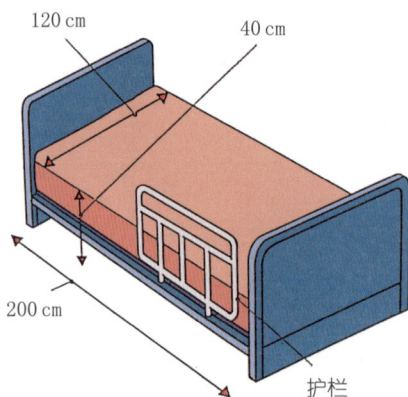

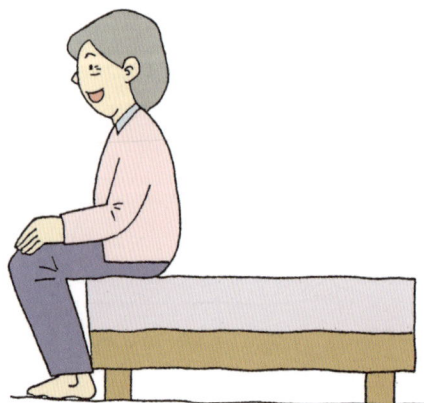

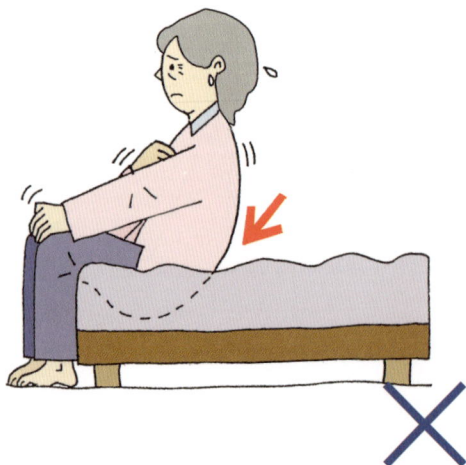

120 cm　　40 cm　　200 cm　　护栏

床铺的高度以长者坐在床边双足着地，膝盖呈90°为宜，此高度便于长者起身或坐下，也使得照护者便于帮助长者顺利移动。

枕头太高不利于呼吸，最好选择使头部与背部处于同水平的较低的枕头，也可用浴巾或大毛巾叠起来调节到最适高度。

无论照护者还是长者都应当明白床是用来睡觉的，其余的时间要尽量离开床，否则会使长者活动减少，加速身体各部分功能退化，也会加重照护者的负担。

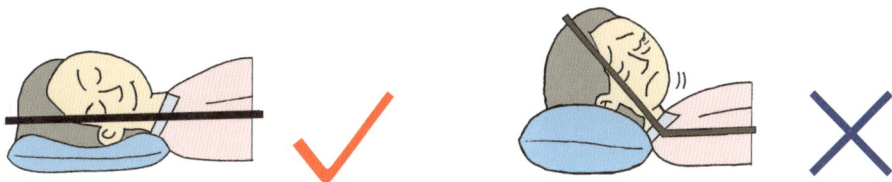

理想的护理用床

理想的护理专用床由床架、床垫、马达组成。床面可分成3~5个部分分别升降高度，马达最好有3台，分别升降床架和床面的背部、膝部、足部等不同部位。考虑价格因素，不用马达而用手动杠杆调节床的不同部位升降的低成本护理用床也可以，但是长者本人无法主动调节。床垫也应能适应床面的起伏升降而弯曲。一般长者可自由翻身，不担心会发生褥疮时，为预防腰痛，可用偏硬的床垫；如果有褥疮的危险，可选适当偏软的床垫。

护理专用床应带有床侧护栏，辅助照护扶手，方便长者自己活动。如果床腿带有轮子，可以自如移动，则更方便。但是，没有上述条件也可以用变通的办法，自己改装改造，创造出令长者舒适的床上环境。

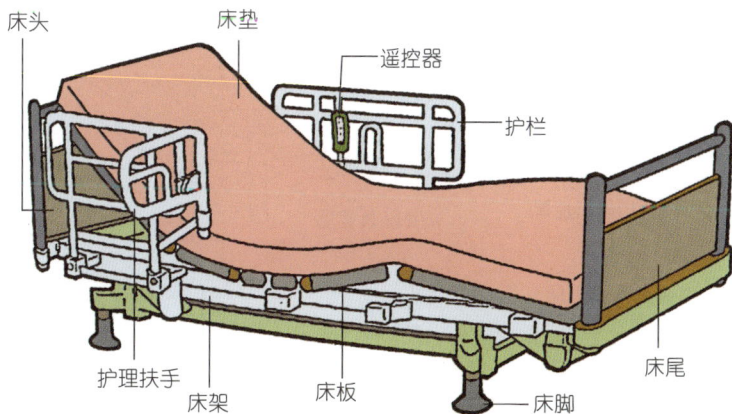

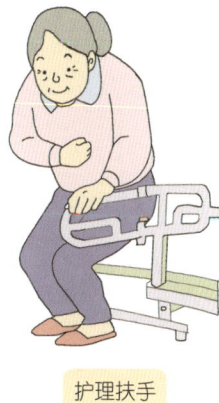

床头　床垫　遥控器　护栏　护理扶手　床架　床板　床脚　床尾　护理扶手

♥ 被褥、床单、靠垫等的选择

床褥

选择保温性、吸湿性好的材质。不可太软，否则身体深陷、不易翻身。可选择两条稍硬的床褥叠加或普通床褥与稍硬的床垫组合。床褥应准备两组，以便每周更换、日晒、干燥。

枕头、靠垫

以散热性、透气性好的材质为宜。不可太小，不可太硬，稍软为宜。

被子、毛毯、毛巾被

被子宜选择轻、软、保暖性好的羽绒被，太沉的被子妨碍翻身。毛毯最好套上棉质被套。毛巾被方便清洗。

床单

避免床单褶子引起褥疮。床单应足够大，使得四边角可披到床垫下至少20 cm。床单还要表面致密、平整、光滑、柔软，结实耐洗，以纯棉为宜。清洗后可稍微上浆。若长者体弱易发生褥疮时，则不可上浆。

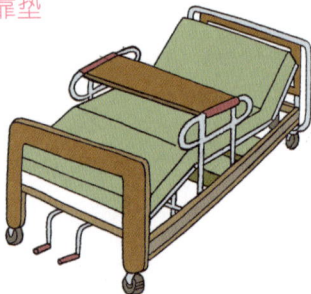
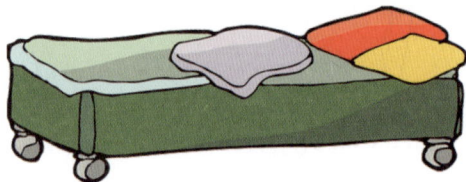

各种靠垫

❓ 小知识

预防褥疮

当长者难以离床时，床成了其生活的主要场所。这就首先要求预防褥疮（压疮）：

- 避免身体持续被压迫。
- 避免身体某些特定部位集中受压迫。
- 常被压迫的部位要保持清洁、干燥。
- 避免营养不良。
- 经常采取洗澡或按摩等促进血液循环的措施。

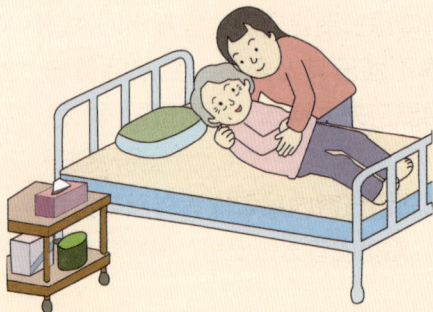

♥ 床上舒适的姿势

照护要领

在床上可利用靠垫来保持稳定的姿势与预防褥疮。

护理床的床背升降之后，要扶起长者，抚平其背后衣服皱褶，以防褥疮。

偏瘫者坐在床上时，在其患侧放置靠垫可维持坐姿稳定。身体的状态和目的不同，舒适的姿势也不同，应依照长者的状态选择合适的姿势。要注意的是长时间维持同一姿势可能引发褥疮。

床上的卧姿

平卧位

长者有瘫痪所致的挛缩时，为防止挛缩进一步发展，可在瘫痪侧手里放进小手巾使之抓握。

将垫子置于患侧手臂及腿下，适当垫高。

用靠垫抵在脚下，预防发生足尖伸直。

? 小知识

挛缩

由于瘫痪，肌肉不能活动而僵硬，造成活动的范围、幅度缩小的状态谓之挛缩。

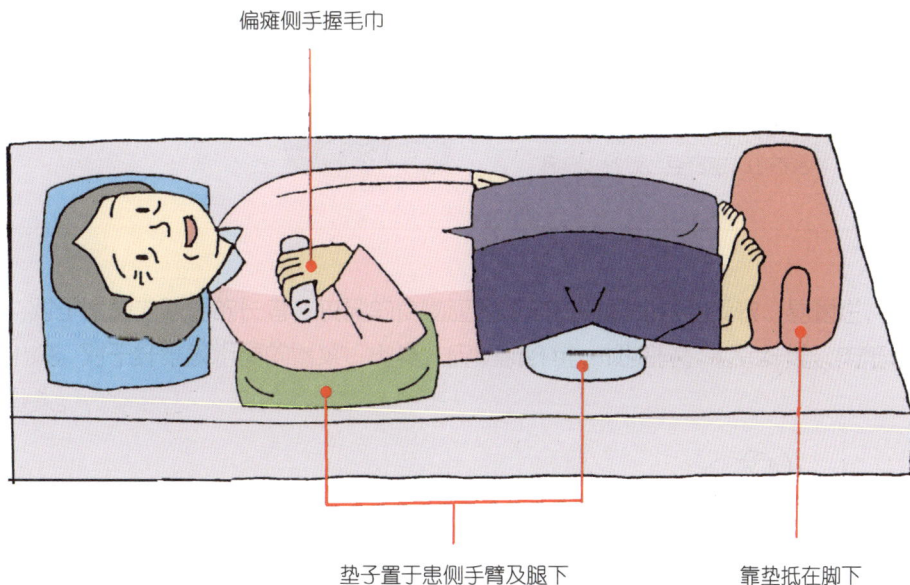

偏瘫侧手握毛巾

垫子置于患侧手臂及腿下

靠垫抵在脚下

侧卧位

腰部疼痛或无法平卧的长者，采取侧卧位会感到舒服些。

原则上偏瘫侧应在上方。不得已让偏瘫侧在下方时，注意不要将偏瘫的上肢压在身下，手臂应在肩部前方。

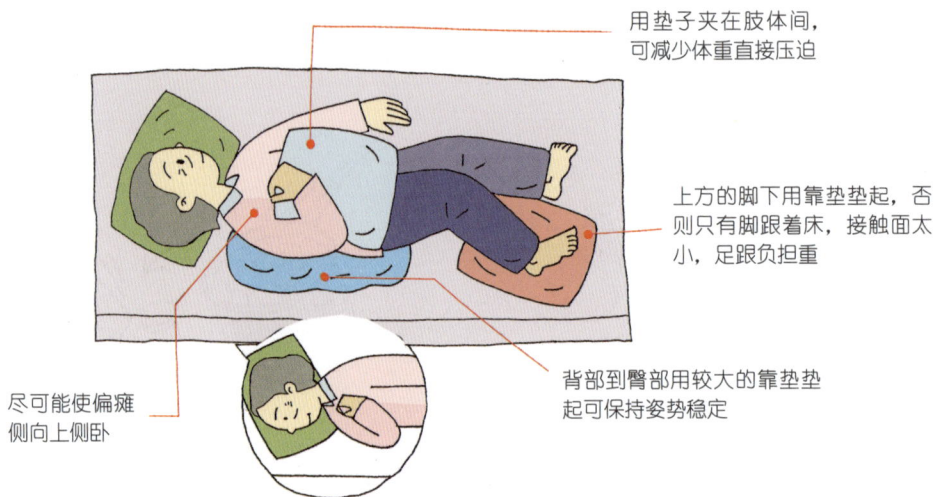

用垫子夹在肢体间，可减少体重直接压迫

上方的脚下用靠垫垫起，否则只有脚跟着床，接触面太小，足跟负担重

尽可能使偏瘫侧向上侧卧

背部到臀部用较大的靠垫垫起可保持姿势稳定

俯卧位

如果背部、臀部有褥疮，可采取俯卧位，趴着晒日光浴，加速痊愈。剧烈咳嗽、痰多时采取俯卧位也会感到舒服些。此时用两只大垫子呈"八"字形摆放，以不压迫胸口为宜。

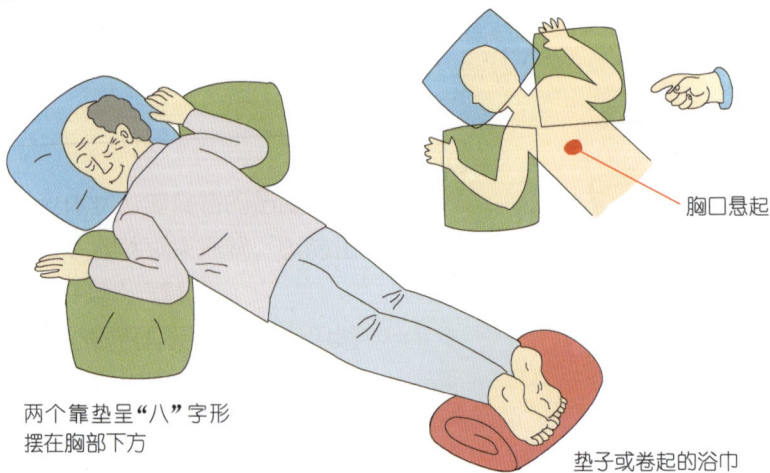

胸口悬起

两个靠垫呈"八"字形摆在胸部下方

垫子或卷起的浴巾

床上的坐姿

坐姿的重要性

只要坐起来，视野会扩大5倍，卧床时不用的肌肉会动起来，有促进康复的作用，对心肺功能也有益。坐姿可以使腹压增加，有利于排泄。如果能进一步坐轮椅，则视野会扩大10倍。当然最初不易，但是只要坚持锻炼，可以保持坐姿较长时间。

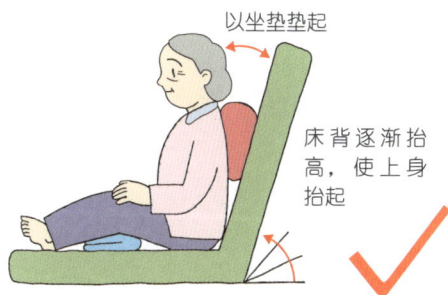

以坐垫垫起

床背逐渐抬高，使上身抬起

膝盖下方垫起，使臀部不滑动，防止擦破臀部。背部垫个靠垫，床背分段升起。膝下垫高会让长者感到舒适

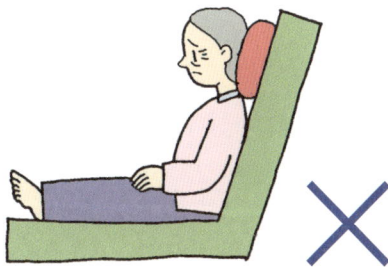

这样的姿势，时间久了长者会累

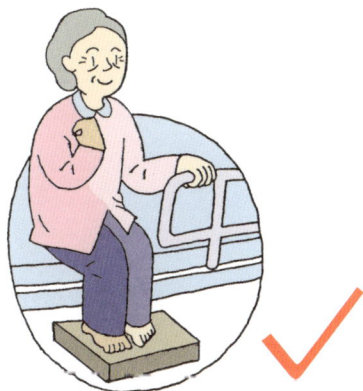

双足不着地时，降低床面或者在脚下放置矮凳，使坐姿稳定

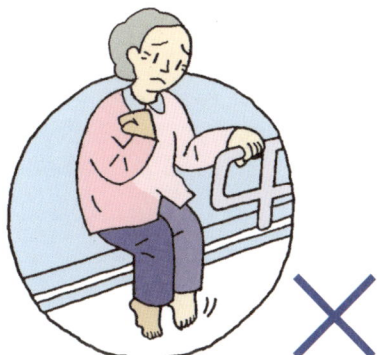

双足不着地时坐姿不稳定

注意：

坐在床上时，用靠垫支持保持舒适的坐姿。偏瘫的长者易向患侧倾倒，所以患侧要用靠垫支撑。

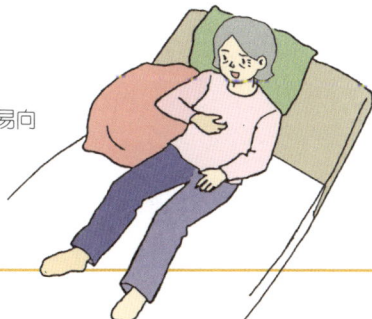

利用护理床后背升起的坐姿

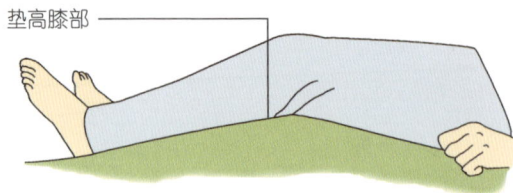

垫高膝部

为防止身体滑落，先抬高腿下方，再抬高背部

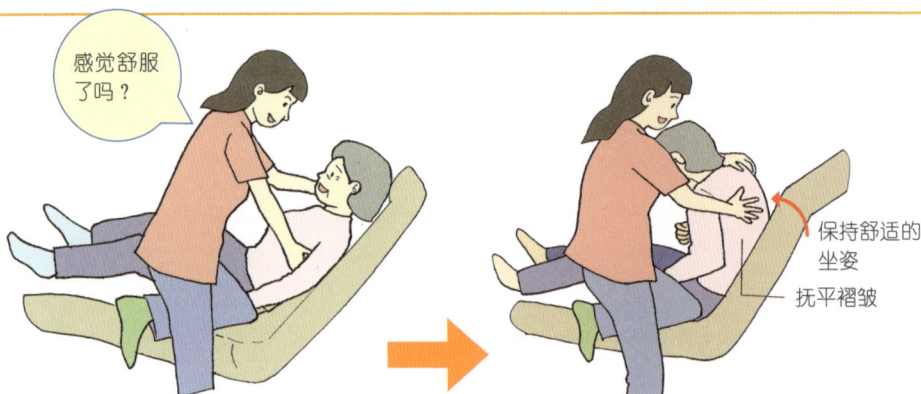

感觉舒服了吗？

床背升起到长者感觉舒服的高度后固定

保持舒适的坐姿

抚平褶皱

使长者背部离开床面。抱住长者肩部，使其脱离床面。抚平床单和长者后背衣服的褶皱后，让长者回靠

利用椅子等代用品支撑

长者在普通的床上，也可以采取稳定的半坐位。

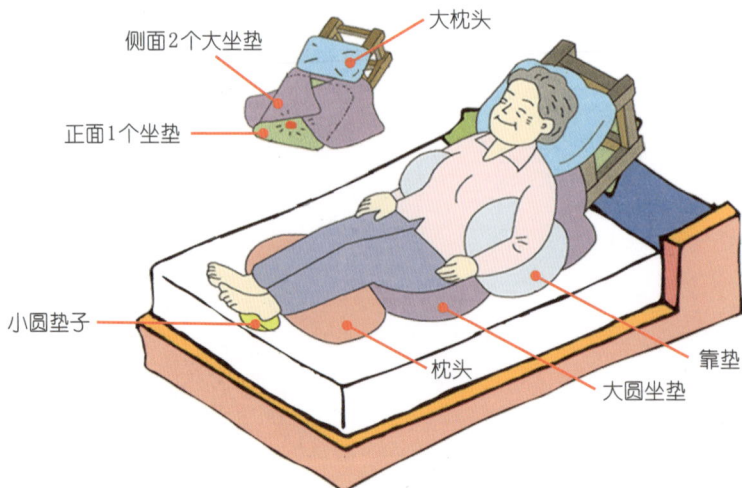

侧面2个大坐垫

大枕头

正面1个坐垫

小圆垫子

枕头

大圆坐垫

靠垫

腰骶部有空隙使长者坐得舒服

半坐位

不能总是平卧。时常变换体位也很重要。

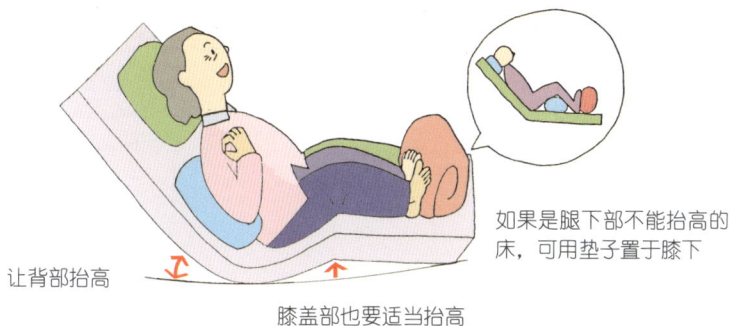

让背部抬高

膝盖部也要适当抬高

如果是腿下部不能抬高的床，可用垫子置于膝下

端坐位

用靠垫支撑身体

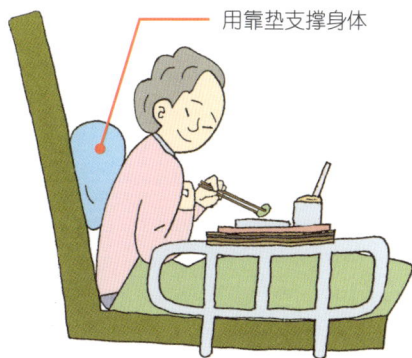

无法端坐时，选择的床上坐姿。在床上进食时采取的姿势

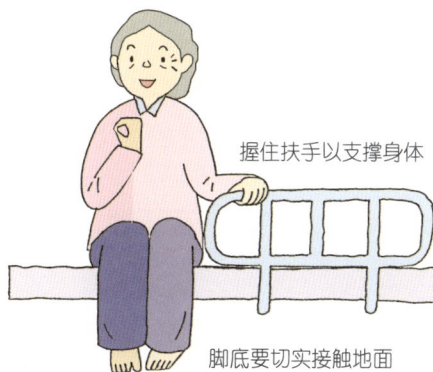

握住扶手以支撑身体

脚底要切实接触地面

坐在床边。独立保持坐姿有利于恢复体力、肌力

回到卧位

放倒床背后，长者会随床背滑动着躺平。此时长者背部常会有被撑起来的牵拉感，不舒服。由于睡衣有褶皱易引发褥疮，所以要使长者侧身，抚平背后的衣褶，再躺平。最好将长者身体向床头移动，再使床铺平整。

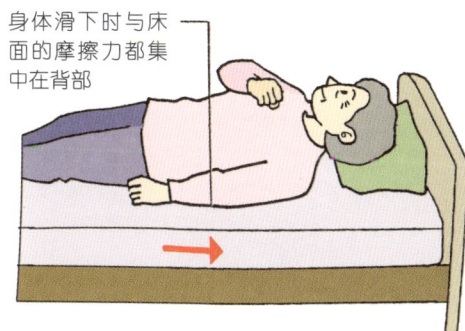

身体滑下时与床面的摩擦力都集中在背部

把身体侧过来。

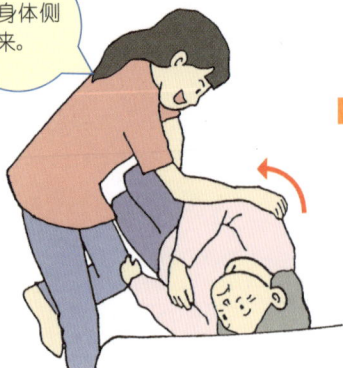

护理床放倒，长者回到卧位，背部所受压力是褥疮产生的原因，所以要使长者侧身，抚平背部

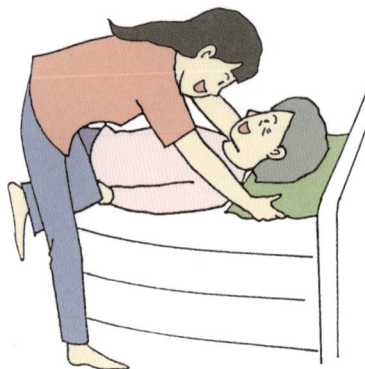

调整位置。由于身体向下滑动，所以要向床头移动，调整到舒适的体位

♥ 翻身的照护

卧床不起的长者，长时间同一姿势睡在床上常发生褥疮，因此至少2小时要翻一次身。翻身后切勿忘记抚平睡衣和床单的褶皱以免发生褥疮。

照护操作前的准备

- 调整床的高度
  将床的高度调整到照护者伸手时手指可以触及床面的高度。
- 卸下床边护栏
  床上移动时，尽量减小长者与床面的接触面，这样移动翻转较省力。

全 ▶▶▶护理 **从仰卧位变换成侧卧位**

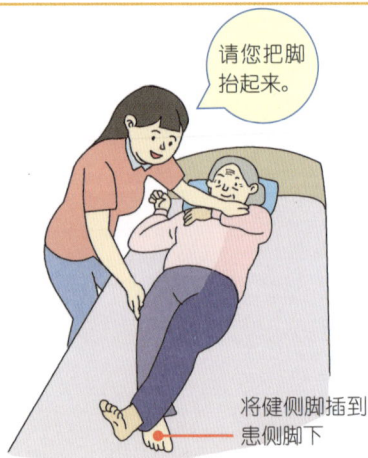

请您把脚抬起来。

方法一

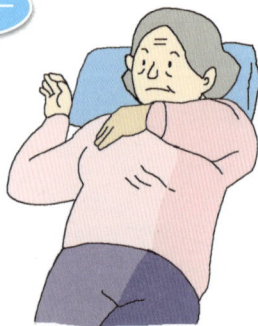

① 将患侧的手移动到胸前，健侧的手移向枕头，弯曲放松

② 健侧的脚从患侧膝盖下面插到患侧脚下方

将健侧脚插到患侧脚下

❸

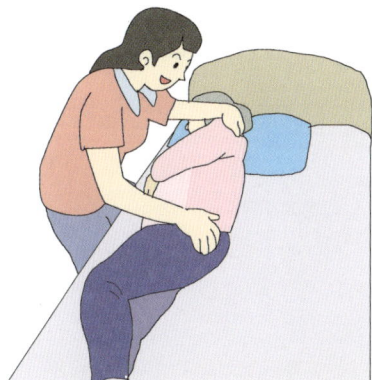

让长者面部转向要侧卧的方向，照护者抱住长者肩部和腰部，让长者向侧面转动身体

❹

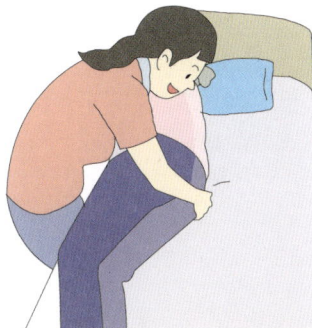

侧面翻身易使身体失去平衡，要把腰部向背后移动，使侧卧位稳定

❺

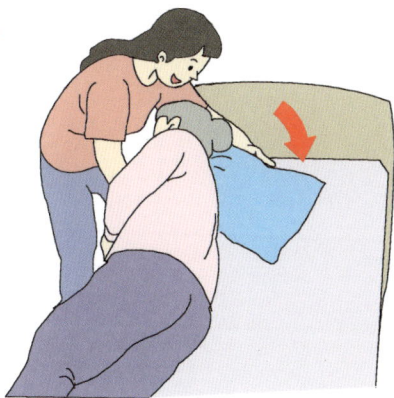

把枕头向背后倾斜，抵住肩部。为使长者舒服，可在背后、上臂与躯体间放入垫子。位置调整好后，把床的高度调回原高度

方法二

使长者脸部朝向要翻身的方向，瘫痪的手置于胸前；使长者双腿屈曲，膝盖立起。

照护者双手分别置于长者肩部和膝部，向翻身的方向推或拉，使长者翻身。

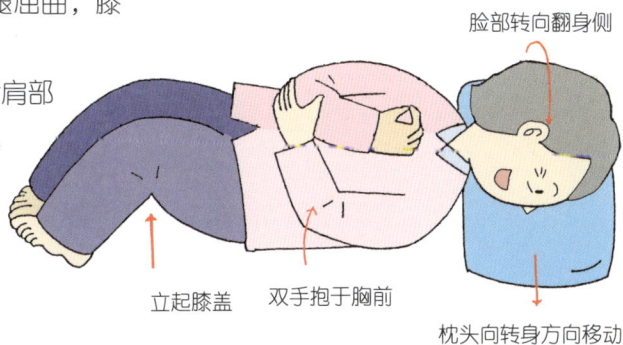

脸部转向翻身侧

立起膝盖　双手抱于胸前

枕头向转身方向移动

❶

❷

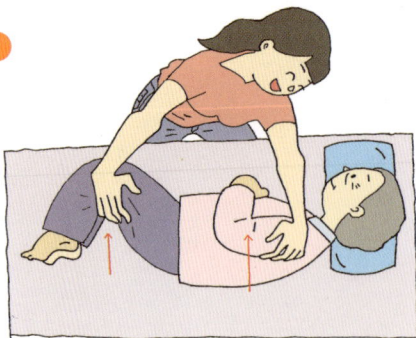

向照护者身前翻身 双手扶住长者膝盖与肩部，先向前放倒膝盖，再抬起肩部，使长者侧卧

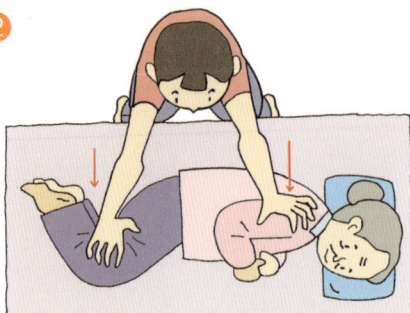

向照护者对侧翻身 双手扶住长者膝盖与肩部，先推膝盖，倒向对侧，再抬起肩部使长者侧卧

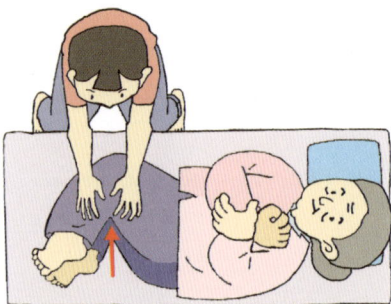

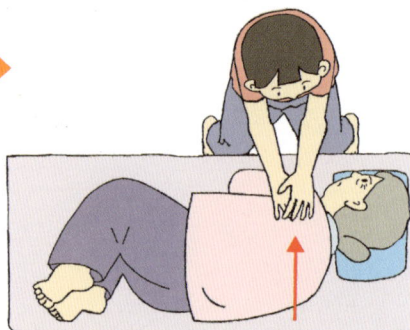

如果长者体形大，可先将长者膝部立起后向照护者前方侧翻，再把长者的肩部拉向前方呈侧卧位，然后调整至使长者舒适的姿势

自理 翻身

❶

健侧手把患侧手拉向胸前，使患侧肩部抬起

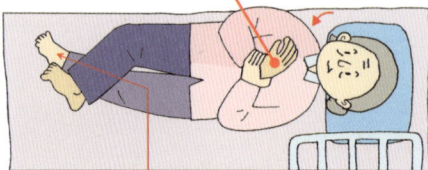

健侧足伸到患侧足下方

❷

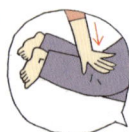

照护者可在长者身后稍稍帮助，推一下膝部，使长者较轻松完成侧卧翻身

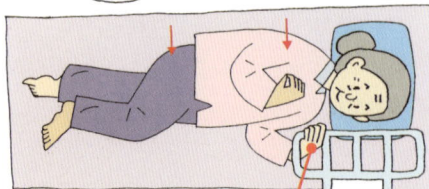

健侧手握住床侧护栏，用力拉使身体侧翻

全护理 **从侧卧位变换成仰卧位**

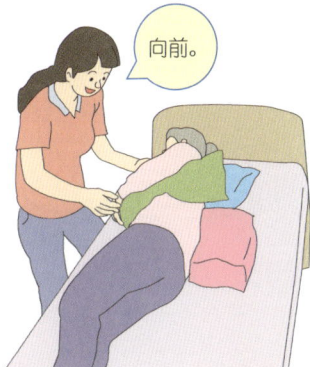

向前。

这样舒服些。

将垫在背部、上臂的垫子移开，枕头位置复原

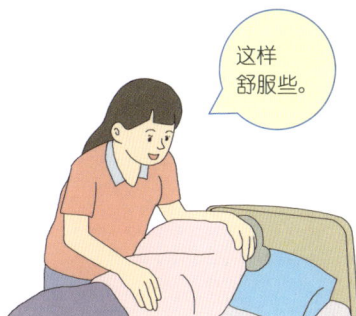

将长者腰部拉向前方，使脊柱与床中轴线平行。双手扶住肩部和腰部，向背后放倒成仰卧位

全护理 ♥ **在床上身体的移动**

横向移动

长者身体与床的接触面越小越好。双手抱在胸前，双膝立起，身体与床的接触面减少，移动起来方便省力。

横向移动时，先移动上半身，然后再移动下半身（反之亦然）可以减轻照护者的负担

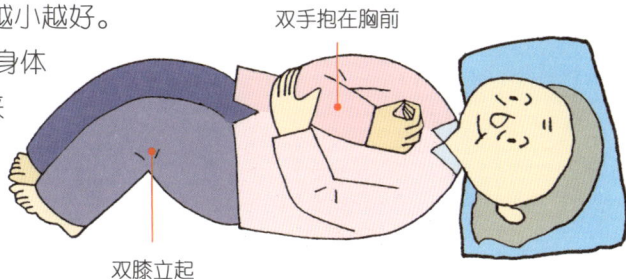

双手抱在胸前

双膝立起

❶

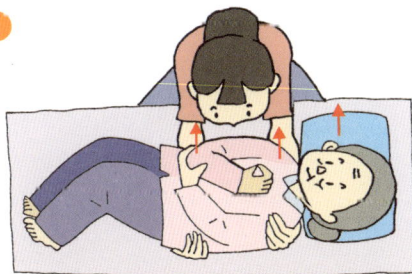

朝移动方向平移枕头 照护者将手臂伸向长者肩部下方抱住对侧肩头，另一手扶住腰部，然后横向朝自己身前拉动上半身

❷

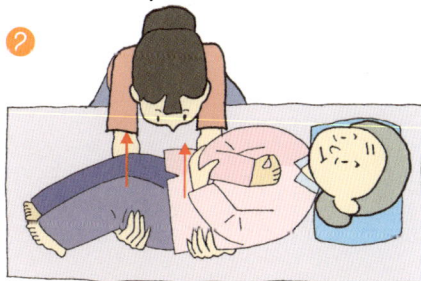

再把手伸向膝部下方和腰部，将下半身横向移动之后抚平睡衣与床单间的褶皱

向上（床头）移动

　　向上方移动时，将长者上半身适当抬起，减少身体与床单的摩擦面积，可减小阻力，便于操作，减轻照护者负担。

注意：向身体下面伸手时，用指甲向下压床垫，则手易于伸进。移动长者时照护者要沉下腰部，既省力又避免腰部损伤。

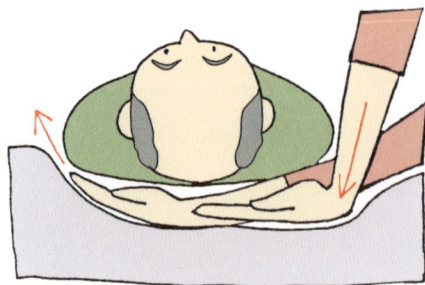

全 护理　长者体重轻时

①

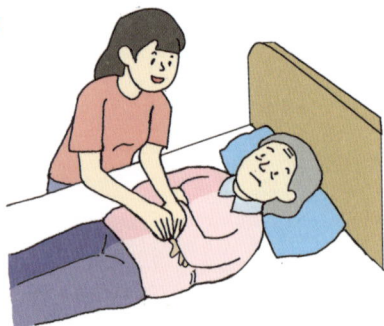

使长者双手抱于胸前

②

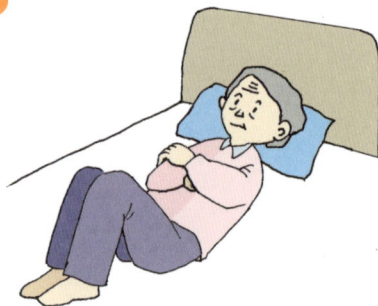

双膝抬起

③

往上移啦。

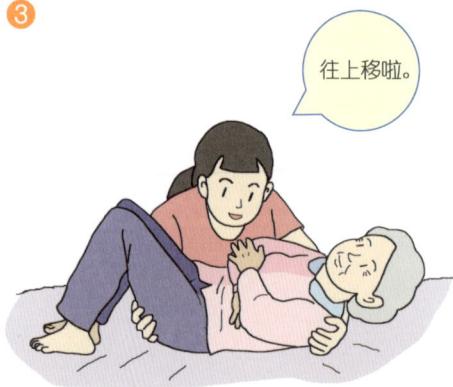

照护者一手伸到长者肩胛骨下方抱住对侧肩头，另一手抱住对侧臀部。照护者腰部要放低

④

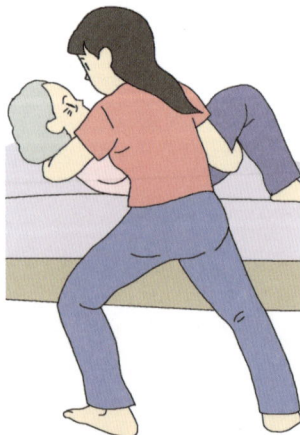

将长者肩背部适当抬高，照护者全身用力，将长者向床头方向移动。如果长者身下铺有较大的塑料袋，则移动时阻力更小。长者可以盖着被子移动

全护理 照护者有2人时，或长者体重较重时

① 抬起来。

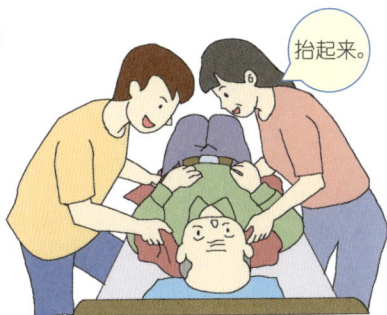

长者体重较重时，两名照护者分别站在床两侧，在长者与床单间铺上大浴巾

② 往上。

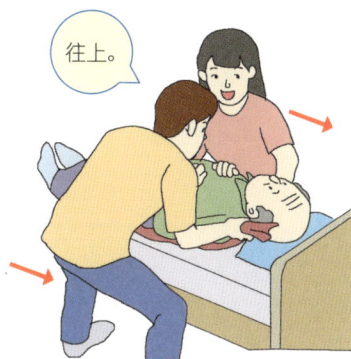

两人分别握住浴巾四个角，协同将长者抬向枕头方向

全护理 长者体重很重，只有1个照护者时

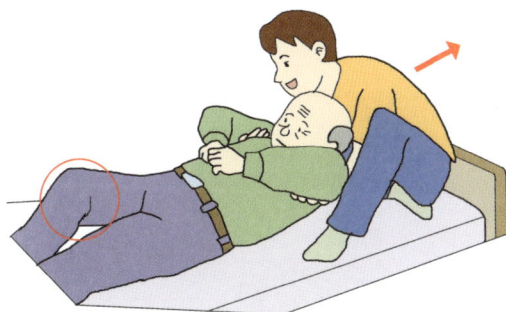

抬拉式 照护者蹲于床上，双手置于长者两腋下，向上拉。同时让长者协助，健侧屈膝，足向下蹬。此时照护者要巧用全身之力，否则容易伤到腰

往上移动。

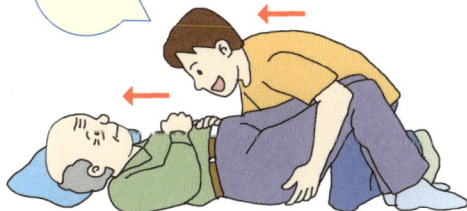

前推式 照护者单腿跪在床上，膝盖置于长者双膝下，双手稍抬高长者臀部，全身用力，将长者向上推

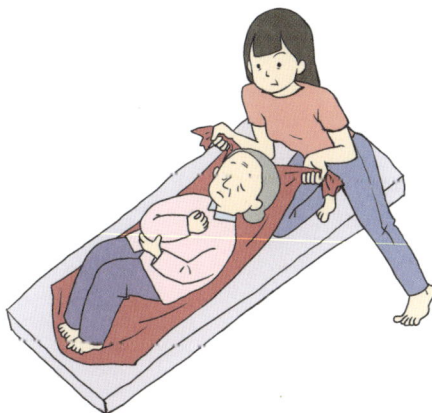

滑动式 将浴巾铺于长者身下，站在床头，双手握住肩部下方的浴巾，向上抬起，全身用力向枕头方向拉动

♥ 从床上起身的照护

理 从床上起身

　　体力衰弱或半身麻痹的长者，用健侧的手脚，可以自立起床。这时要利用床边的辅助扶手做支撑。

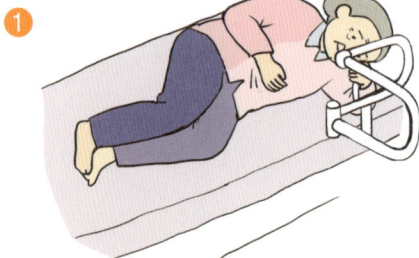

①

长者取侧卧位。健侧在下，健侧手握住扶手

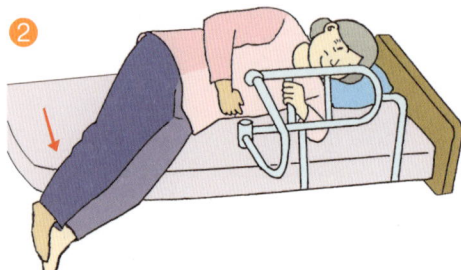

②

伸直双腿，伸到床外。用健侧肘部抵住床面

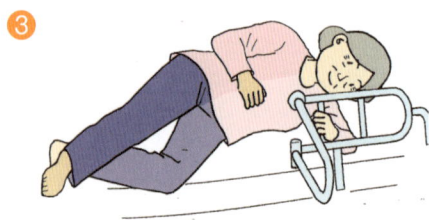

③

如有下肢偏瘫，则用健侧腿伸到患侧足下，抬起患侧足到床外

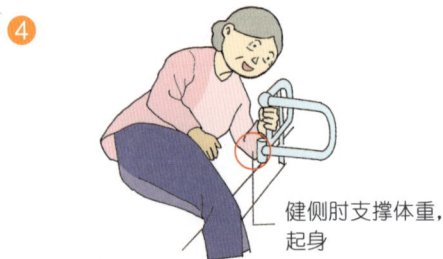

④

健侧肘支撑体重，起身

以健侧肘部支撑体重，借双足落地的重力杠杆作用，撬起上半身

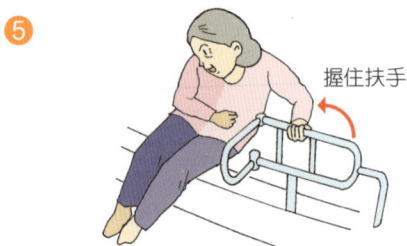

⑤

握住扶手

用健侧手臂支撑起上半身

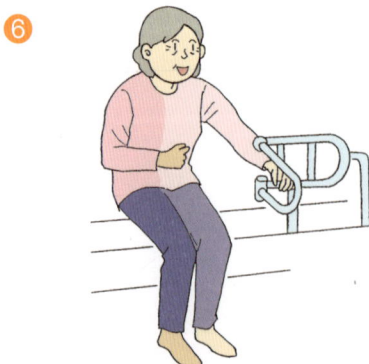

⑥

上半身坐直，双脚着地，稳定之前，不要放松握住扶手的手

自理 利用升起床靠背起身

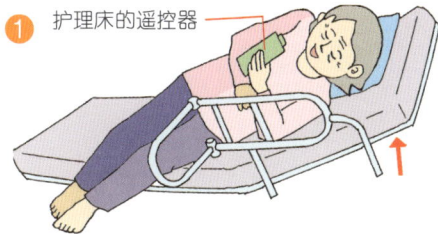

护理床的遥控器

① 双足伸向床外，抬起床背部

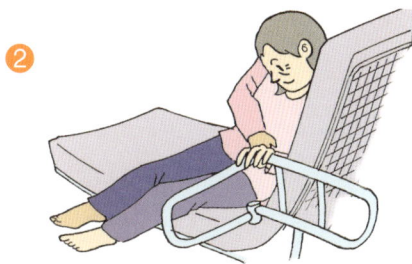

② 健侧手握住扶手撑起上半身，双脚着地

全护理 照护下的起身

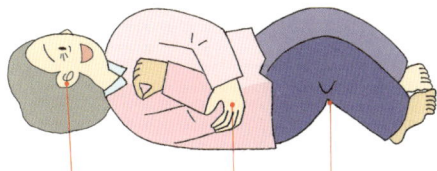

面向照护者，双手置于胸前，健侧手抱住患侧肘部，双膝立起

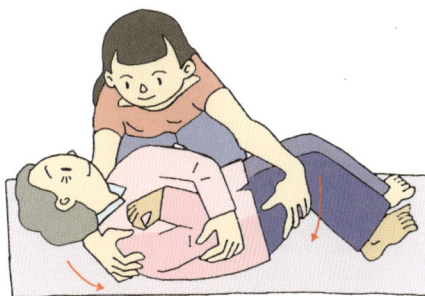

照护者一手抱住长者对侧肩部，一手抱住长者对侧大腿部

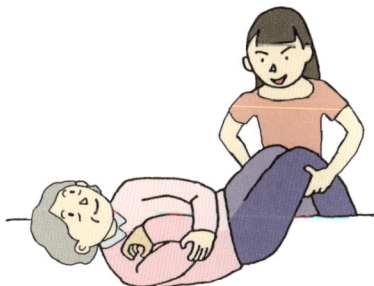

如果长者体形大，使长者呈侧卧位后，可先将下肢放落

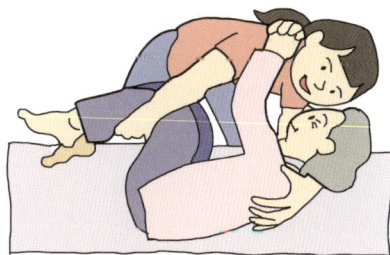

身材矮小的照护者，抱肩的手从长者腋下穿过，让长者双手抱住照护者颈项，然后再抬起长者

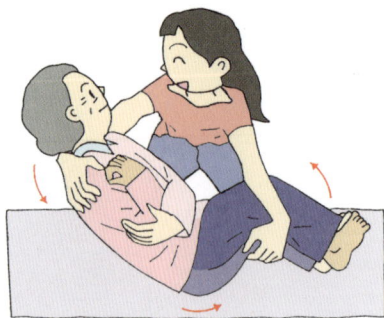

以臀部为轴，将下肢向照护者身前旋转，同时抬起上半身

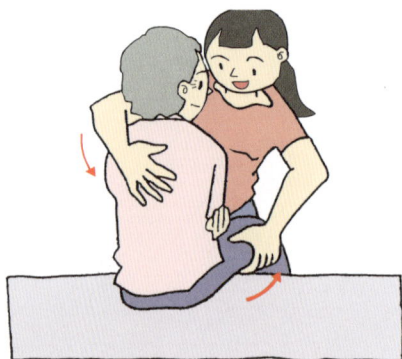

利用下肢下落的惯性，完全扶起上半身。待坐姿稳定后再放手

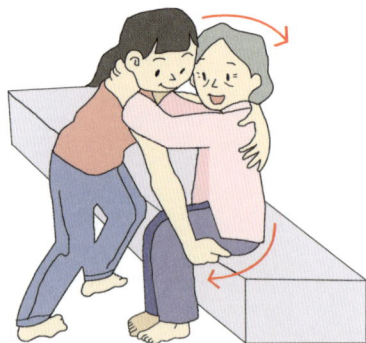

注意：

照护者的位置，在长者侧方靠近躯干中间，两足前后错开，前腿膝盖顶住床沿，重心前移，腰部下沉。此姿势较稳定。

💗 从坐位起身的照护
从坐位起身的动作分析

人的起立过程中头部的动作关系很大，如鞠躬状头部前倾，臀部抬起，体重移向双足，然后利用腿的力量起身、直立。如果长者双足远离床沿，那么体重转移到足部的距离长，腿使不上力。所以双足应靠近床沿，以膝盖的角度呈现锐角为佳。无偏瘫的长者、理解起身过程者，完全独立或借助床边护栏支撑独立起身不是难事。

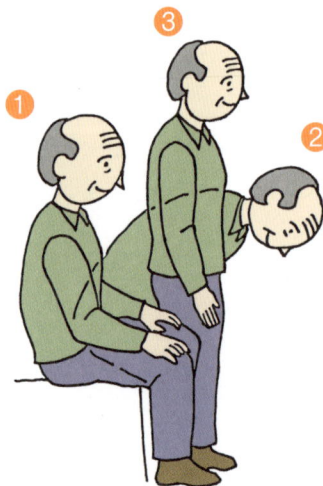

全护理 从坐位站起

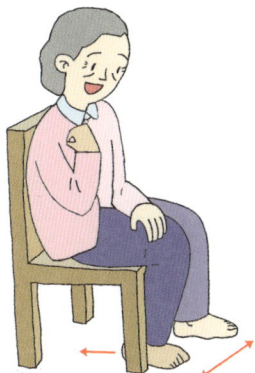

坐在床前或椅子上的长者，两腿分开，与肩同宽

❶

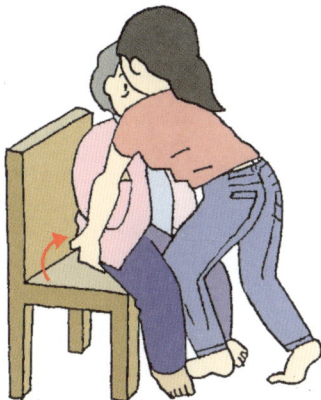

照护者抱住长者臀部，让长者向床边或椅子前方移动

❷

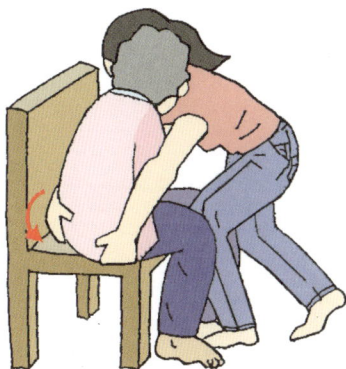

使长者双足着地并使膝部成锐角（小于90°）

❸

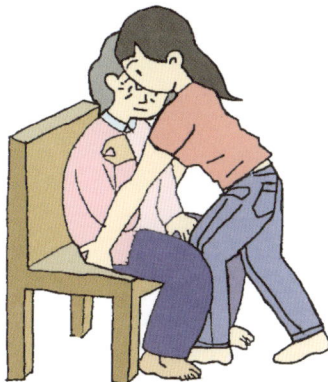

此姿势保持稳定后，开始照护长者站起

全护理 体弱者起身的照护

长者自发地起身，照护者只需用很小的力辅助。即使照护者力量小，也可胜任。如果长者的臀部未抬起，体重未转移到足部就起身，长者的体重大部分加在照护者身上，则易引起照护者腰部损伤。

照护者膝部贴靠长者患侧膝部，让长者双手抱住照护者的颈项，照护者双手抱住长者腰部。如果照护者力弱，可抓住长者裤腰。

体弱者起身

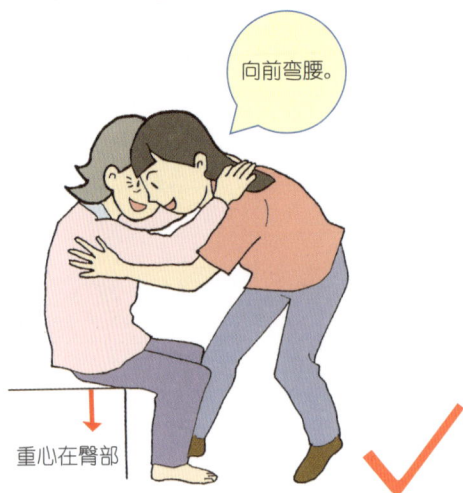

向前弯腰。

重心在臀部

✓

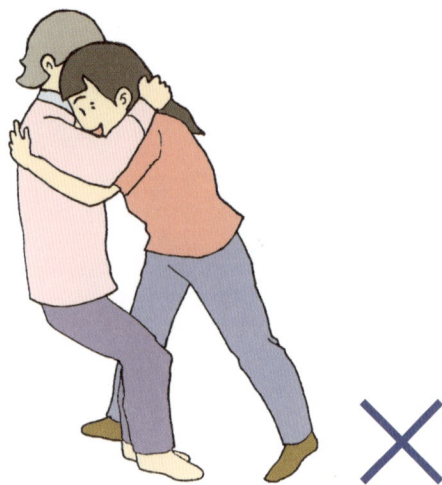

✗

❶

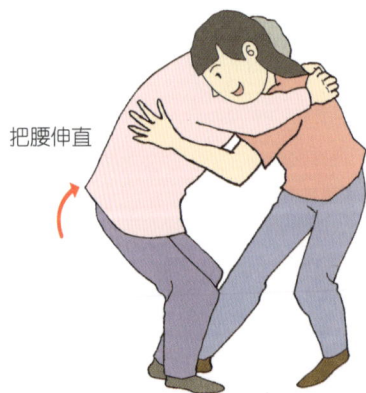

把腰伸直

抱紧长者，使之身体前倾，腰部上移，臀部离座，借力起身

❷

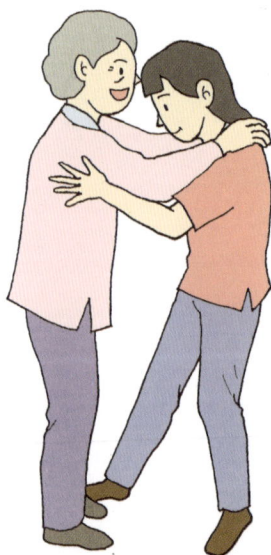

长者站立后，至姿势稳定为止，照护者都不要放开，以免长者跌倒

♥ 床上与椅子间的移动

自理 独立移动

①

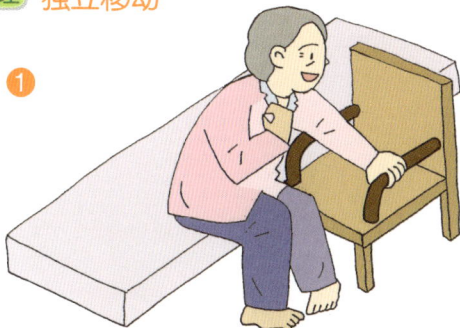

健侧的手扶住椅子对侧的扶手，
使身体移近椅子

②

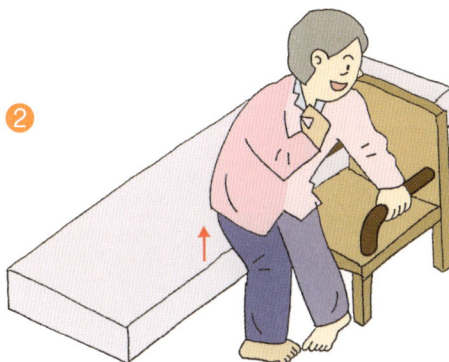

③

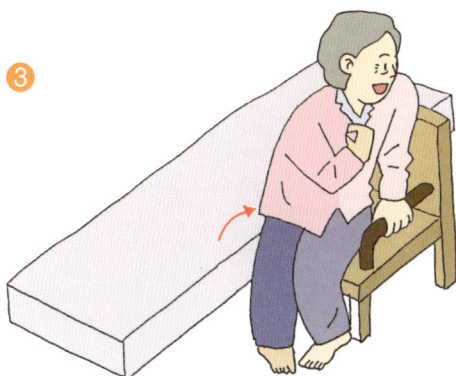

④

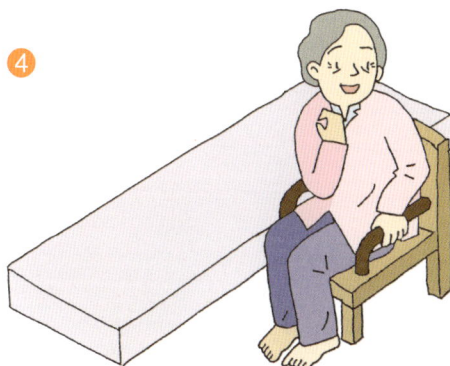

起立同时以健侧手臂和腿为轴转
动腰部，坐下

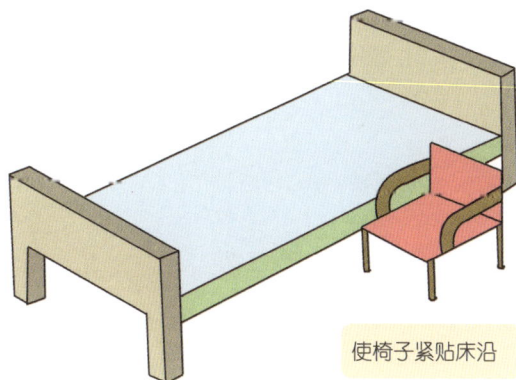

使椅子紧贴床沿

全 ▶▶▶ 护理 照护下的移动

①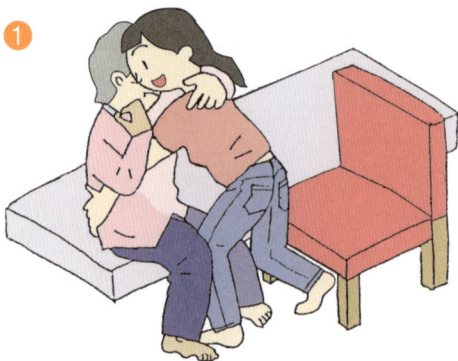

照护者两足前后分开站于长者前方，双手抱住长者腰部，长者健侧手臂抱住照护者颈后

②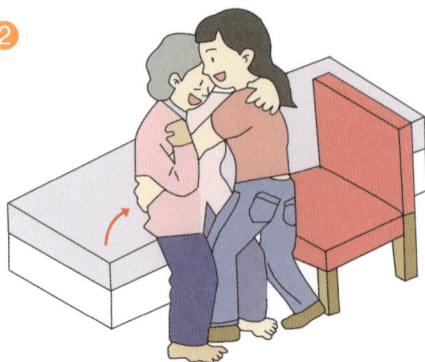

使长者前倾后，照护者抱着长者腰部抬起，使其站立

③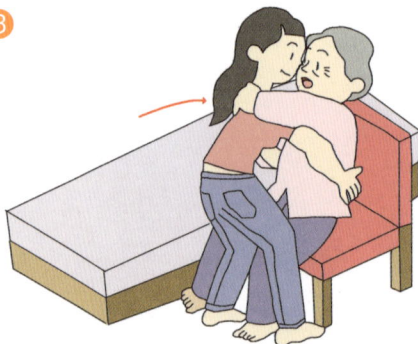

照护者抱住长者身体缓缓旋转，确认椅子位置

④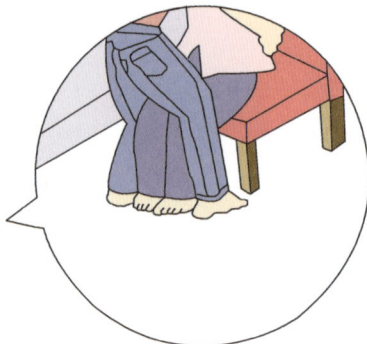

如果长者腿部晃荡，照护者可用双腿使之固定

⑤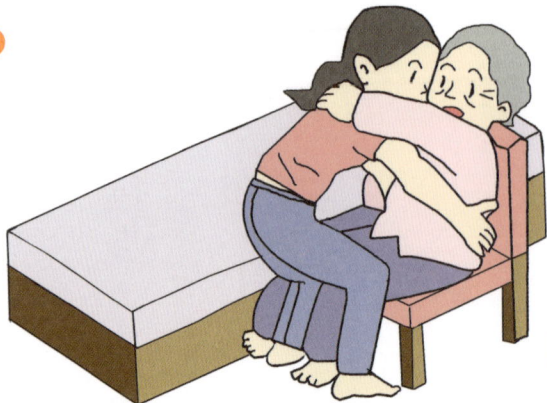

将长者臀部缓缓地放在椅座上

全 护理 ♥ **使长者躺回床上**

原则

- 扶住肩部,使长者身体缓慢转向并躺下。
- 相比照护长者起身,躺倒时更易发生事故,所以更要谨慎细心。
- 确认坐起的位置距躺倒处的距离。

方法

方法一

使长者坐到床铺上。

即使照护者扶着长者,从其坐着的位置躺倒也有危险。要让长者的肘部支撑着,缓慢躺下才安全。

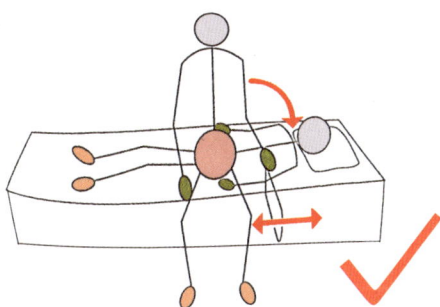

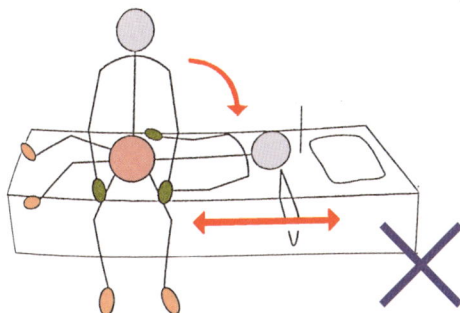

长者坐得靠近床脚,躺倒时头部够不着枕头,因此要坐到床铺正确的位置

方法二

❶ 慢慢躺下。

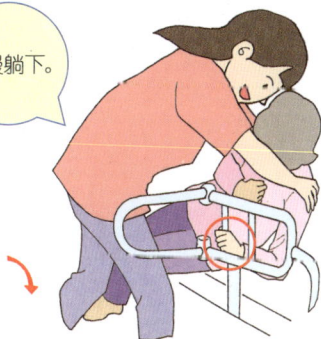

牢牢扶住长者双肩,缓慢地放倒长者,让长者肘部抵住床面

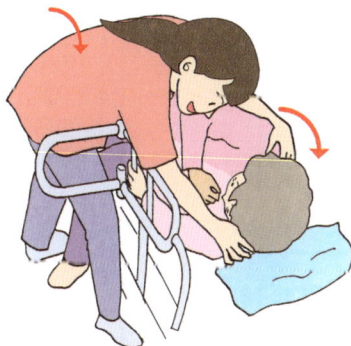

❷ 先将健侧肩部放下

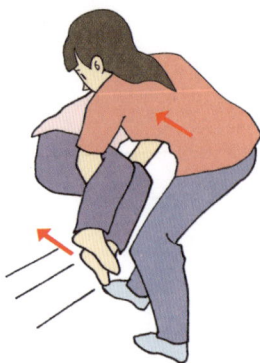

③

将腿部移正

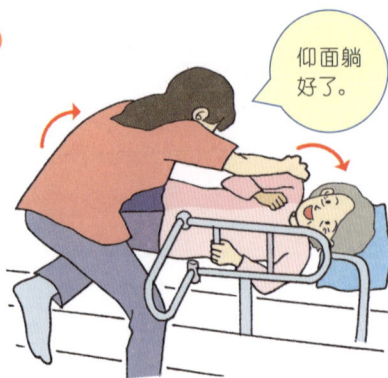

④

仰面躺好了。

将患侧肩部缓缓放平使长者仰卧躺平

♥ 更换床单

卧床长者至少1周更换1~2次床单，床单污浊时要随时更换。床单清洁使长者和照护者都感到清爽舒适。

床单的更换，在长者因就餐、排泄而离床时最方便。易污的部分，用小床单更换会方便些。要求床单平整，长者翻身也不易有皱褶，因此床单四角应便于固定在床垫下。

床单的折叠方法

床单不要上浆，洗涤后按照图示的方法折叠，可使更换床单效率提高，操作迅速。

- 纵向，沿中线对折，再对折。
- 如叠被子。横向对折，再对折。

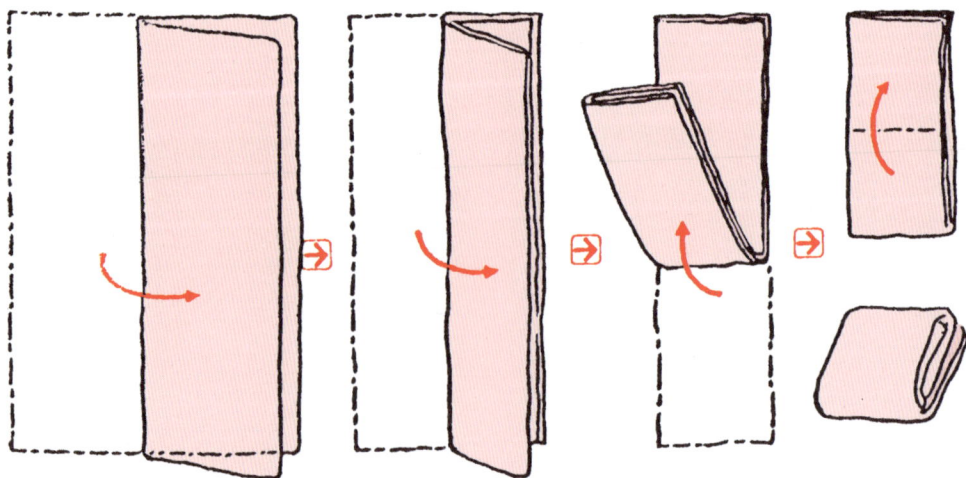

更换床单的方法

长者离床时更换床单，方法很多。目的都是使床单平整绷紧在床上，不易起皱褶。选用什么方法可依照护者的操作习惯决定。

根据经验，有几种方法介绍如下。

• 上下分别打结式

大尺寸的床单在床垫头侧和足侧底部分别打结。

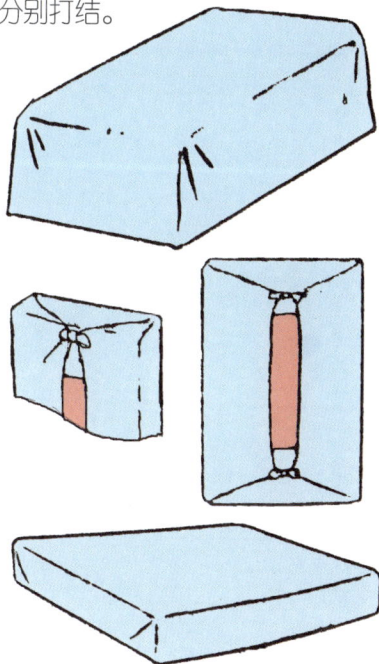

• 四角打结式

大床单的四角分别打结成床罩形，套在床垫上。

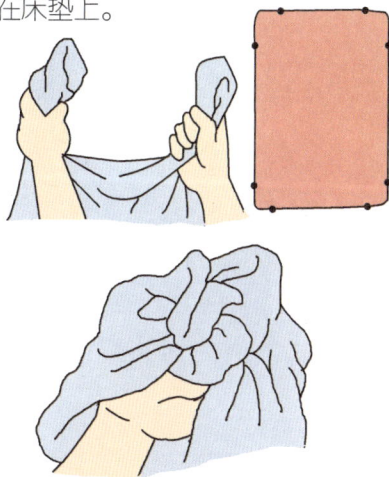

• 折角式

将普通床单的四角分别折叠成角，塞到床垫下固定。

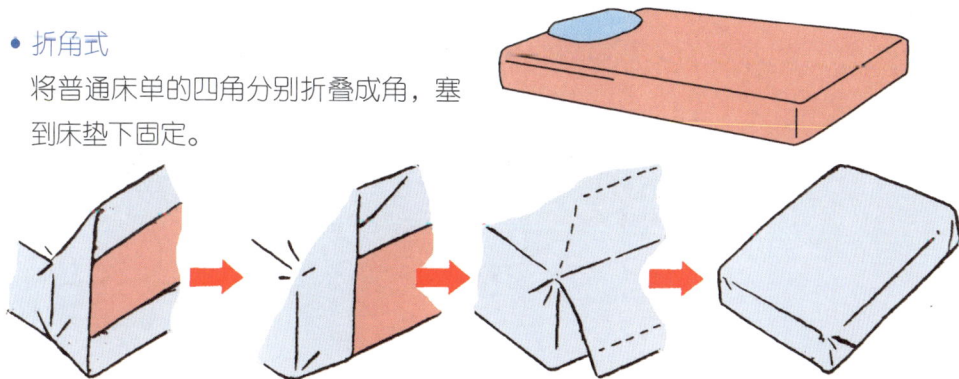

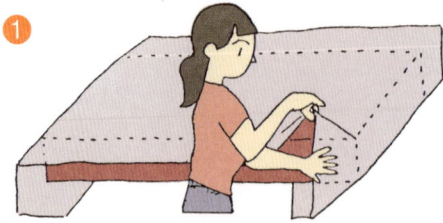

① 把床单下方塞到床垫下，提起多余的部分，使其成三角形

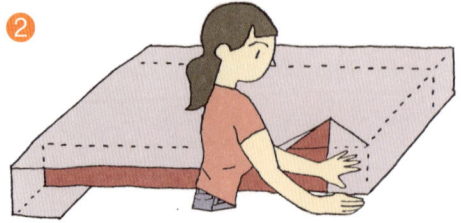

② 把下方的三角形塞进床垫下

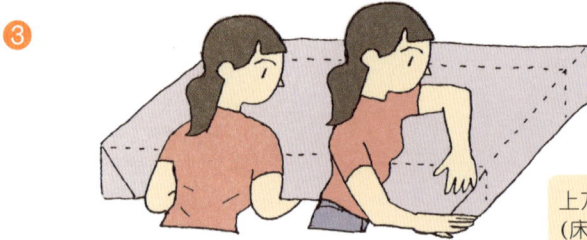

③ 上方的三角形之后也塞到床垫下（床的四角同样处理）

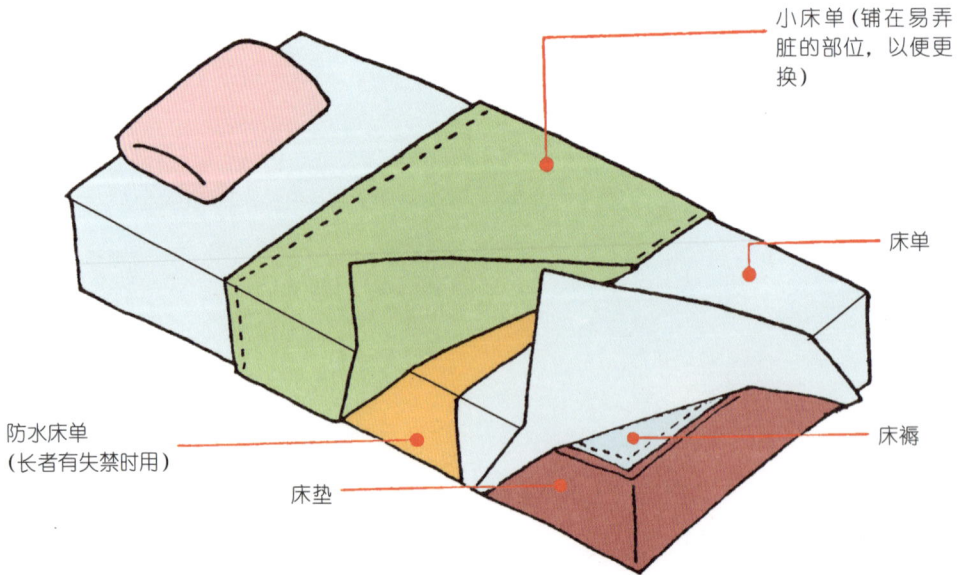

小床单（铺在易弄脏的部位，以便更换）

床单

防水床单（长者有失禁时用）

床垫

床褥

卧床长者在床时更换床单

照护者必须要在床两侧操作，所以床一侧靠墙时，需要将长者转移离床，或者使床两侧都留有操作的空间。

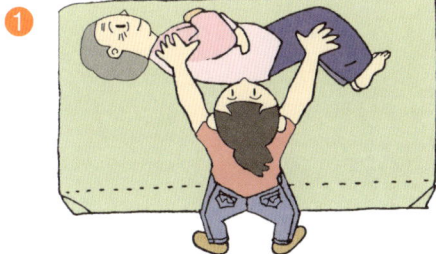

❶ 让长者侧卧到对侧床边

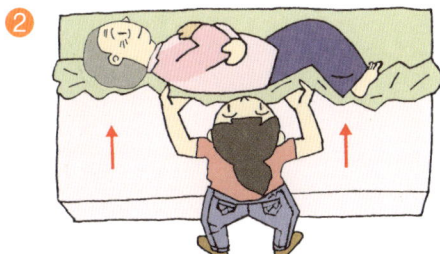

❷ 把旧床单塞到长者身体下方，清扫垃圾

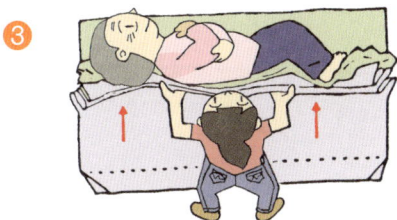

❸ 铺好半边新床单，另一半塞到长者与旧床单下方

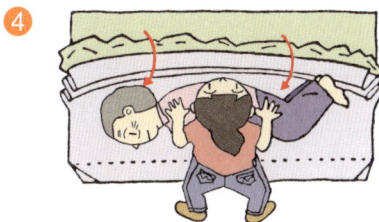

❹ 使长者向照护者方向翻身，过床中线

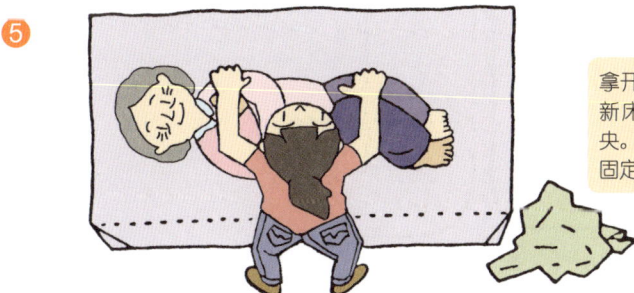

❺ 拿开旧床单，铺平剩下半边新床单。使长者平卧床中央。枕头复位，拉平床单并固定床单四边角

长者在床时更换床单的操作顺序

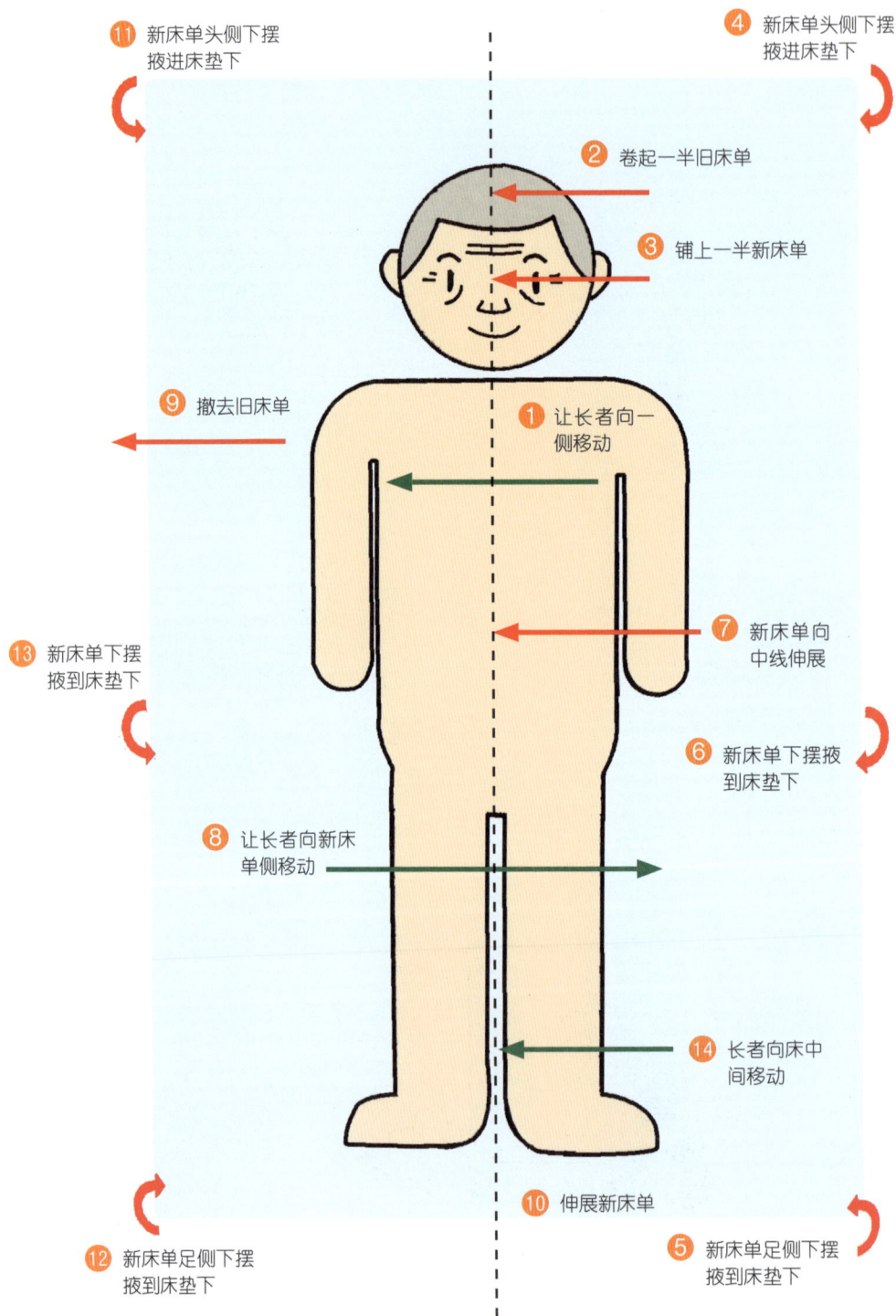

⑪ 新床单头侧下摆掖进床垫下

④ 新床单头侧下摆掖进床垫下

② 卷起一半旧床单

③ 铺上一半新床单

⑨ 撤去旧床单

① 让长者向一侧移动

⑦ 新床单向中线伸展

⑬ 新床单下摆掖到床垫下

⑥ 新床单下摆掖到床垫下

⑧ 让长者向新床单侧移动

⑭ 长者向床中间移动

⑩ 伸展新床单

⑫ 新床单足侧下摆掖到床垫下

⑤ 新床单足侧下摆掖到床垫下

♥ 长者睡眠的照护

长者的睡眠特点

- 入睡时间长。
- 睡眠浅。
- 睡觉中途醒后，再难入睡。
- 早上醒得早。
- 常常上床后想心事，无法入睡。

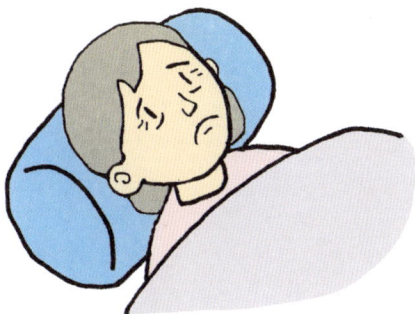

如何使长者易于入睡

- 白天尽量不睡，坐着做些小手工，或者散步，使长者感到轻度疲劳。
- 利用垫子使得长者采取有利于入睡的舒适姿势。枕头过高过低都影响睡眠。
- 睡前播放轻松、柔和、安静的音乐。
- 用遮光窗帘营造暗、静的环境。

促进快睡的方法

- 睡前温暖被窝。
- 温热水洗脚，特别是足浴，可促进血液循环、放松身心，有一石二鸟之功。
- 睡前半小时到一小时喝少许可温暖身体的饮料（如热牛奶、温开水等）。

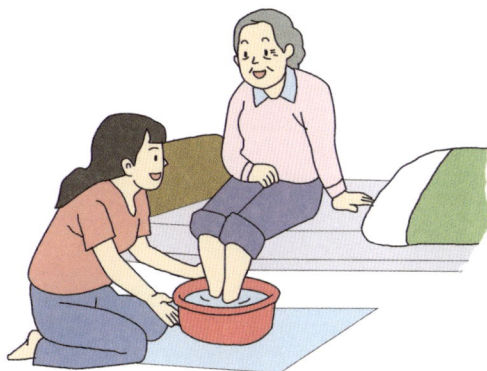

! 小创意

手工制作护肩保持肩部温暖

天气转凉后，做个护肩保暖，有利安睡。用旧毛毯按图示形状剪切，之后缝上尼龙粘扣就完成了。使用时如图示。

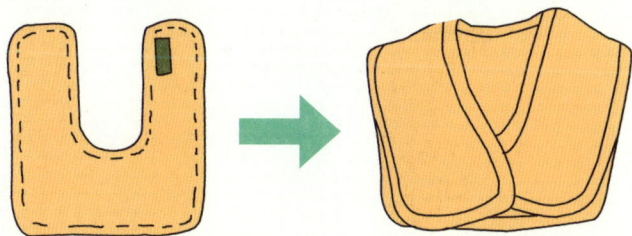

防耀眼灯罩

钟表、日历放显眼处

空调出风不对人

衣柜

经常通风换气

床头灯

睡衣

内衣

纸尿裤

毛巾

床单

药品

其他

尿垫
更换用品

偏瘫侧靠墙睡。床与
墙间留有空隙

床头柜

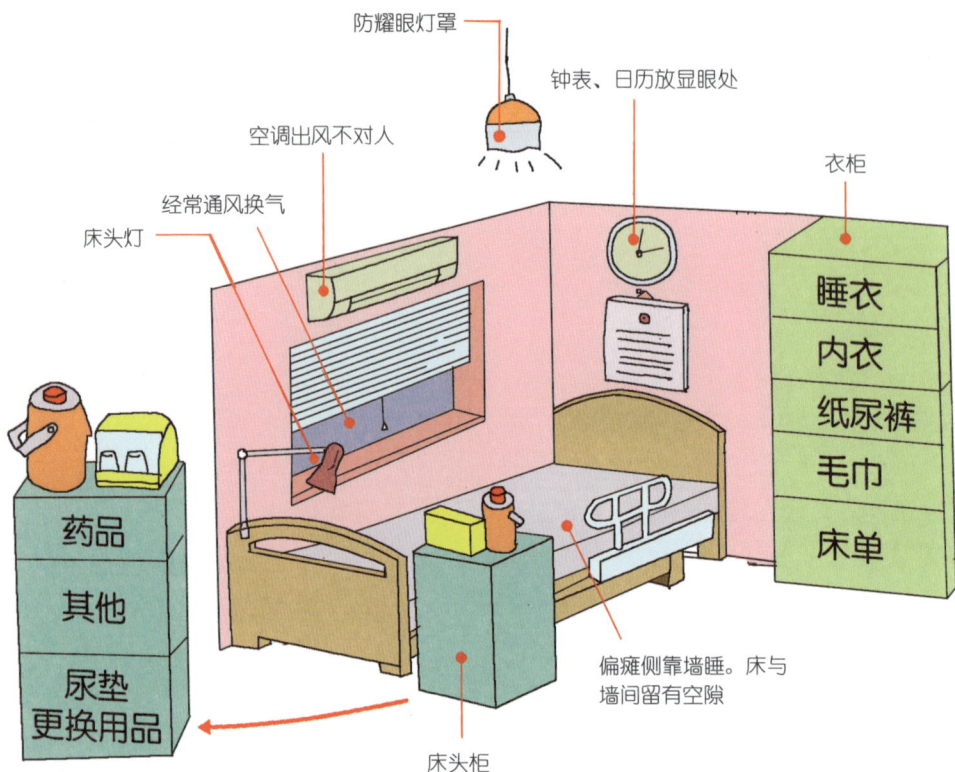

理想的寝室环境

- 可以听到家人的声音。
- 可以看到外面。采光好。
- 距离厕所、浴室、房屋门口近。
- 可以保护个人隐私。
- 室内温度：冬季18~22℃，夏季21~25℃。
  （与走廊、厕所、浴室等温差不大）
- 湿度60%左右。

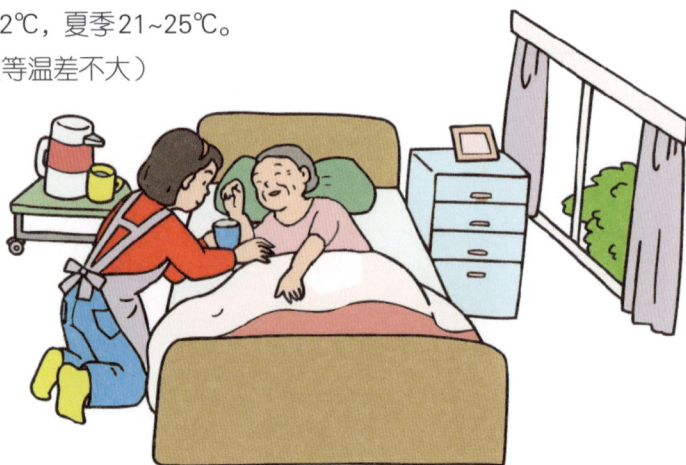

♥ 预防肢体挛缩的照护

挛缩是指身体长期不动引起的肌肉和关节的强直。如果发生挛缩，不只对于长者，对照护者也是很头疼的事。为了预防挛缩，每天都要努力让肢体、关节活动，即使是卧床不起的长者，也最好坐起来运动。与其卧床使僵直的肢体勉强运动，不如让长者坐起来。只要坐起来，就比躺着好，许多肌肉、关节都会活动起来，运动的效果也好很多。只是长期卧床的长者突然起床有时会有危险，因此要严密注意长者有无疼痛和面色改变。在护理用床抬起上半身时，如果头下有枕头，则起不到运动的效果，因此枕头要放在肩膀下方。

易发生挛缩的部位

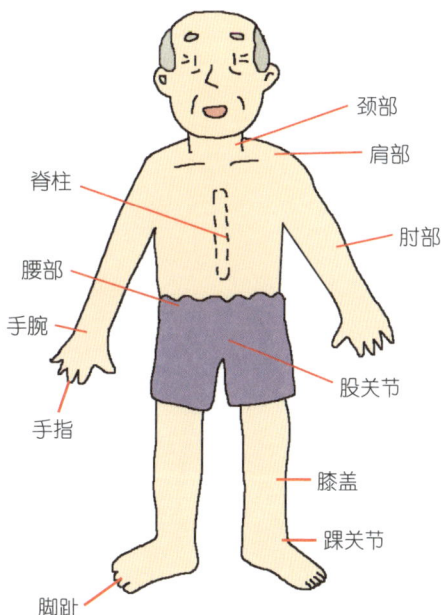

颈部
肩部
脊柱
肘部
腰部
手腕
股关节
手指
膝盖
踝关节
脚趾

自理

坐着的运动
下肢运动

❶

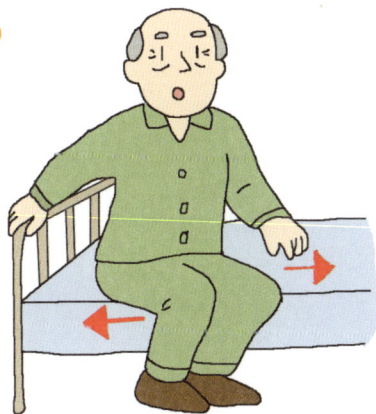

坐着，两脚并拢，缓慢地左右转腿。如坐不稳，可手扶床头

❷

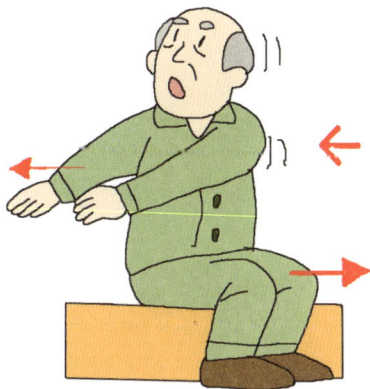

接着，双上肢与双下肢按相反方向转动

上半身前后屈伸运动

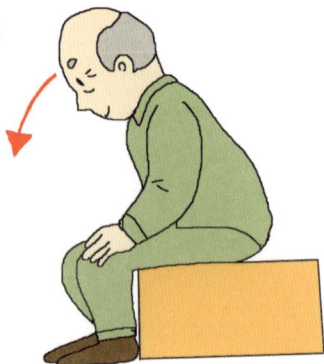

坐在床头，双手置于膝上，上半身轻轻向前屈，再回复坐直，然后再向后仰，再回复

抬起半侧臀部的运动

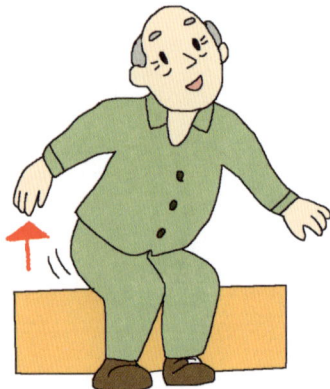

① 坐着时，手足适当分开，保持平衡，臀部左右轮流抬起

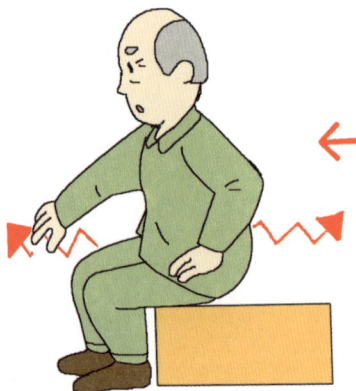

② 如果做得到①，臀部左右抬起时，再向前后移动

自理 卧床中的运动

无论是自己运动还是在照护者帮助下运动，都应当注意以下事项：

- 注意观察体温、脉搏、血压、脸色，有无不舒服，食欲等有无异常。如有问题，应当中止运动或减轻运动量，要随机应变。有些长者不适合做某些运动，所以运动之前要听医生的意见。
- 饭前饭后不要运动。应当在照护者和长者都适宜的时间运动。刚开始运动的时间短些，渐渐延长，最终以30分钟为宜。
- 排便后再运动。
- 运动前更换便于运动的服装，运动后注意擦干汗水。
- 缓慢进行。有时照护者以为很慢，长者却觉得受不了。
- 如果长者感到疼，立即停止运动。

手指、手腕运动

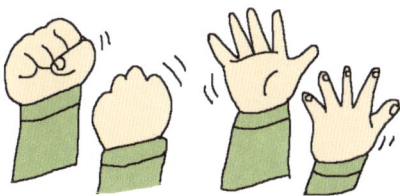

反复做双手握拳、伸开的运动

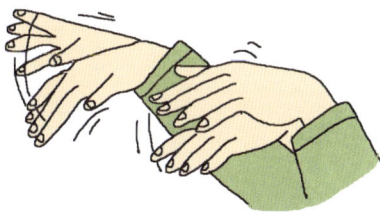

手腕上下抖动

颈部运动

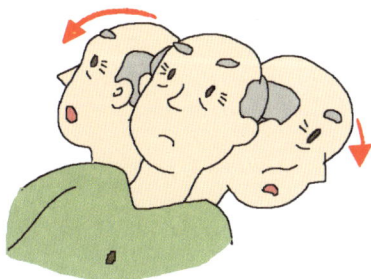

① 缓慢转动头部

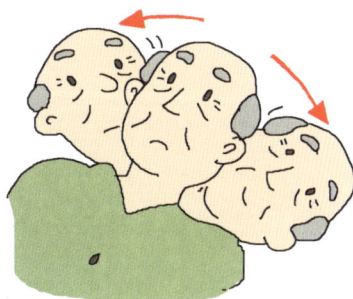

② 面朝前方，头部偏向两侧肩部

肩部运动

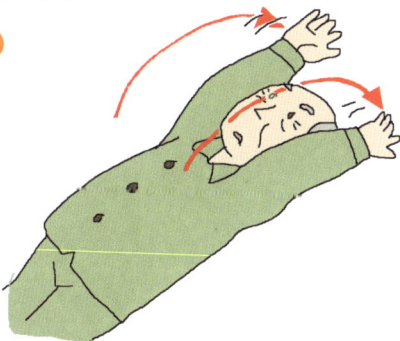

① 尽可能伸直肘关节，上臂从前方向头部上举

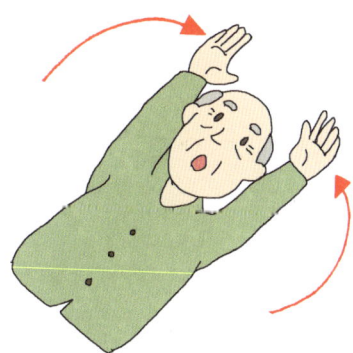

② 之后两臂沿体侧画圈举起

脚趾、脚腕运动

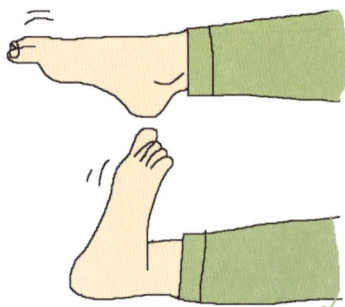

腰部躯干运动

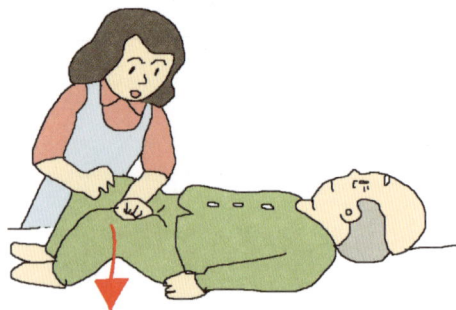

活动脚腕

双膝屈起，缓慢向左或右倒下，头部向反方向转动。如果腿抖动，照护者可轻轻扶住膝部

腿、膝盖、髋关节运动

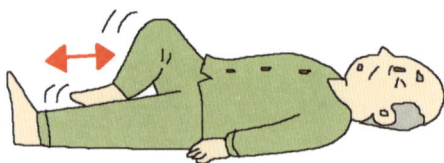

左右腿分别屈伸

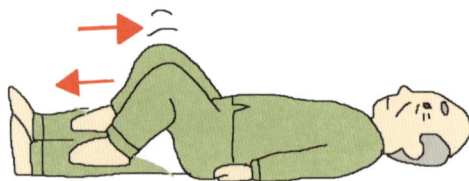

双腿双脚并拢做屈伸运动

全 护理 躺在床上的被动运动

腿的开合运动

照护者一手托在长者膝下，另一手握住长者脚后跟，使腿伸直上抬。保持腿上抬姿势，向照护者近侧分开，再缓慢内合，反复此组动作。

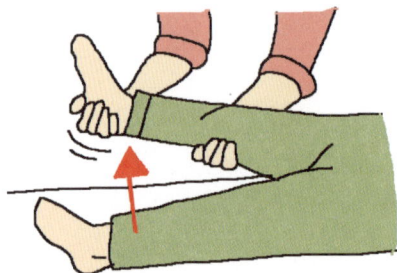

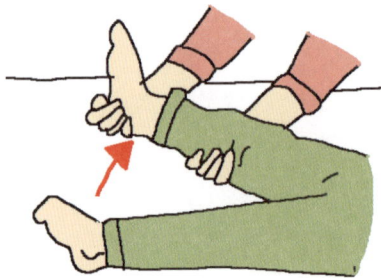

脚趾的运动

照护者一手握住长者脚掌，另一手握住长者脚趾向上下屈伸。

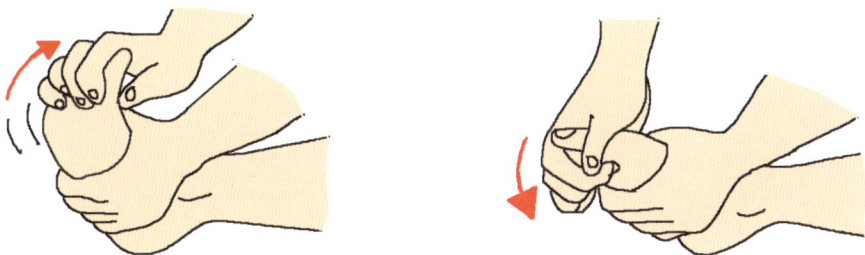

肩部运动

照护者一手握住长者的肘部下方，另一手握住手腕，使上臂抬起成侧平举。之后使上臂成前平举，另一手托住肩胛部。

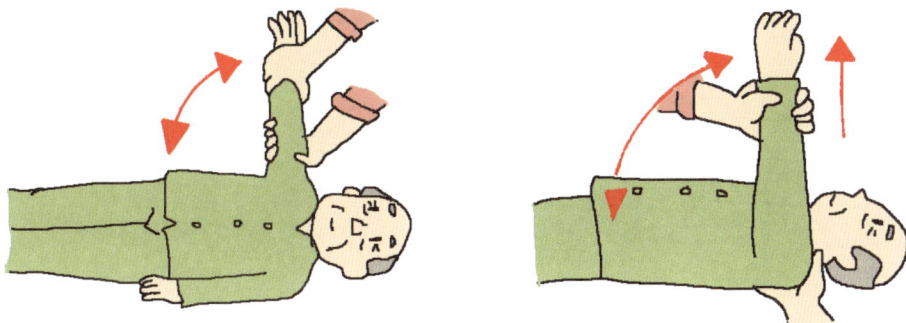

脚腕的运动

照护者一手握住长者的脚跟，另一手握住脚趾，使脚腕上下屈伸，顺、逆时针旋转。接着一手握住脚腕，另一手握住脚尖，使脚向内、向外运动。

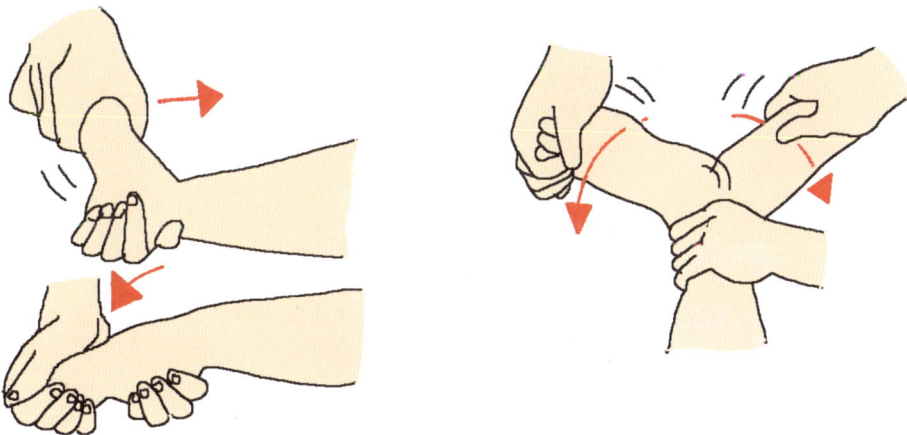

髋关节的运动

照护者一手扶在长者膝下，另一手握住长者脚后跟，将腿缓慢抬高，并使其屈膝。注意不要让长者感到痛。屈膝，使膝关节缓慢向胸部靠拢，再缓慢地伸直膝盖，轻轻放下，如此反复。长者叫痛时，立即停止。此运动习惯后，将膝盖伸直，缓慢抬腿，以90°为限。

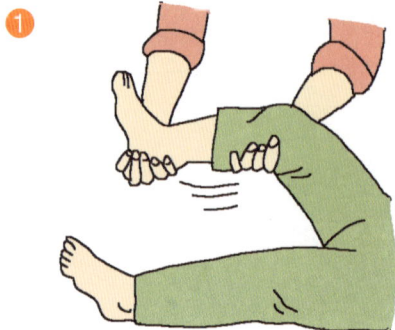

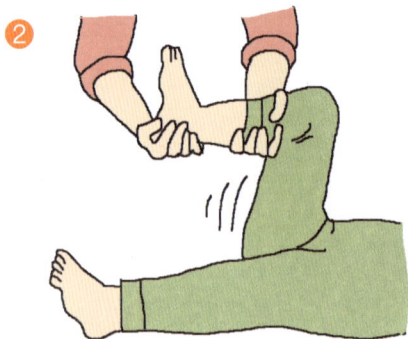

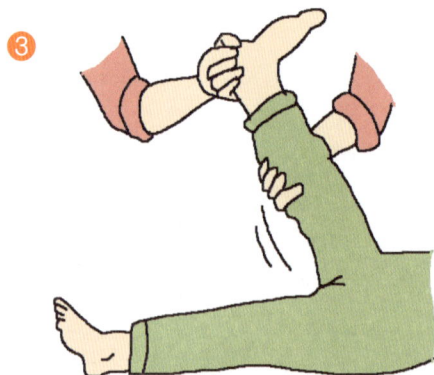

手部运动

照护者一手握住长者手腕，另一手握住手指使之伸直，缓慢使手腕向后屈曲；手腕回复原位后，另一手使手指屈曲，同时手腕向前屈曲。❶❷反复。

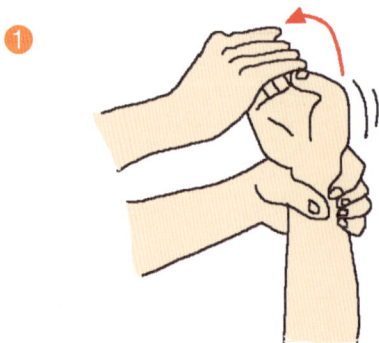

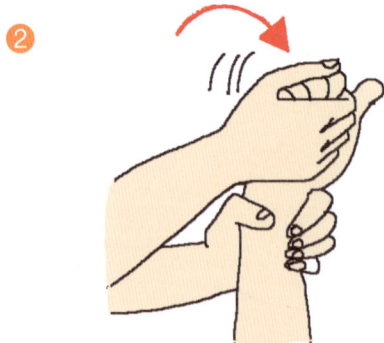

拇指的运动

照护者一手握住长者的四指，使其伸直。另一手握住拇指，使拇指向内、向外屈伸。也可握住拇指，顺、逆时针旋转。

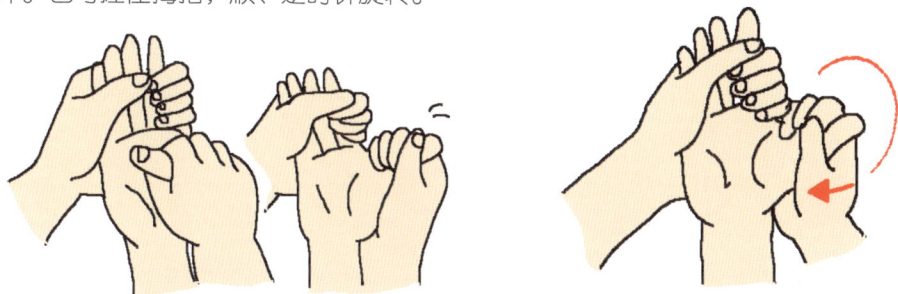

肘部的屈伸

照护者一手压住长者上臂，另一手握住长者前臂，让长者缓慢地做肘部屈伸运动。

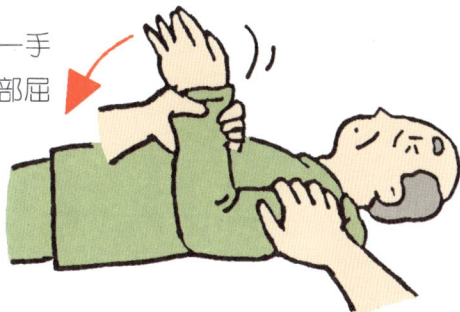

扭腰运动

照护者抱住长者双腿，使长者膝盖屈起。屈起的双膝向左、向右放倒，头部转向膝盖倒下的对侧。开始时不要勉强，长者感到疼时停止，逐渐适应后再加大动作幅度。此动作对腰部和骨盆是很好的锻炼。

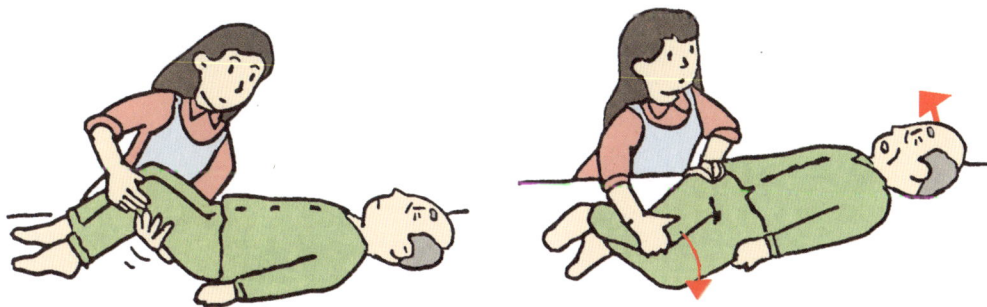

♥ 预防内翻足下垂

长时间卧床不起，不走路，再加上被子的重压，会导致足尖伸直（足下垂），或者足尖转向内侧（内翻），脚腕僵硬，跟腱挛缩变僵硬的状态，这称为内翻足下垂。其多在肌肉异常紧张时发生。偏瘫或帕金森病患者易出现。一旦发生内翻或足下垂，很难复原，所以要注意预防。

首先是频繁改变体位，缓解肌肉紧张。此外被子要轻软，在脚部不加放重量，经常活动脚腕和脚趾。

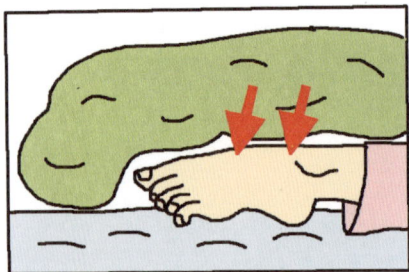

被子的压迫可能造成足下垂

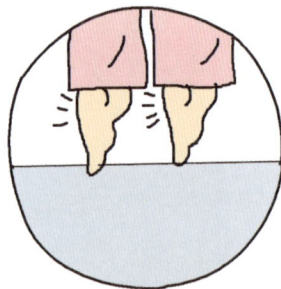

足下垂会导致跟腱挛缩和肌肉萎缩

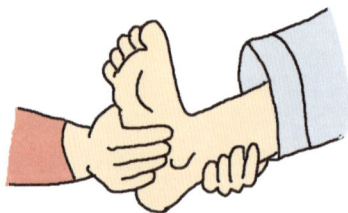

经常活动脚趾和脚腕

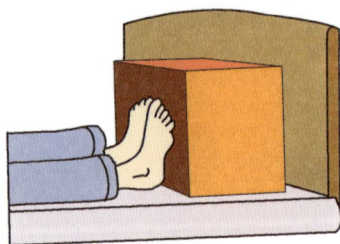

用纸箱代替隔被架

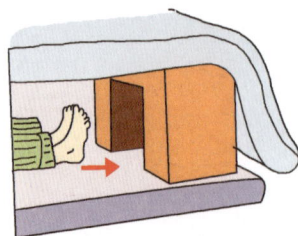

用隔被架将足部与被子隔离，消除被子对足部的压力

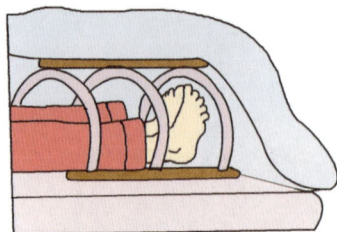

使用隔被架预防足下垂

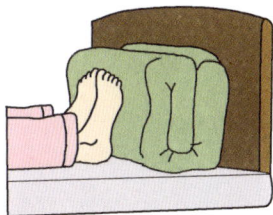

用被子隔在足部与床尾之间   利用防止足下垂的专用装置

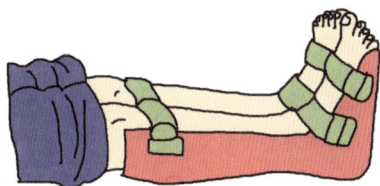

♥ 避免卧床不起状态的建议

预防慢性病最重要

高血压、动脉硬化、糖尿病等慢性病是引发中风并最终导致卧床不起的元凶。为预防这些疾病应当做到以下3点：适当运动、低盐及营养平衡的饮食、定期做健康检查。

避免长者长时间卧床

卧床静养时间长了，会使长者全身肌力减弱，离床活动的意欲丧失，最终卧床不起，因此要尽量让长者起床活动。

早期康复训练很重要

应当尽量在病倒后一周内开始训练。只要长者意识清醒，全身状况允许，中风发作后一周内应当开始中风的康复训练，越早恢复效果越好。

注意日常生活中的康复练习

吃饭、排泄、更衣等日常行为也是很重要的康复训练，要鼓励长者尽量独立完成。

不要过度照护

照护者可在旁守护。可独立完成的事情一定要让长者自己做，这是照护的原则。要鼓励长者的独立心。

养成自己的生活习惯

长者早起后应更衣，仪表整洁，有规律地生活。睡觉和吃饭的场所应分开。

扩大生活范围

长者能从床上起身后，下一个目标是转移到轮椅上，再进一步坐轮椅外出活动，扩大生活范围，利用各种辅助器具提高生活自理能力。

注意不要跌倒摔伤

长者在自家内跌倒时有发生，导致骨折而卧床不起。因此居家环境的改善，扶手、照明、防滑等措施和无障碍化改造很重要。

积极参加社会活动

整日封闭在家，脱离社会，不只身体的运动机能会减退，生活的意欲也会丧失。因此，长者每天应积极参与分担力所能及的家务事，走出家门接触社会。

充分利用社区服务

社区如有健康诊断、功能训练、上门服务、长者日间护理中心、短期托老等保健、福祉项目，应当充分利用。既可预防长者卧床不起，也可缓解照护者的疲劳。

② 进食照护

如果一天三顿饭吃不好，生活的乐趣会大打折扣。让人期盼的餐饮乐事，对长者胃口的恢复有促进意义。为此，照护者必须在饭菜的形、色、味、香、营养和量上下功夫。

此外，正确的进食体位，温馨的气氛和其他促进食欲的必要准备也必不可少。

♥ 进食照护的注意事项

让进食成为乐事

吃饭最重要的目的是补充营养。让长者感到"吃饭是乐事"很重要。为此照护者要根据长者的喜好，下功夫做出促进食欲的饭菜。如果长者有吞咽障碍，饭菜要相应调整以适应之。

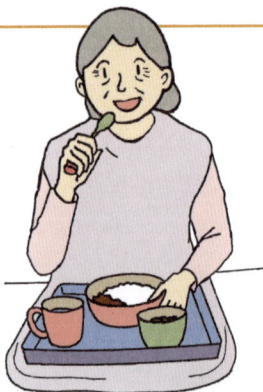

确认身体状况

吃饭前应当确认长者的身体状况，尤其是是否处于清醒状态。疲劳、睡眠不足、情绪低落等都会影响长者的吞咽能力，此时不要让长者勉强进食，或者仅给长者一些甜食、点心之类的食物。

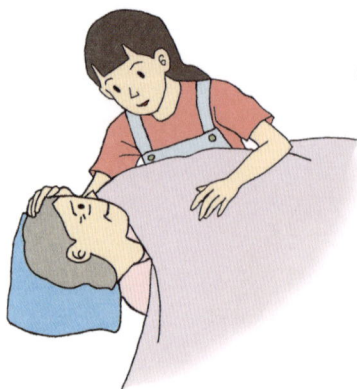

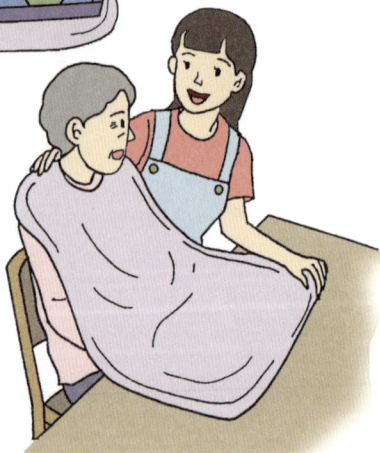

调整姿势

姿势不合适不利于顺利进食。进食时的姿势，餐桌、椅子的高度，照护者的位置应当适合长者进食。此外，餐具、义齿如果不合适也会影响进食。这些都应当在进食前确认。

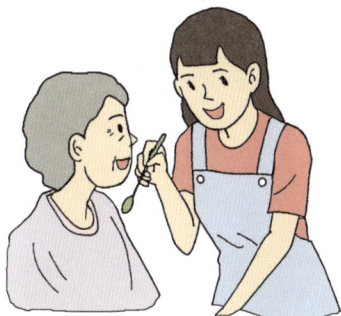

确认长者是否吞咽

食物或水误入肺部的"误咽"非常危险。进食照护时确认长者是否吞咽是第一重要的事情。注意长者喉咙动作、食物在口腔内的状况、吞咽的声音，只要感到稍有异常，立即暂停喂食，观察并等待情况稳定。

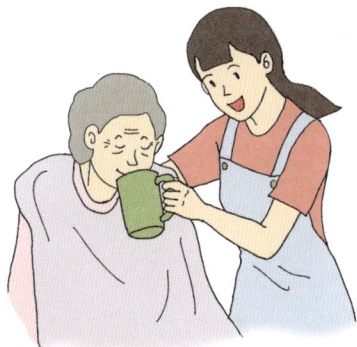

进食前先饮水

长者进食前都应当先饮水。口腔湿润可以使吞咽顺利，而且养成习惯后会使长者有"准备吃饭了"的食欲条件反射作用。

口腔护理

进食后的口腔护理不但可以预防蛀牙（虫牙）和牙周炎，而且可使长者精神爽快。要养成饭后刷牙、漱口、清洗义齿的习惯，以预防口腔的细菌感染。

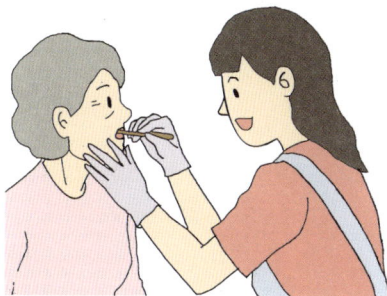

♥ 如何使长者愉快地进食

营养均衡的饮食

饮食对维持健康十分重要。长者饭量减少，消化吸收功能减退，因而一顿饭常常就可以对健康产生较大影响。营养不良会导致身体抵抗力下降，易于患病，或者影响血液循环，易发生褥疮。

由于进食量减少，因此，更要注意营养充足，应当注意防止缺乏优质蛋白质及钙、铁、维生素，保持营养平衡。

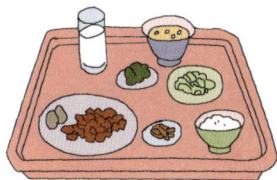

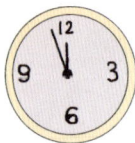

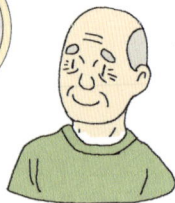

在固定的时间进食

长者应在固定的时间进食。如饭量减少，可以少食多餐。

尽量离床进食

一日三餐尽量让长者离床就餐，这对于防止肌肉萎缩，恢复体能都有正面影响。

多运动促进食欲

长者因运动少导致食欲低下。应当尽量创造机会使长者增加运动量。坐轮椅的人，到室外去活动，能促进食欲。饭菜好吃，进食愉快，也能增加生活情趣。

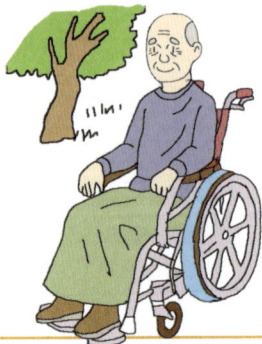

尽量和家人同桌进食

与家人在同一餐桌，或者即使在床上，也能见到家人一道进餐，对长者也有良性影响。如果不能每天如此，也要争取节假日能一同进餐。

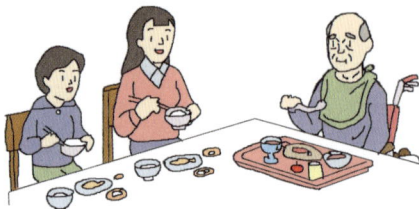

菜谱尽量与家人相同

尽量与家人进食相同的饭菜，这样长者就不会产生被疏远的感觉，也能减轻照护者的负担。

丰富菜色

时令蔬菜，新鲜诱人，美味营养，催人食欲，可多选择。

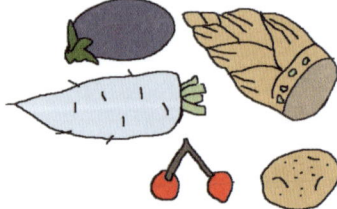

♥ 老龄化与饮食习惯的变化

进食能力的衰减

年纪大了，咀嚼能力下降，长者吃硬的、难以嚼碎的食物有困难。消化吸收能力减退使得长者远离油腻的食物。又由于视力和嗅觉的减退，使长者对于食物的刺激反应减弱，易食欲不振。

味觉的衰退

由于味觉的减退，常见到长者吃什么都要加盐或酱油，这是他们对于咸味的感觉迟钝所致。所以照护者要了解长者饮食习惯的变化。

♥ 利用进食刺激脑与内脏功能

长者能够独立吃饭对于维持健康无疑非常重要。吃饭时，饭菜的香味刺激嗅觉，饭菜的色彩刺激视觉，自己动手让饭菜入口、咀嚼、吞咽等活动都能使脑和内脏功能得到良性刺激，促进长者的身心健康。

♥ 应对长者身体变化的饮食对策

视力、嗅觉功能低下
看不清细小的物体，嗅觉衰退
对策　餐具摆放在固定的位置，递交热的食物时出声提醒

牙齿减少
戴义齿可能引起疼痛，不能嚼碎食物
对策　避免给长者不易嚼碎的、坚硬的食物。给长者重新配置合适的义齿

喉咙干燥，感觉迟钝
喉咙干燥，感觉减退
对策　为避免脱水，应当定时补充水分

消化机能低下
消化液分泌减少，消化功能低下。大肠的功能衰退，易便秘
对策　给予易消化的食物。适量的运动及补充水分以防止便秘

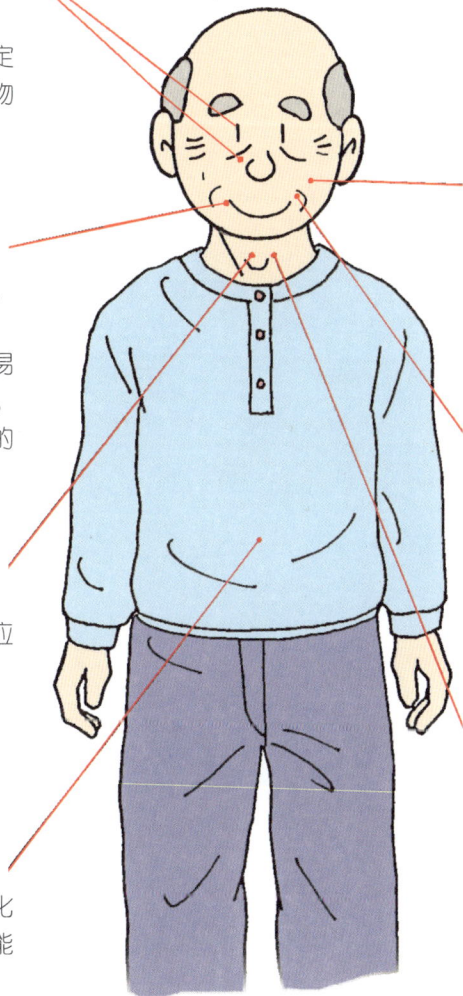

味觉减退
对咸味的味觉衰退
对策　增加香味和酸味，即使少盐也可满足味觉需求

唾液分泌减少
由于唾液分泌减少，引起吞咽困难，口腔内不清洁
对策　进食中充分补水，餐后进行口腔护理

吞咽能力低下
由于老龄化及疾病，导致口腔周围及食道肌肉力量减弱，引起吞咽困难
对策　依照吞咽能力调整食物的软硬程度和形态。进食照护时减少每口的喂食量

♥ 适合长者的饮食营养管理

主食是主要的能量来源，也是蛋白质来源。主菜以鱼、肉、蛋为主，配菜则补充维生素和矿物质。

每天早、中、晚三餐定时进食固然重要，但是长者食欲不佳时，不要勉强，可在想吃时吃一些，少食多餐，以保证营养。

饭菜量宜少，品种宜多。长者的进食量不多，但品种要多些，可以平衡营养。

主食 米饭、面食等是能量的主要来源。米饭还是重要的蛋白质来源，所以提倡一日有一餐米饭。

主菜 选择鱼、肉、蛋、大豆等蛋白质丰富的食品。鱼和肉不可偏废，可增强造血功能和肌肉力量。早餐有蛋和大豆制品，午、晚餐有鱼或肉菜可增加精力。

配菜 以青菜、菌类、芋薯类、海藻类为主要材料。多食维生素、矿物质、食物纤维等丰富的食品，使身体的各种机能保持正常。

乳制品、水果 水果作为点心，可补充维生素及钙质。

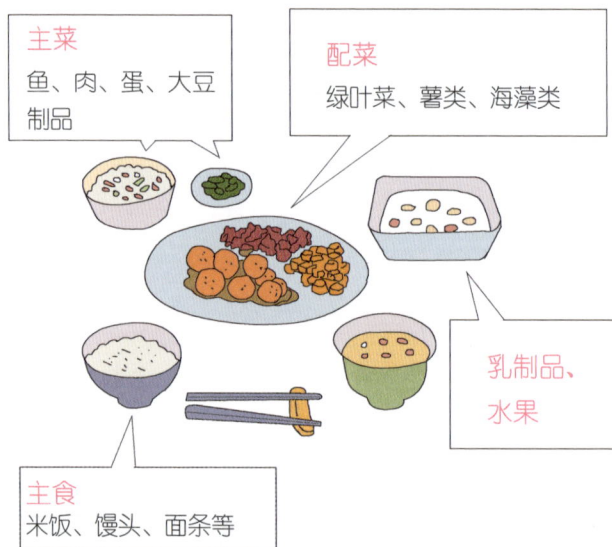

主菜
鱼、肉、蛋、大豆制品

配菜
绿叶菜、薯类、海藻类

乳制品、水果

主食
米饭、馒头、面条等

70岁以上长者每天必需的进食量

主要营养素	男性/女性	早餐	午餐	晚餐	点心
糖类（淀粉类）：主食（米饭、面食），甘薯类，水果	男	馒头、稀饭、面包120 g	面食或米饭320 g	稀饭、面条200 g，甘薯类、豆类、杂粮70~100 g	水果100~200 g
	女	馒头、稀饭、面包90 g	面食或米饭240 g	稀饭、面条150 g，甘薯类、豆类、杂粮70~100 g	水果100~200 g
蛋白质：主菜（肉、鱼、蛋、豆制品、乳制品）	男	鸡蛋1个	肉60~80 g	鱼类60~80 g，豆腐100 g	牛奶200 mL或酸奶100 g
	女	鸡蛋1个	肉40~60 g	鱼类60~80 g，豆腐100 g	牛奶200 mL或酸奶100 g
脂类：植物油	男	15~30 mL			
	女	15 mL			
维生素、矿物质（钙、铁等）、纤维素：配菜（蔬菜、海藻类）	男	蔬菜100~150 g	蔬菜100~150 g	蔬菜100~150 g	干果类、果仁50 g
	女	蔬菜100~150 g	蔬菜100~150 g	蔬菜100~150 g	干果类、果仁50 g

注：此表以男性体重60 kg、女性体重50 kg为例测算进食量。

♥ 长者与营养不良

与当今人们常营养过剩相反，长者则常见营养不良。其原因在于咀嚼能力及吞咽能力衰退引起进食量减少，以及由于运动量减少引起的食欲不振。此外，还有对一些慢性病的误解和顾虑，而自发地减少营养摄入。营养不良使得长者体力及免疫力下降而易患病，也是褥疮发生的原因之一，还可导致抑郁症。营养不良可导致原有病情恶化，死亡率增高。

♥ 营养不良的症状

注意观察，如有以下的症状出现，则高度提示长者有营养不良。

• 皮肤皱纹增多、干燥、点状出血，面色发白等。

• 毛发无光泽、干燥。

• 眼结膜干燥，眼白处可见白色或浅黄色斑点。

• 口角干裂。

• 舌头发红、糜烂。

♥ 长者常见的进食及吞咽障碍

老化、脑梗死、认知障碍症等原因引起的不能顺利吞咽食物的情况多有发生。对于"吞咽障碍"，如果不引起高度重视，会带来两大危险。

窒息　食物阻塞咽喉，引起呼吸不畅甚至堵塞气道。

吸入性肺炎　食物误咽进入气管，其携带的细菌诱发肺炎。

摄食、吞咽的过程

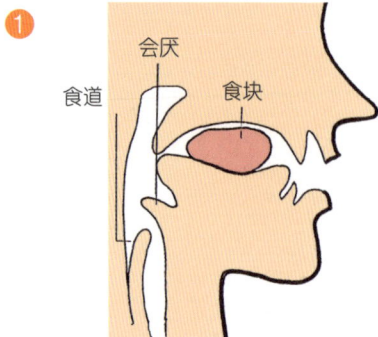

准备期 进入嘴里的食物经过咀嚼，与唾液混合成为食块

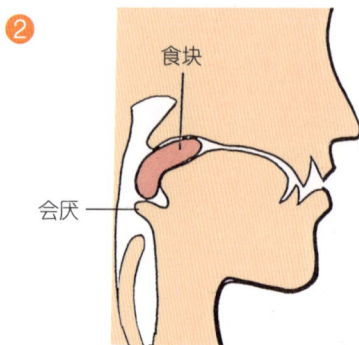

口腔期 舌头由前向后依次把食块向软腭推进，食块向口腔深部推移

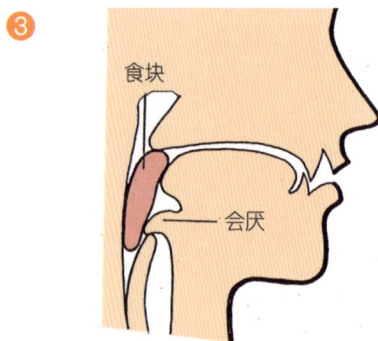

咽喉期 食块抵达喉咙深部时，喉头向上前方抬起，会厌（喉头盖）向下盖住食道前方的气管入口，食块进入食道。此时如果吞咽反射有异常，食块会误入气管

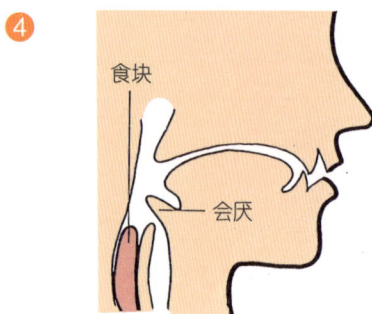

食道期 食块进入食道后，凭食道的蠕动及重力作用向胃部移动。遮盖气管入口的会厌返回原先的位置

摄食及吞咽障碍的核查

进食就是由这样一系列复杂的动作组合完成的。由于某种原因在任何阶段的动作不协调都可引起吞咽障碍、食物误入气管的危险。

要点	有	无
有无食物或药物吞咽困难		
进食时有无噎呛或咳嗽		
义齿是否合适		
有无唾液溢出		
有无口干		
痰粘在喉咙里的感觉		

要点	有	无
吞咽之后，说话声音嘶哑或发出呼噜呼噜的声音		
烧心和泛酸水		
没有食欲		
体重减轻、消瘦		

预防误咽

可以根据吞咽功能衰退的部位和程度，设计食物形态。

● 食物的形态

对于进食中噎呛、无法吞咽的人，重要的是给予其易于咀嚼的食物，易于吞咽的食物，适合本人的吞咽能力的食物。

● 每口的量

预防长者误咽，控制每口的量很重要。使用超过此量的哪怕稍大号的勺子，都有可能引起误咽。每口的量在3~8g是适当的。近乎平坦的浅勺子易于控制较少的每口进食量。

♥ 帮助进食的方法

餐前体操

误咽往往在进食第一口时发生。这是由于长者对吃饭还未做好准备，相应的动作肌肉尚未开始运动。长者在床上时间较多，饭前尚在蒙眬状态的人不少见。此外，偏瘫、意识轻度障碍、进食困难的长者也不少。对于这些人，推荐他们做餐前体操，唤醒进食所需的肌肉以及进食意愿。

餐前体操从深呼吸开始，自肩到颈，再到口周的肌肉运动，使进食相关的肌肉缓慢放松，以利进食。做发声练习是因发声时舌头的位置与吞咽食物时的舌头位置相近。最后还有吞咽及空咳的练习。全程体操以5分钟以内做完为宜。

深呼吸

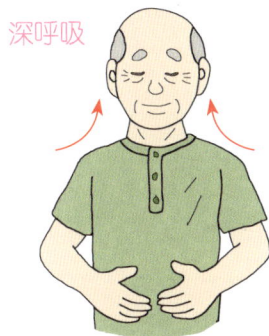

缓慢地呼气、吸气

颈部运动

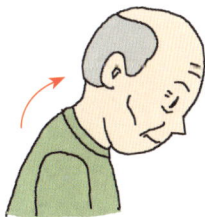

前后摆动

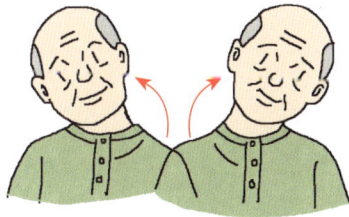

左右摆动

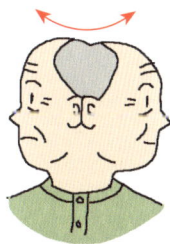

慢慢地向左右转动

肩部运动

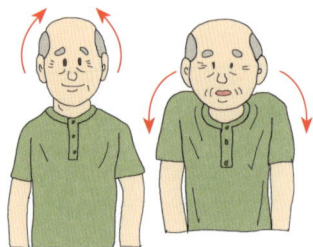

双肩耸起、放松

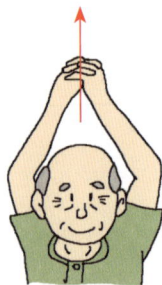

肩膀、手臂上下运动

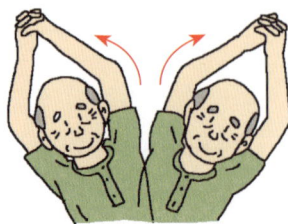

双手扣合，上下左右运动

舌头的运动

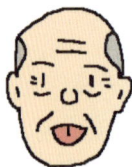

伸舌头

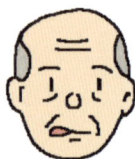

舌尖舔左、右口角

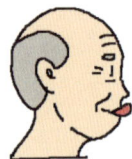

上下左右转动舌头

脸颊运动

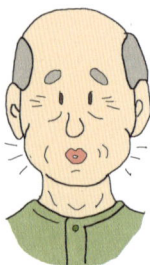

鼓腮、缩腮

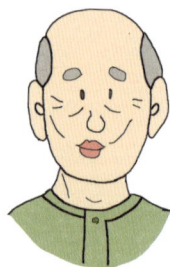

用力鼓、用力缩

发声运动

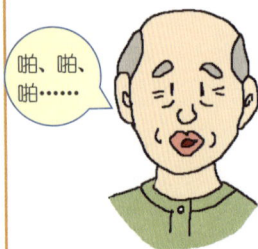

双唇紧闭发"啪啪啪"声

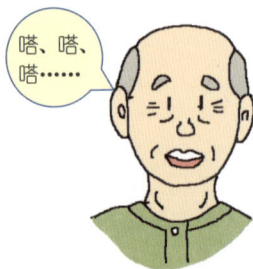

舌尖抵上腭用力发"嗒嗒嗒"声

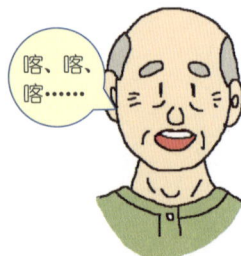

舌根抬起用力发"喀喀喀"声

吞咽与咳嗽训练

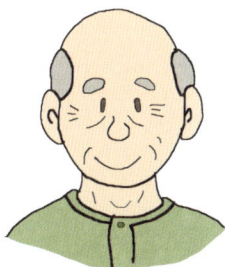

吞咽

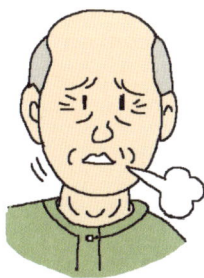

干咳

深呼吸

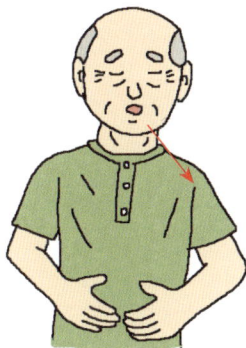

慢呼气

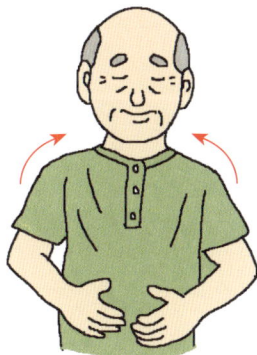

慢吸气

餐前按摩口腔

餐前漱口或清洁口腔，湿润口腔，可减少口腔细菌，减轻误咽引起的肺炎。此外餐前按摩口腔，对促进吞咽大有帮助。餐前按摩包括两部分：口腔外按摩和口腔内按摩。

- 口腔内按摩

口腔内，喉咙部有促进吞咽反应的刺激区域，分布在咽喉后壁、腭弓及舌根部。用冷却的棉棒轻触刺激口腔内部，可促进吞咽反应。但是要注意，

如果用力过大过深，会引起迷走神经反射，导致脉搏紊乱，血压下降，因此动作一定要轻柔。

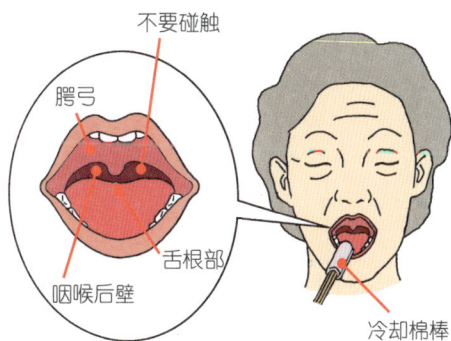

不要碰触

腭弓

咽喉后壁

舌根部

冷却棉棒

- **口腔外按摩**

  口周的按摩可使肌肉放松，使吞咽顺利进行。

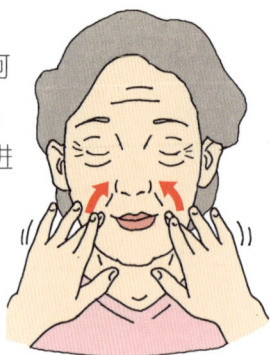

♥ **喂食的照护**

准备

- 排便：饭前排泄干净，可使进食连续顺利完成。
- 洗手。
- 调整进食的姿势。
- 佩戴围裙。

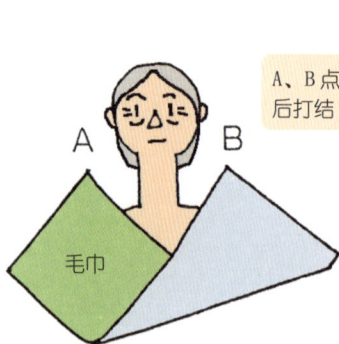

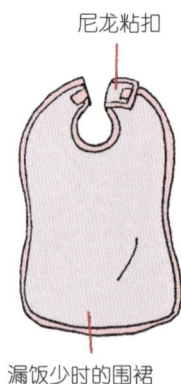

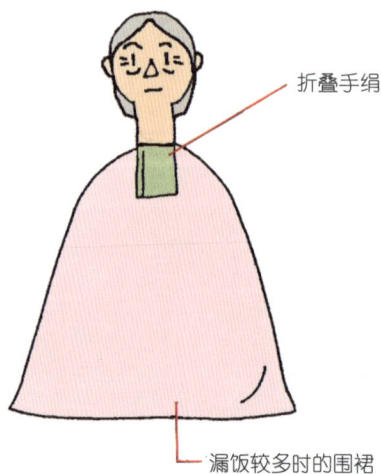

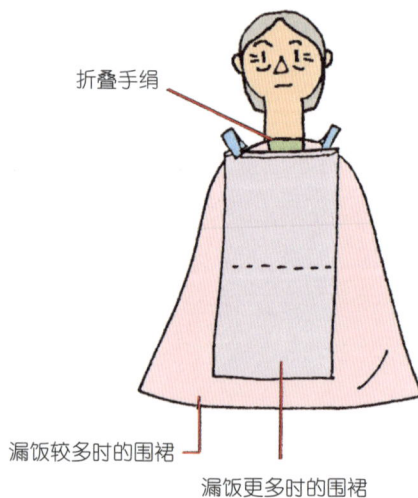

A、B点在颈后打结

A B

毛巾

尼龙粘扣

漏饭少时的围裙

折叠手绢

漏饭较多时的围裙

折叠手绢

漏饭较多时的围裙

漏饭更多时的围裙

独立进食

正确的坐位姿势

食物在面前清晰可见，背部伸直下颌内收，身体稍前倾，进食方便，不易误咽。

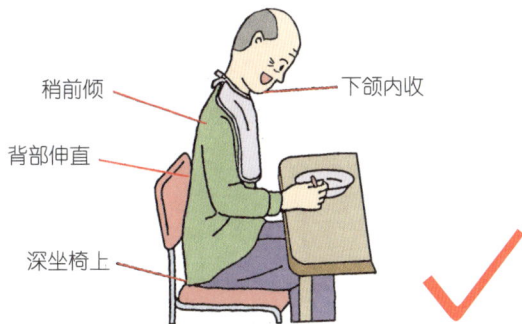

稍前倾

下颌内收

背部伸直

深坐椅上

错误的坐位姿势

弓着背前倾的姿势，食物易进入气管。

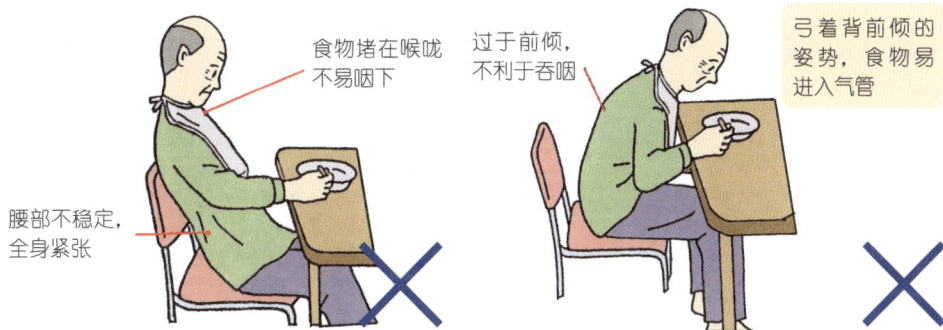

食物堵在喉咙
不易咽下

腰部不稳定，
全身紧张

过于前倾，
不利于吞咽

弓着背前倾的
姿势，食物易
进入气管

正确的半坐位姿势

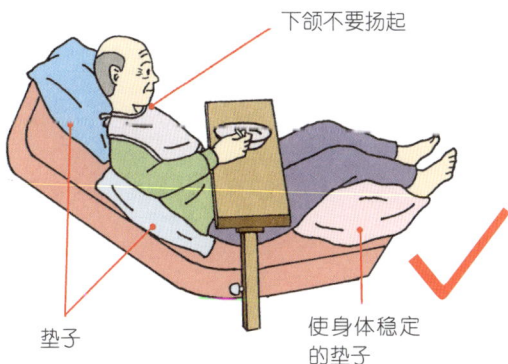

下颌不要扬起

垫子

使身体稳定
的垫子

错误的半坐位姿势

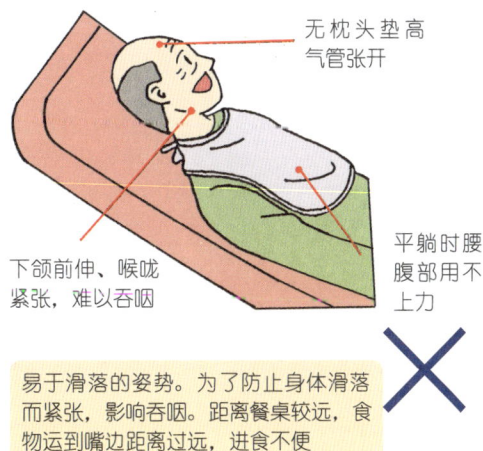

无枕头垫高
气管张开

下颌前伸、喉咙
紧张，难以吞咽

平躺时腰
腹部用不
上力

易于滑落的姿势。为了防止身体滑落
而紧张，影响吞咽。距离餐桌较远，食
物运到嘴边距离过远，进食不便

85

半▶护理 **全**▶护理 **床上进食的照护**

垫子

喂食的方法

无法保持稳定的坐姿时，只得在床上进餐。

- 将膝部抬起，脚下用靠垫或卷起的被子垫起，保持姿势稳定。
- 再将床背抬起，依长者的情况抬起30°~80°。抬起约80°时，使其头部呈正坐位。背后用靠垫垫起，使下颌内收，颈部处于放松状态，以利于顺利吞咽。
- 设置好床桌或侧桌，适当靠近长者以方便其取食。

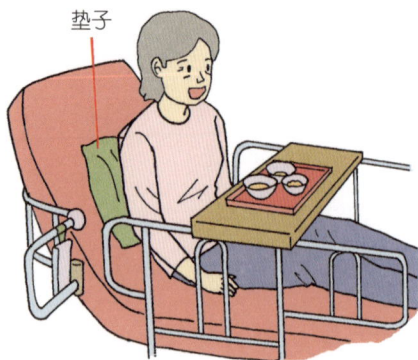

- 戴好围裙。
- 帮助长者摆好饭菜。鼓励其尽量独立进食。因为只有本人才可以更好控制进食的量和频度，减少误咽的概率。

喂食时照护者的位置

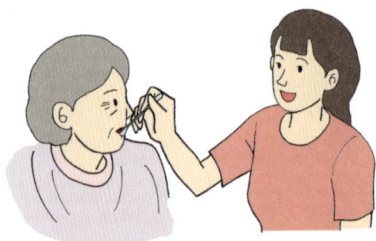

照护者一定要与长者在同一高度，平行或从下方给长者喂食。给偏瘫的长者喂食从健侧嘴角喂进口腔

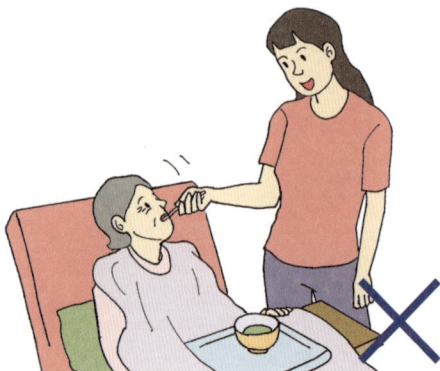

从上方喂食时，长者要抬头，下颌抬高，食物极易进入气管，引发误咽

注意事项

饭后不能立即躺下，因为吃进的食物可能反流而被误吸入肺，引起窒息，饭后应当保持坐姿至少30分钟。如果上身位置高，长者会紧张，可稍稍调低头位，但不要低于30°。

- 偏瘫长者，也可取健侧向下的侧卧位，其背后用靠垫支撑。喂食从健侧嘴角喂进口腔。

- 喂食时主食、主菜、配菜交替喂进。
- 有吞咽困难者，照护者要注意掌握喂食量和频度，在确认其已咽下食物后，再跟进喂食。喂得太快容易导致口腔积食。
- 进食中照护者对饭菜内容进行说明，使气氛宽松，能促进长者的食欲。

♥ 适合长者的食品及烹饪法

　　年轻时一般想吃什么就可以吃，到了老年则出现了"难吃的"食物。对于长者来说，由于咀嚼和吞咽功能衰退，难于嚼碎的、嚼碎后难于形成食物团块的、难于吞咽的食物，统称为"难吃的"食品。这类食品具有坚硬、松散、易粘在口腔内等特性。与此相反的食品则可称为"易吃的"食品。

"易吃的"食品

- 柔软，在口腔内易形成食物团块（食块）的食品。
- 清凉的或温暖的，与体温不同温度的食物。入口后，易于识别，能引起吞咽反射。
- 黏度适中。不会粘在喉咙上的食物。

> 布丁、酸奶、冰激凌、蒸蛋、果冻、稀糊、稀饭、豆腐脑、山药泥等

"难吃的"食品

- 水分少、松散、不易咀嚼、嚼不碎的食物。
- 坚硬的。
- 小而硬的。
- 酸的。
- 易粘在口腔内的食物。

> 液态食品，纤维多的食品，紫菜、海带类、果仁类、莲藕、苹果、硬饼干、肉末、甘薯、蛋糕等

易吃的食物烹饪法

　　对于咀嚼力减弱的长者，较硬的食物应经过较长时间炖煮到柔软、易嚼烂，再切成小块。对于纤维较粗硬的青菜、肉类，应切断纤维，切细碎，剔除纤维、肉筋、刺或骨头。

易于吞咽的食物制法

> 液体加冻粉制成果冻或杏仁豆腐状，可让有吞咽障碍的人减少噎呛

> 在口中不易结成团块的肉菜，可勾芡

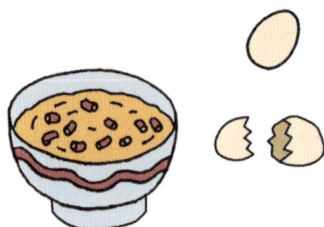

切成小块的鱼、肉、蔬菜与鸡蛋做成鸡蛋羹

易于咀嚼的食物制法

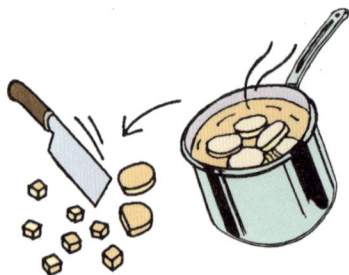

根茎蔬菜煮软后，切成易于咀嚼的小块

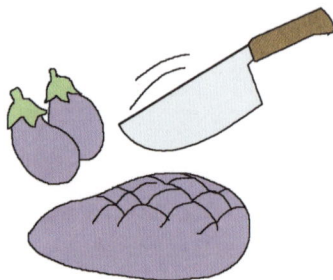

蔬菜可切花刀，易于分块

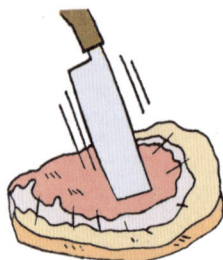

去除鱼的刺、肉的骨以及蔬菜的粗大纤维

防止误咽食物烹调法

要调整液体状态的食物的黏度，将其制成稀糊状、糊状或果冻状，以防止液体轻易流下并呛入气管。

调整液体黏稠度可用芡粉和专用增稠剂，要掌握各种物质的特性，使增稠效果恰到好处。

根据长者吞咽功能的不同程度，调配适合的食谱。

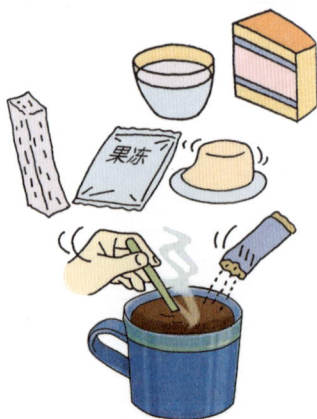

果冻

长者的吞咽功能决定饮食形态

	重度障碍	中度障碍	轻度障碍	正常
主食	可用料理机打碎食物，调整黏稠度 豆浆机　米汤 藕粉 豆腐花 豆浆 菜汁 流食	粥、软面条 半流食	软米饭 软食	面条　馒头　米饭
主菜配菜	鸡蛋羹　果冻状蔬菜泥	鱼肉糜　蔬菜泥	蒸鱼　肉饼	红烧肉　炒鸡蛋　青菜
汤汁	果冻状	有较多淀粉的稠菜羹	加淀粉的稀菜羹	鸡汤

与家人同餐的食物制法

　　我们在前面讲到提倡长者与家庭成员同一餐桌进食，用相同菜谱。照护者可以在烹调时分出长者的份额再多烹煮些时间，使之更软，或者添加针对长者的调整剂、调味剂，或者少放盐、糖等。

　　本书不涉及菜谱，只讲适合长者进食的食物烹调原则，在这些原则下可以有很多食品供长者享用。

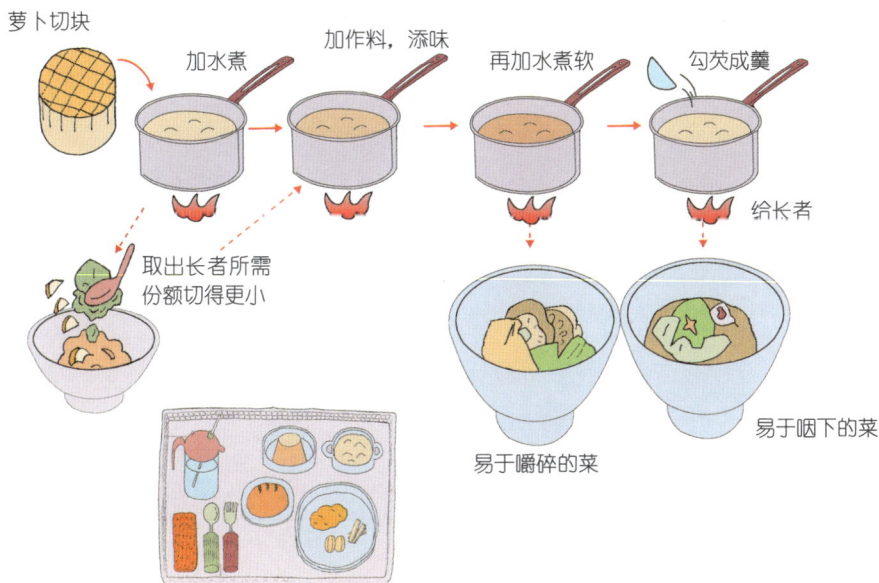

萝卜切块　→　加水煮　加作料，添味　再加水煮软　勾芡成羹

取出长者所需份额切得更小

给长者

易于嚼碎的菜　易于咽下的菜

♥ 辅助餐具的选用

用自己的手完成进食，对于脑和手是一种良性刺激。即使是中风、偏瘫的长者也要鼓励其用健侧的手完成进食，这也是康复训练的重要科目。专门为偏瘫或力弱的长者设计的餐具，可以帮助长者顺利进食。开始时由于体弱和肢体功能残缺，进食慢、费时，但是也要鼓励长者，千万不可焦急催促。使用餐具熟练后，会增加长者战胜疾病的信心和生活欲望。偏瘫长者往往伴有吞咽障碍，此事要引起充分注意和警惕。

勺子、叉子、筷子

依照手的活动程度、张口大小来选择勺子。太大不好用，而且易引起呛噎。偏瘫长者手的握力减弱，所以柄部加粗、可弯曲成角度的餐具，长者使用更方便。

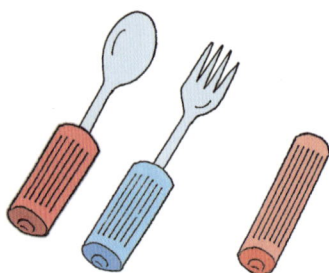

海绵柄

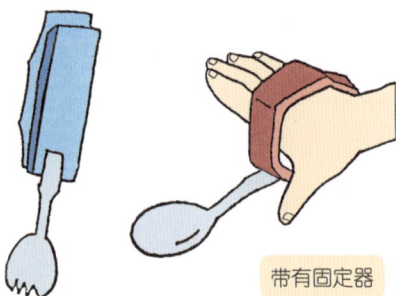

带有固定器

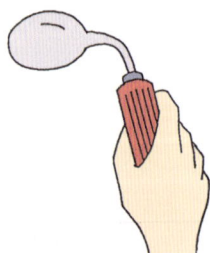

可以弯曲的勺子、叉子

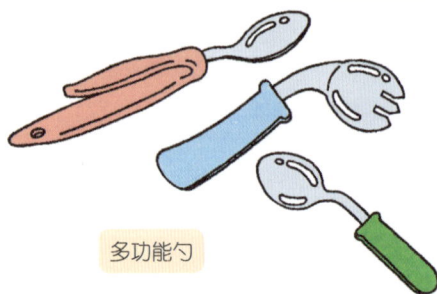

多功能勺

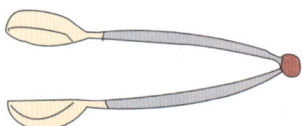

带有记忆树脂的柄，水浸后可以自由改变柄的形状

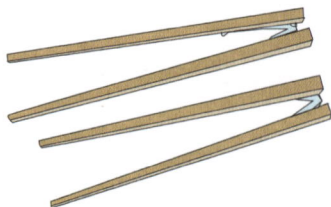

弹簧筷子。手指不灵活或力弱者也容易夹起放下

容器、托盘、垫子

容器

　　底部与边缘成直角，便于舀出食物，容器底面贴有防滑贴面，不易滑动。

　　边缘较高，成圆形、半月形：易于靠近身体。贝壳形的容器，宽阔侧的边缘垂直，自体较重，单手也易于舀起食物。

托盘

　　边缘稍高，底部贴有防滑贴面，不易滑动。

垫子

　　经防滑处理，其上放置的容器不易滑动，偏瘫长者单手亦可舀起食物。

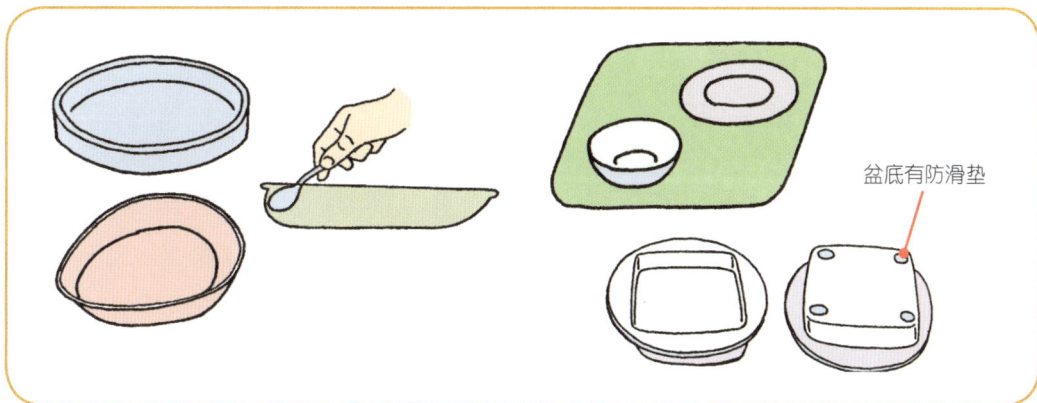

盆底有防滑垫

杯子

　　依据长者张口的大小、吞咽的力量、手部的功能来选择杯子，在使用中减少泼出和呛水。偏瘫的人、手部力量弱的人，选择杯体轻、有较大杯柄的杯子。喝水时颈部不宜后仰。手部动作受限的人，选用杯内侧倾斜或者杯口有缺口的杯子，可使喝水时不受鼻子干扰，也可用带吸管的杯子或者小壶饮水。

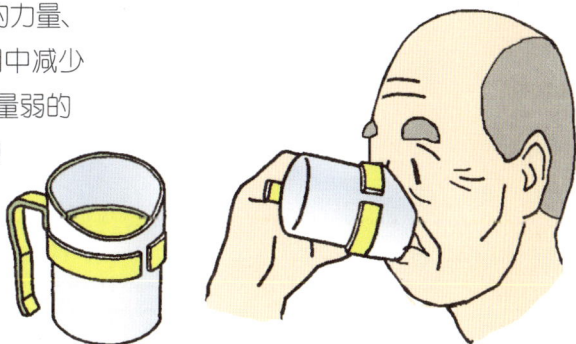

③ 排泄的照护

♥ 排泄照护的原则

尊重长者的隐私，不使其憋尿、憋便，尽可能让长者自行排便。对使用纸尿裤的长者也要促其自行排便，掌握长者的排便规律。

♥ 排泄照护的重点

让长者安心接受照护

排泄是每个人生活中最隐私的部分。自己的排泄也要别人照护，当然会难为情。这种心理上的负担，会导致长者的性情改变，易怒或沉默。因此排泄照护首先要使长者放心，安心接受护理。照护者在照护全程都要显得自然平和。

"很臭""很脏"是禁忌语

清除大便时，长者会很难为情地说，"很脏吧？""很臭吧？"因此当着长者面，"臭""脏"是禁忌语。处理时间长了，照护者也难受。所以一定要短时间、很麻利地让人不知不觉地处理好。

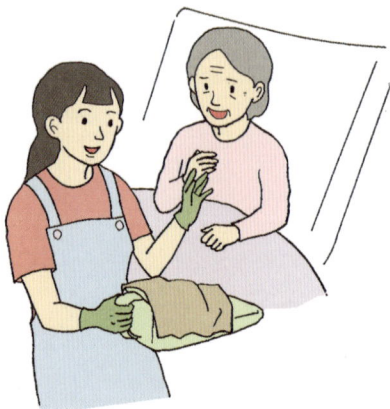

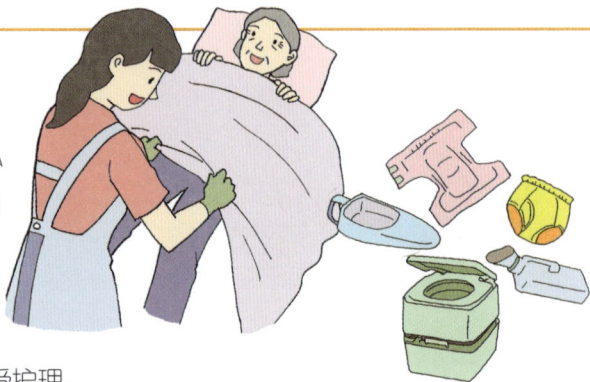

依长者机能的衰退程度选用辅助用具

能用尿器、便器就不要用尿裤，能在便携马桶排泄就不要在床上排泄，尽量使长者保持身体功能。为了护理方便，却使长者的身体功能因失用而衰退，最终对照护者和长者都不好。

鼓励并协助长者自理

这不仅可以防止长者残存的生活自理能力衰退（失用性衰退），而且可以锻炼、巩固和恢复身体功能。同时，由于生活自理能力一点一滴地恢复，也可增强长者生活的信心。

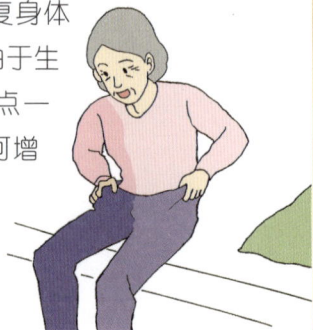

减轻照护者负担

照护是长期的工作，感到为难和痛苦就难以持久。上述原则要灵活掌握。如在夜里用尿裤，以减少长者和照护者起夜的次数。照护是综合性的工作。照护排泄的同时兼顾其他的护理，即把握好全局和局部照护的关系，以提高效率，减轻照护者负担，是一个重要原则。

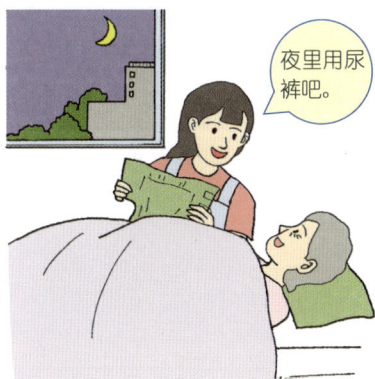

把握长者的排泄规律

排泄的规律和排泄物的性状是评估长者健康的重要指标。把握长者每日排便、排尿的次数，每次所用时间，尿、便的量、颜色、稀稠度等很重要。做好排泄记录是很必要的。如果排泄物含有血液，则应当及时带长者就医。

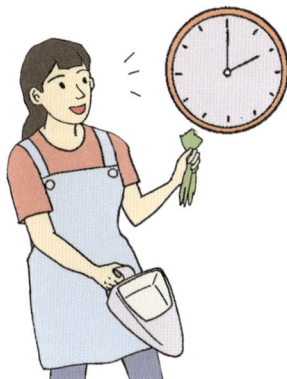

夜里用尿裤吧。

♥ 长者排泄的特征

随着年纪增长，长者肾脏功能衰退，膀胱容量减小，很少量的尿液积蓄也会导致有便意，小便次数急剧增加；尿道周围肌肉衰弱，引起尿残留；咳嗽、打喷嚏会引起尿或便漏出；此外由于消化吸收功能的低下，易发生腹泻，或者因运动不足引起便秘；由于直肠肌肉松弛，易发生大便失禁。

青壮年人与长者排尿的差别

	壮年人	长者
一天的排尿量	1200~1500 mL/日	1200~1500 mL/日
膀胱的状态	积蓄量300~500 mL。当尿量达200~300 mL时，出现尿意	由于膀胱萎缩、弹性减弱，盆底肌肉衰退，膀胱容量缩小，存尿量减少
一次的排尿量	200~300 mL	100~150 mL
排尿频度	5~6次/日	有尿频倾向时，8~10次/日
排尿的状态	5~20 mL/秒	排尿困难，有尿残留

尿便失禁的分类、症状及原因

	分类	症状	原因
尿失禁	急迫性尿失禁	尽管尿量不多，想要排尿时就急不可耐，没准备好就尿出来了	膀胱变小或者异常收缩等是其原因。多见于膀胱炎、血管障碍、帕金森病等
	压力性尿失禁	咳嗽、打喷嚏、大笑等腹压增加时及跑跳时会漏尿。多产妇女较常见	盆底肌松弛，多见于老化、妇女多产导致的肌肉松弛
	充溢性尿失禁	有前列腺肥大或糖尿病的长者，膀胱充盈也尿不出，尿潴留	多见于前列腺肥大、糖尿病、脊髓损伤及接受过盆腔手术的人
尿便失禁	功能性尿便失禁	来不及去厕所，来不及脱裤子就排出来了。因不知道厕所位置，不知所措而尿便失禁	常见于反应迟钝和认知障碍症的长者
便失禁	便秘、便失禁	排便不能控制，大便不正常	直肠、肛门括约肌松弛，常见于神经障碍、消化系统疾病、大便异常、卧床不起、无法坐起的长者
尿频		小便次数增加	急迫性尿失禁及充溢性尿失禁，多饮多尿，心理作用等

? **小知识**

排尿机理

女性：女性的尿道长3~5 cm。尿道短而直，因此常易发生"漏尿"。尿道周围的肌肉由于生产或肥胖等影响而松弛，加之停经后雌激素减少的影响，导致尿道变硬，加重漏尿。

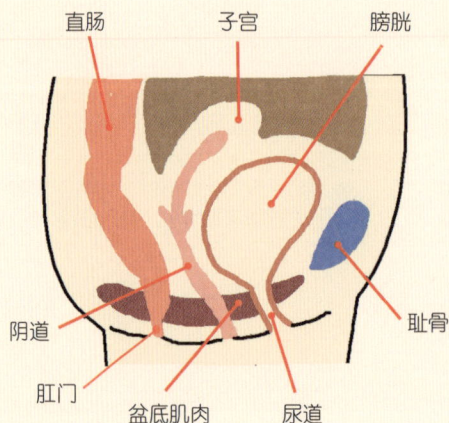

男性：男性尿道长度为16~20 cm，长而弯曲，易发生"尿不出"的障碍。随年龄增加，前列腺肥大，压迫尿道使排尿困难。排尿障碍和尿频往往是前列腺肥大的表现。

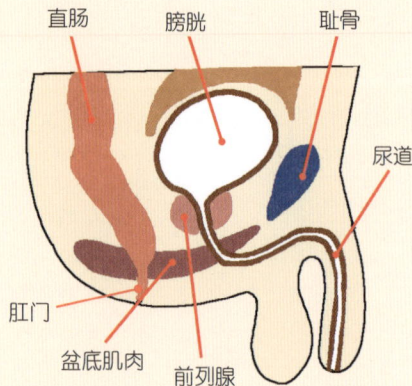

直肠　子宫　膀胱　阴道　肛门　盆底肌肉　尿道　耻骨

直肠　膀胱　耻骨　尿道　肛门　盆底肌肉　前列腺

♥ 如厕环境的改造

外部改造

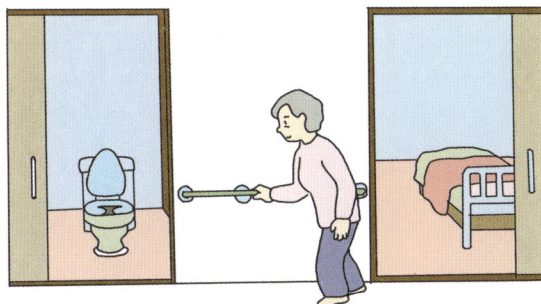

尽量使长者居室靠近厕所，缩短如厕的距离

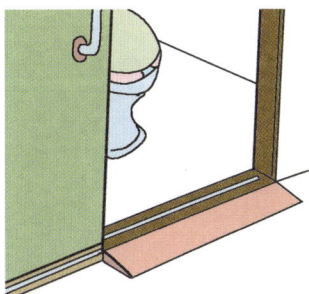

无障碍化改造，地面无高度差，考虑长者的生活习惯并适应其生理变化

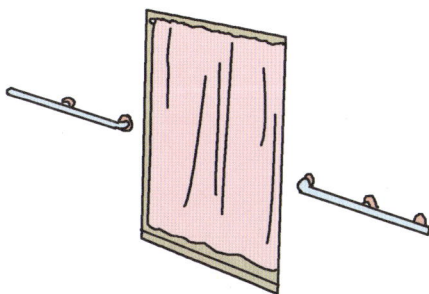

居室到厕所沿途墙壁安装扶手和照明脚灯。厕所门改造成滑动门，方便开闭，或者改用门帘

内部改造

- 室内无障碍物，使长者可立即坐下排泄。
- 长者起、坐要求便器前方有较大前倾的空间，还要给照护者在便器的一侧或者前方留有50cm的空间。

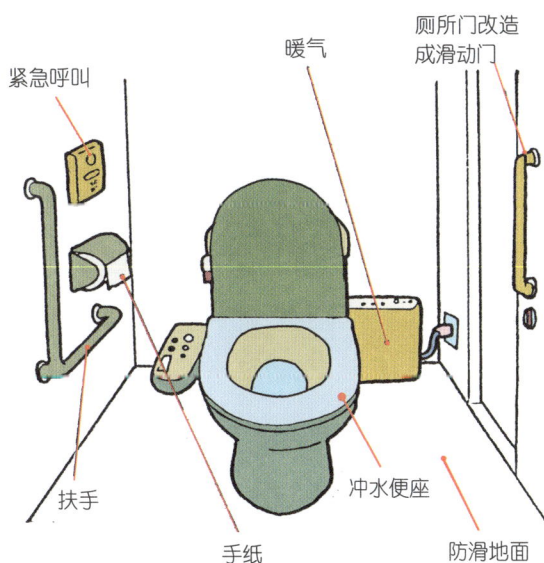

紧急呼叫

暖气

厕所门改造成滑动门

扶手

手纸

冲水便座

防滑地面

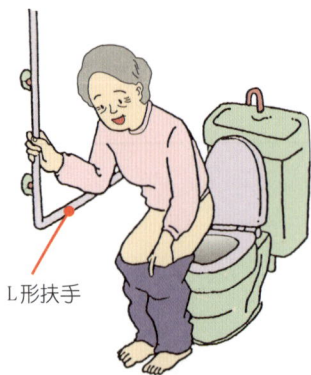

厕所内部有协助长者起来、坐下用的L形扶手

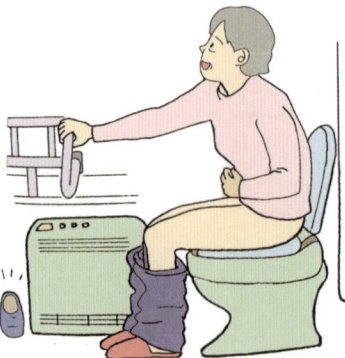

L形扶手

冬天应当有安全的保暖装置

♥ 排泄方法的选择

厕所

对象　有尿意、便意，可站立、可保持坐位，可以走去厕所的人（包括独立、靠帮助、坐轮椅等可以移动到厕所）。

照护方法　尽可能让长者独立去厕所，独立排泄。

便携式便座

对象　有便意、尿意，可保持坐位的人。可从床上起身（包括照护）但无力走到厕所的人。

照护方法　白天正常利用厕所，夜晚可考虑就近在床边利用便携式便座如厕。

便器、尿器

对象　可以表达尿意、便意。在床上生活，无法保持坐位的长者。

照护方法　无法保持坐位的人利用尿器、便器排泄。如果可以独立脱穿衣裤，独立放置尿器、便器则最好，还可减轻照护者负担。不能独立时，才要照护。

尿裤

对象　无法表达便意和尿意的人。此外，夜间为省事不得不用尿裤的人。

照护方法　因使用者的情况不同选择尿裤，购入时要考虑男女、能否活动、尿量多少等情况。可先买少量样品试用，最终选择适合的尿裤。

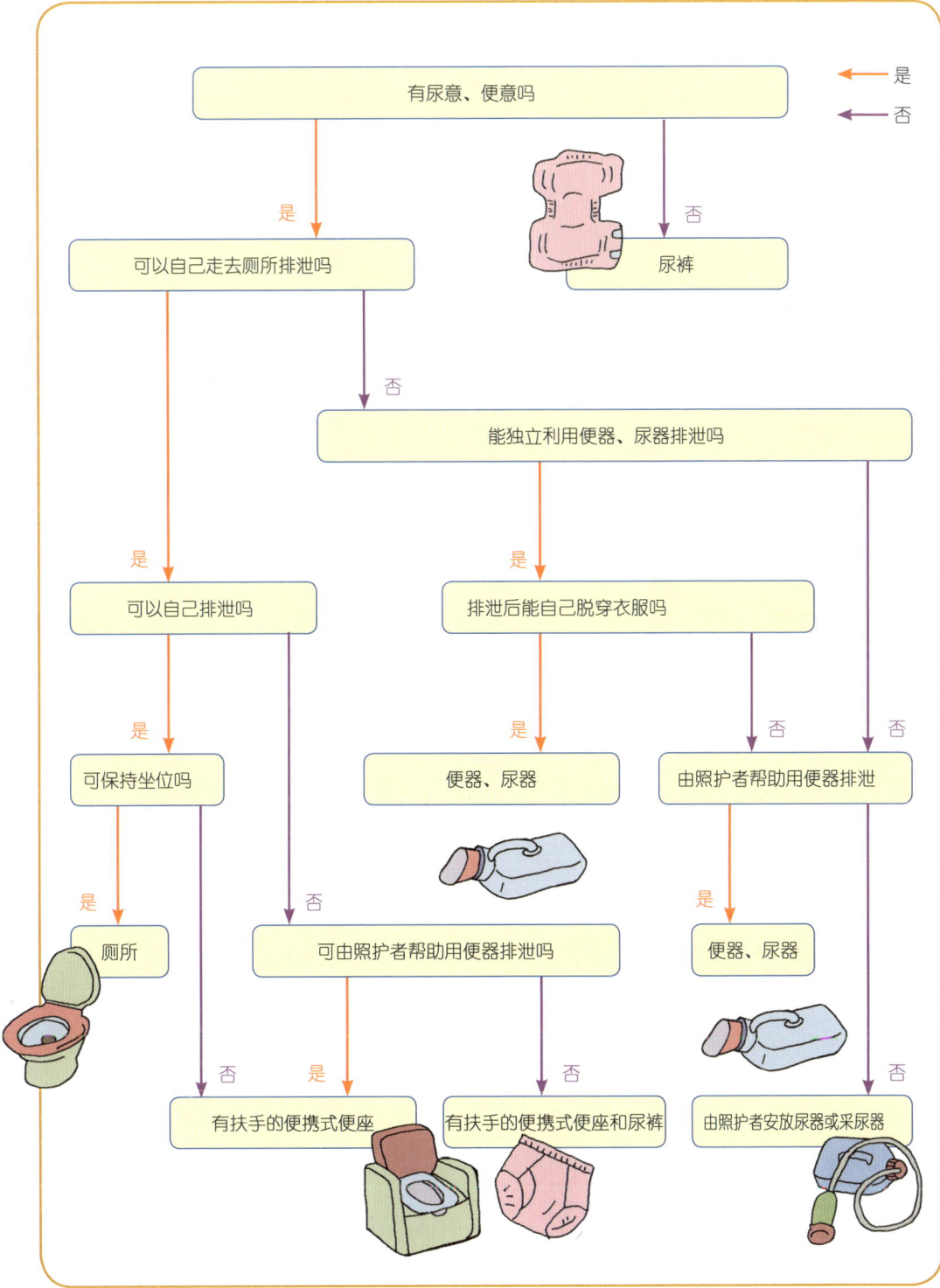

有尿意、便意吗

→ 是

→ 否

可以自己走去厕所排泄吗 ← 是

尿裤 ← 否

能独立利用便器、尿器排泄吗 ← 否

可以自己排泄吗 ← 是

排泄后能自己脱穿衣服吗 ← 是

由照护者帮助用便器排泄 ← 否

可保持坐位吗 ← 是

便器、尿器 ← 是

便器、尿器 ← 是

厕所 ← 是

可由照护者帮助用便器排泄吗 ← 否

有扶手的便携式便座 ← 否 / 是

有扶手的便携式便座和尿裤 ← 否

由照护者安放尿器或采尿器 ← 否

♥ 积极地面对

65岁以上的长者30％左右会有尿失禁，又因怕失禁而紧张使症状加重。所以要让有失禁症状的长者不要紧张，也不要难为情，以平常心看待这件事。稍微细心一点，就可以掩盖得让周围人察觉不到。必要时戴上纸尿裤，照样可以外出活动，积极地生活。

注意清洁，遮掩气味。外出时携带抗菌防臭小包：尿片、防尿失禁用品，就可以安心了。

以向前看的态度生活

积极外出活动

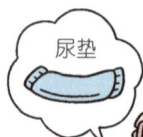

尿垫

尽量注意不显露

不使周围的人察觉

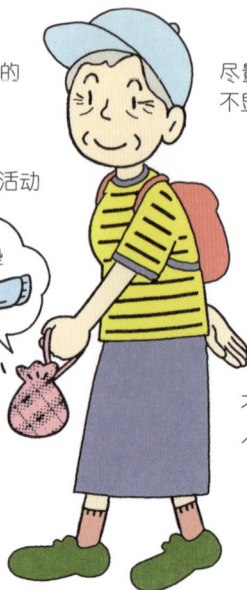

? 小知识

方便穿脱的裤子和内裤

有尿意到排尿的时间很短是长者排尿的特点。长者常常来不及脱裤，就已经排尿。所以内衣裤、睡衣等应方便脱穿。例如，穿着两侧腰部以魔术贴粘住，或者腰部有松紧带的裤子等。

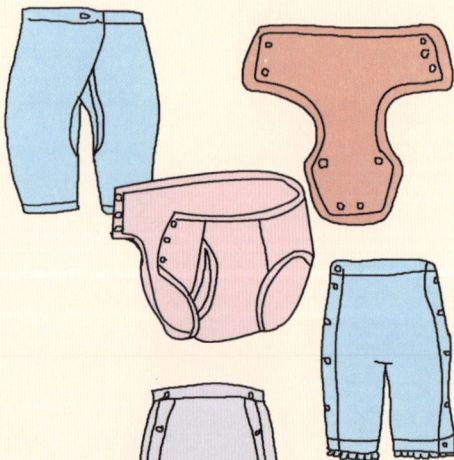

方便坐下站起的便器

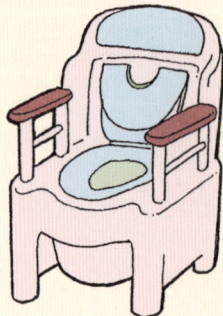

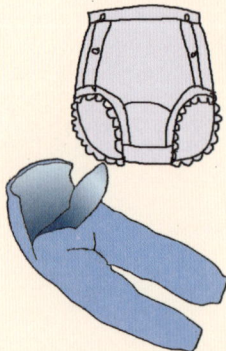

♥ 便携式马桶的使用
便携式马桶的选择、放置与清洗

选择

一般讲有塑料制轻便型和家具式木制的两种，可按长者的状况选用。基本要求：为了保持坐位稳定，要有靠背及扶手；为了方便从床上移动到便座，扶手应能拆下；为了方便起坐，便器高度应能调节。

可拆卸扶手

滑动马桶盖

卫生纸存放厨

放置位置

长者可行走时，马桶放在墙角，前方用屏风遮挡。走不动时，便器放于和床平行的床边。卫生纸放在随手可拿到的地方。

马桶盖可掀起

可升降、拆卸的扶手

柔软坐垫

清洗

使用后立即取出便桶清洗。粪便倒掉后，用清洗剂清洗，之后喷消味剂，再在桶底放几张卫生纸，可以减少下次使用时尿、便反弹溅出。

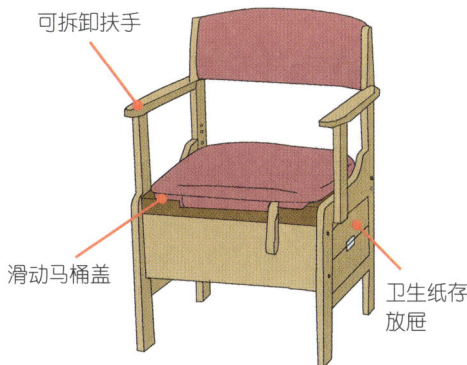

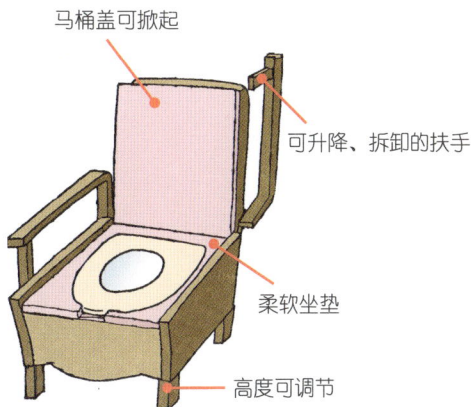

高度可调节

自理 可站立长者使用便携式马桶

① 能从床上起身坐在椅子上，就能使用便携式马桶。采用自然的姿势，身体无负担，可体验自然排便的爽快感。从床上移动到马桶，保持坐姿的稳定，借助床边扶手会便利得多。

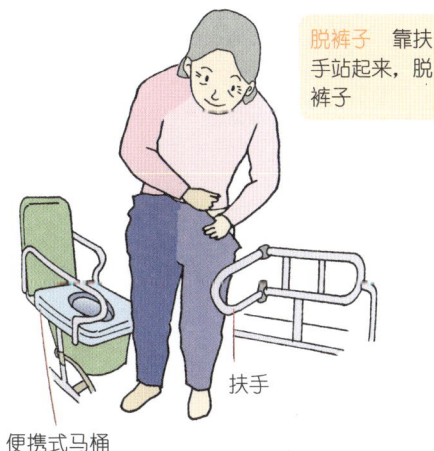

脱裤子　靠扶手站起来，脱裤子

扶手

便携式马桶

2 能够站立的长者依靠扶手站起来，再向便器移动，坐下排便。

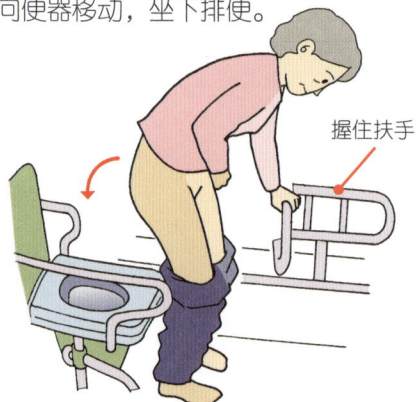

握住扶手

扶着扶手转身，向马桶坐下

3 身体稍前倾，抬起臀部，擦拭，一手扶着扶手保持姿势稳定。

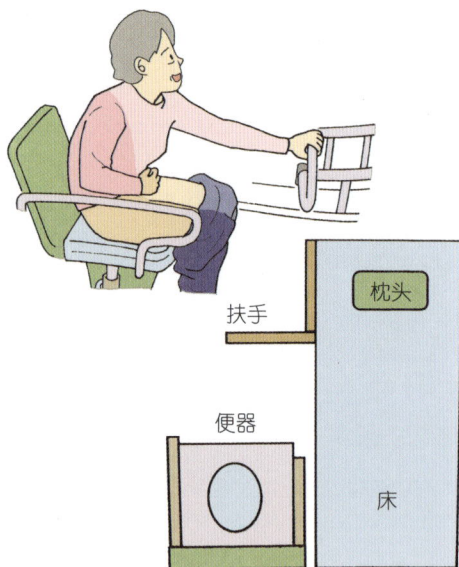

枕头

扶手

便器

床

自理

坐着利用马桶

不能站立时，扶着扶手，横向滑动臀部在床与马桶之间移动。

1

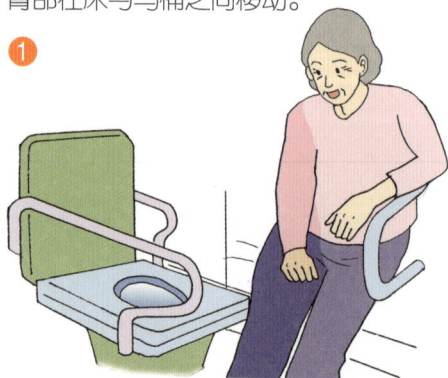

把床的高度下降到与马桶同高（排便之后回到床上，勿忘回升床的高度）。马桶紧靠床边

2

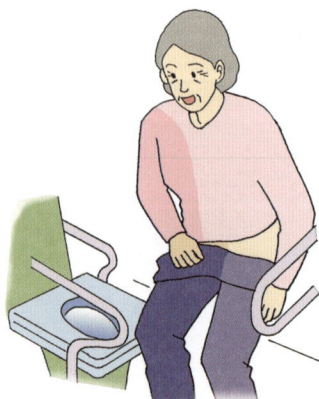

用健侧的手脱下裤子

③

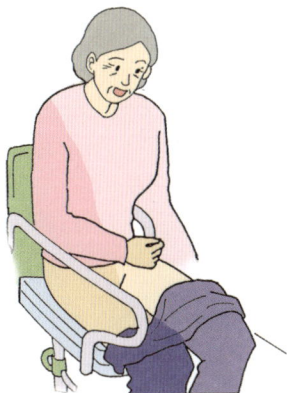

臀部向便器滑动，移坐到马桶上

④

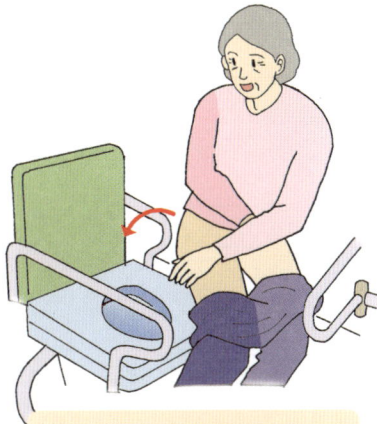

排便完毕后，臀部滑向床边，穿上裤子

全 护理 靠照护使用便携式马桶

①

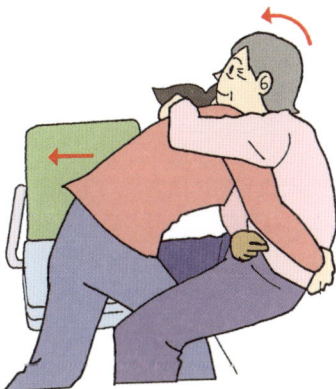

照护者位于长者前方，膝盖插入长者两膝盖间，让长者抱住照护者，照护者抱住长者裤腰后方，口中喊"1、2、3"，用力使长者站起

②

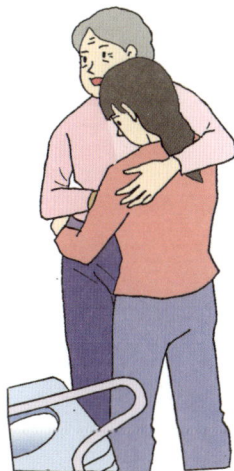

紧贴长者站立，待长者站稳后，帮助其转身

❸ 站立位紧贴长者，褪下长者裤腰

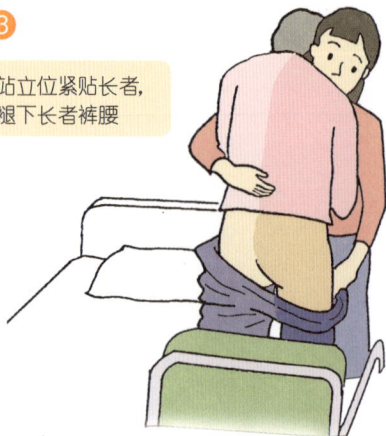

❹ 裤子褪到大腿以下时，扶长者使其腿后侧贴靠马桶

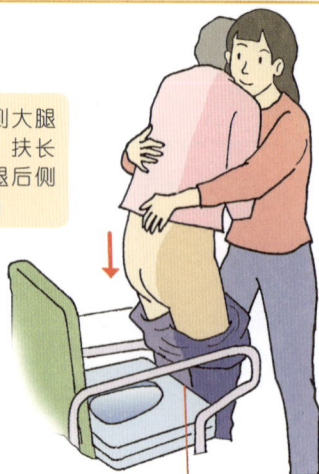

❺ 紧贴着长者，使其缓慢坐在马桶上

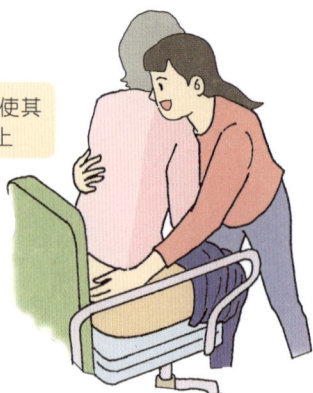

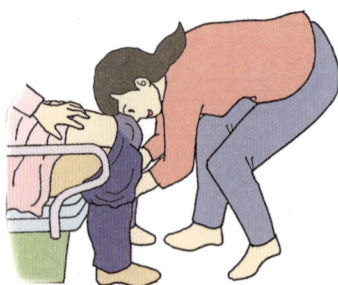

❻ 将裤子褪到膝盖以下。用毛巾盖在长者腿上。长者排便时，照护者退出回避

照护要点：贴紧长者使其站立，安坐于马桶上，操作时出声告诉长者动作目的，减少其不安感。

♥ 便器、尿器的使用

尿壶分男用、女用，但女用尿壶常被便器代替。

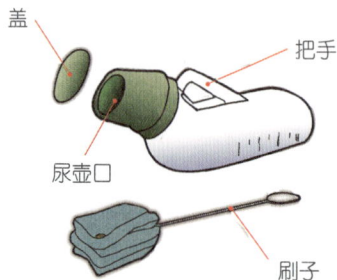

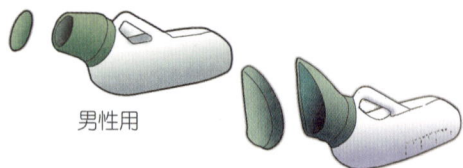

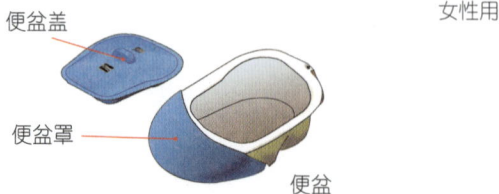

男性用

女性用

盖

把手

尿壶口

刷子

便盆盖

便盆罩

便盆

自理 独立使用尿壶排尿，能坐起则坐于床边，或卧床侧位利用尿壶排尿。

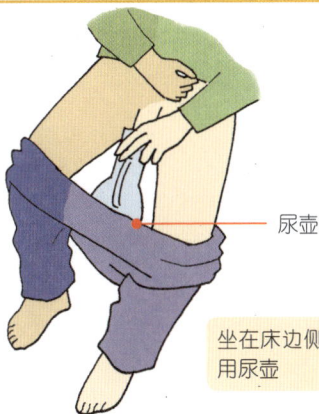

尿壶

尿壶

坐在床边侧身利
用尿壶

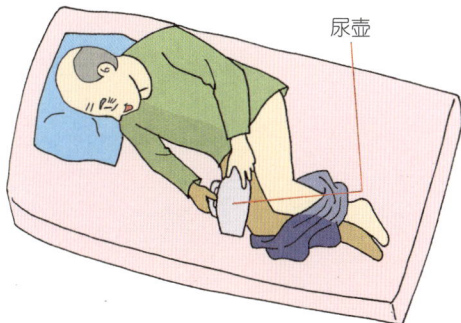

躺在床上侧身利用尿壶

全护理 及时发现长者有尿意的状态，如长者的手伸进裤子里，手在下腹部抚摸，掀被子，自己改换身体朝向。

男性

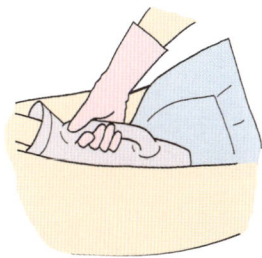

❶ 揭开尿裤，用尿壶抵住，将阴茎插入尿壶。

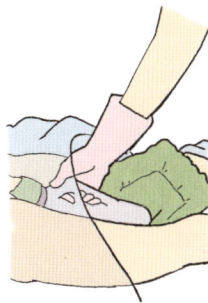

❷ 排尿时间长时，用毛巾盖住下腹部以免受凉

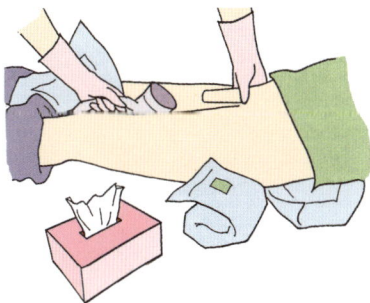

❸ 尿毕，一手扶着阴茎根部，一手抽出尿壶。用卫生纸揩擦

照护要点：固定好尿壶，偏斜会导致尿漏出。长者排尿慢时，不要催促。

女性

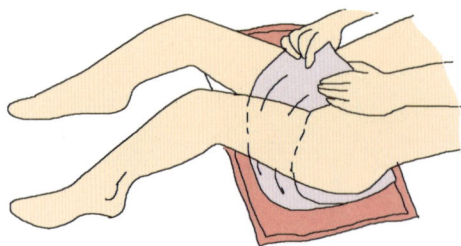

打开尿片

为防止尿液溅出，下体
可用卫生纸盖住

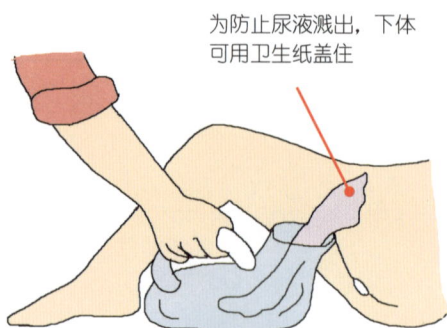

用尿壶

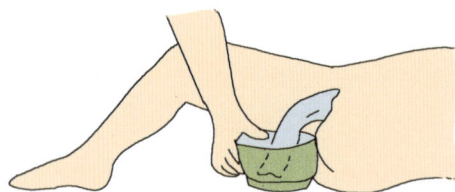

用尿盆

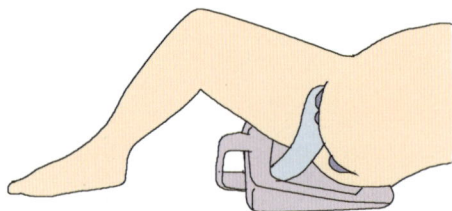

用便盆

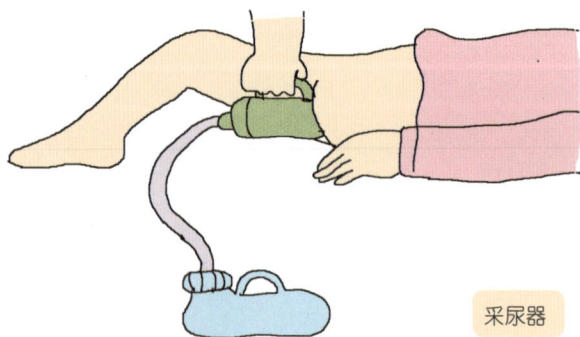

采尿器

全护理 ♥ 插入式便器的使用

使用前的准备

女性排尿时，为使尿液不飞溅出来，便器内预先铺置卫生纸。

双膝屈起。偏瘫长者双手抱于胸腹部，健侧手托住患侧手。照护者帮其屈起双膝。

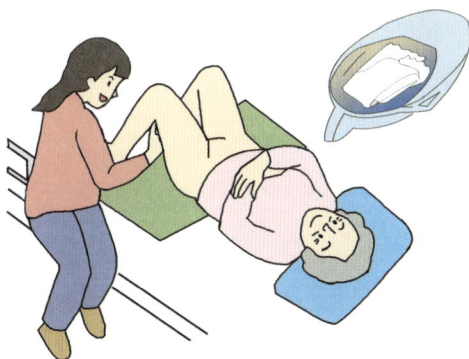

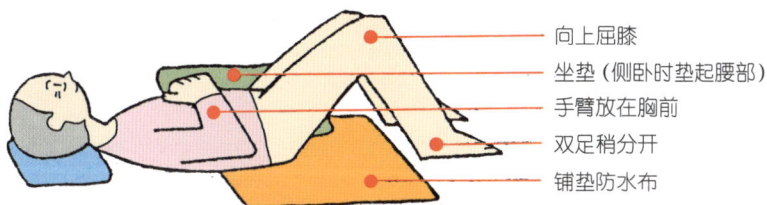

- —— 向上屈膝
- —— 坐垫（侧卧时垫起腰部）
- —— 手臂放在胸前
- —— 双足稍分开
- —— 铺垫防水布

使用方法

长者能抬臀时

如果长者可以抬臀，则不用转身也可以将便器塞进臀下。分开两腿。

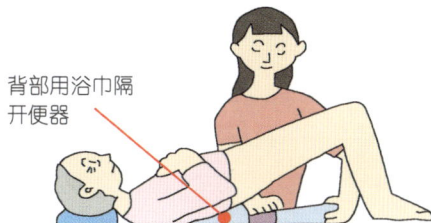

背部用浴巾隔开便器

长者不能抬臀时

❶

便器　便器的中央对着肛门部放置

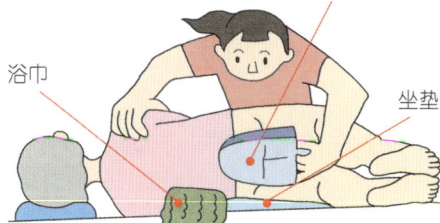

浴巾

坐垫

让长者向偏瘫侧转成侧卧，将便器插入臀部下方，再让长者转为仰卧位

❷

固定便器使长者缓慢恢复仰卧位

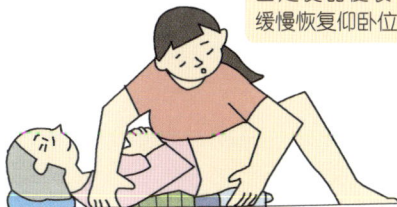

为防止尿液溅出，下体可用卫生纸盖住

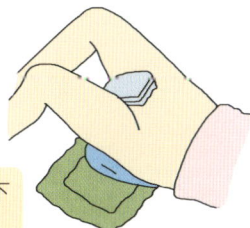

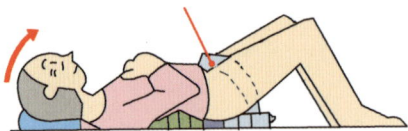

③

排便时间长时，可盖毛毯以防受凉

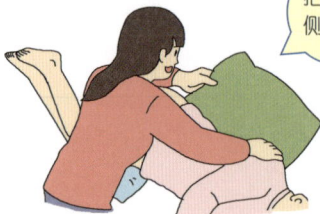

④

把身体侧过来。

排便完毕，可让长者侧身取出便器，穿好尿裤

♥ 尿裤的使用

　　有了尿失禁症状的长者会感到不安，有人为了安心生活而使用尿裤和尿垫，不过是否穿尿裤是件要慎重考虑的事情。

使用尿裤的注意事项

- 使用尿裤，长者心理上会有抵触，所以最初可从尿片、尿失禁裤衩开始用。
- 每2~3小时检查一次排泄状态，把握长者排泄规律。
- 发现有污浊，尽早更换。
- 更换时注意保护长者隐私，用大毛巾遮盖，迅速更换。
- 更换时注意检查有无皮肤破损、伤口及褥疮。
- 尿布和床单的褶皱会引起褥疮，要注意抚平。

房间内异味的对策

- 经常换气通风。
- 使用后的尿裤、便携式便器要尽快处理干净。

- 使用消臭剂、脱臭剂、芳香剂清除气味，改善环境。

尿失禁的原因及对策

　　尽可能推迟使用尿裤。不要有几次尿失禁就过早地使用，要找出失禁的原因，分析之，找出对策。原因可能有以下几种：

- 走到卫生间很困难。
- 手指不灵活，不能很快脱下裤子。
- 想要去卫生间但中途憋不住了。
- 打喷嚏、咳嗽诱发失禁。
- 完全没有意识到要排泄，不知不觉间就失禁了。

　　找出原因后，可采取有针对性的对策：改进衣服结构，便于穿脱，估计好走去卫生间的时间。预先识别长者想要排泄的手势或表情，及时采取行动避免失禁。谁也不希望穿尿裤，一旦穿上了，长者会因此卧床不起，所以照护者要把穿尿裤作为最后的手段。有一点儿失禁时，不盲目用尿片。另外还要使长者安心外出，而不是自闭在家。

尿裤的选用

根据尿失禁的程度和尿量，室内或外出使用的不同情况来选择尿裤的种类。尿裤的种类较多，可向店员咨询后选定。

尿裤分为布质尿裤和纸质尿裤。布质尿裤柔软贴身，清洗后可反复使用，比较经济。纸质尿裤是一次性的，不用清洗是其优点。纸质尿裤又有吸水性好的纸浆型和把尿凝固成胶冻状的聚合物型；款式上有短裤型等。

尿片可垫在尿裤内侧，防止尿漏出。

根据尿量选择尿裤

尿量少的时候，仅更换尿片即可。勤换尿片可以保持阴部清洁。

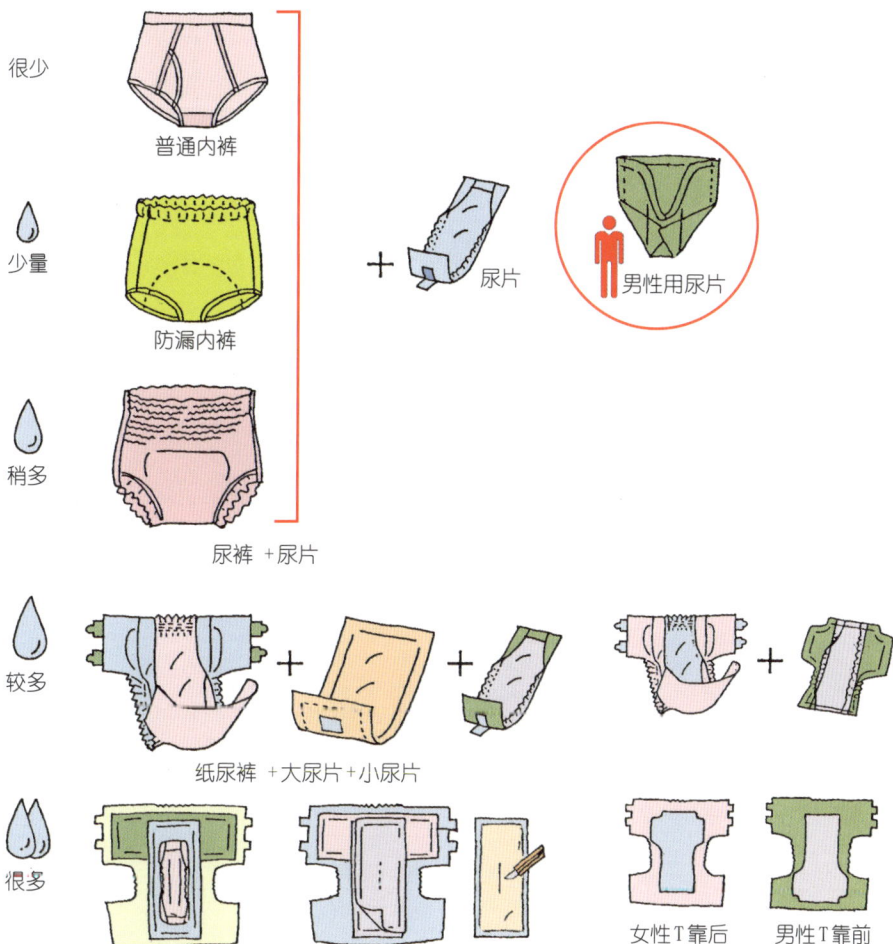

很少　普通内裤

少量　防漏内裤

稍多　尿裤 ＋尿片

＋　尿片

男性用尿片

较多　纸尿裤 ＋大尿片＋小尿片

很多　女性T靠后　男性T靠前

尿量多时，纸尿片和大尿片重叠使用。（将上方尿片的防漏面用刀划破后，翻转重叠于下方尿片，吸尿量会倍增）

尿裤与尿片的使用方法

女性用："尿裤＋尿片"组合的形式使用。尿裤内衬尿片。女性往往尿流向臀后方，所以尿片要移向臀后方多些。

男性用：和女性相同，以"尿裤＋尿片"的组合来使用。男性要用尿片包裹阴茎，再套上尿裤。

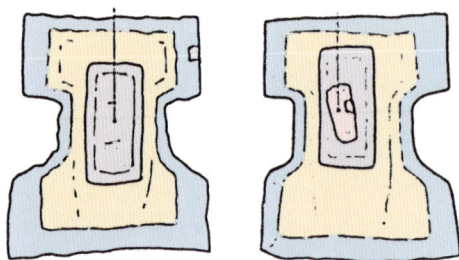

女　　　　男

尿裤的类型

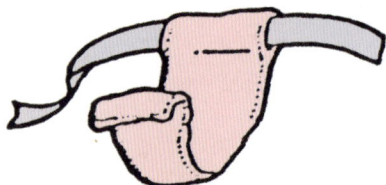 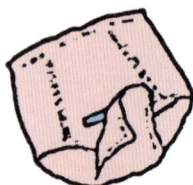 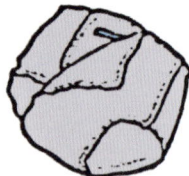

T字型　　　　半开型　　　　全开型

? 小知识

将男性用尿片从针线缝处剪开，阴茎穿过后包裹阴茎，用胶带固定。

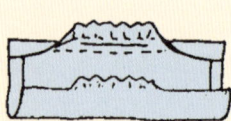 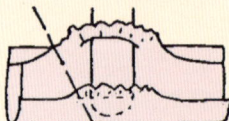 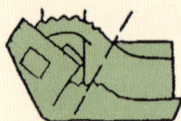 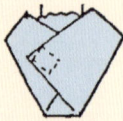

剪开中缝　　　　包裹阴茎　　　　　　　　用胶纸粘贴

更换尿裤的准备

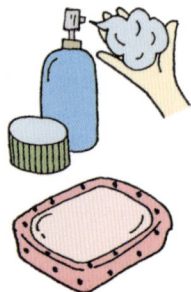

洗手液（或肥皂）

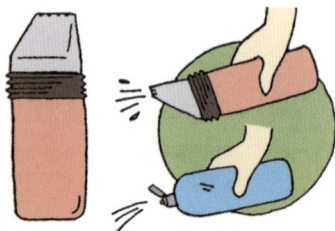

喷水塑料瓶（可用厨房洗剂瓶代替）

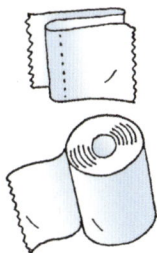

卫生纸

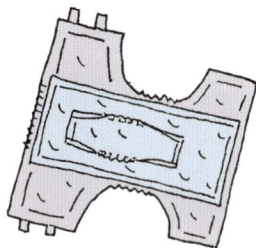

尿裤（此处已是将尿裤、尿片组合的形式）

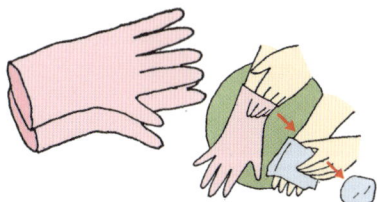

塑胶手套（用完的手套的处理：为防止感染，最好用一次性手套。脱手套时，手不要接触手套外侧污染部分）

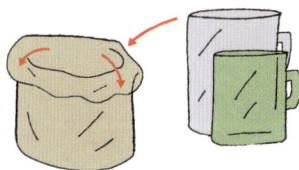

垃圾袋

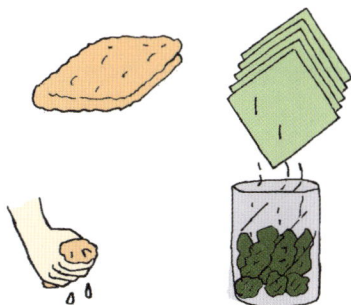

小块毛巾（15~20 cm 见方，擦臀部使用）：将毛巾放在热水中浸湿后拧干，放于塑料袋中备用

全 护理 尿片的更换

　　频繁更换尿裤很不经济，尽可能勤换尿片，延长尿裤使用时间。更换操作时要戴一次性手套。

❶

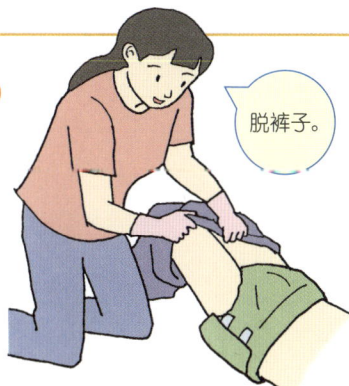

脱裤子。

2 打开尿裤。

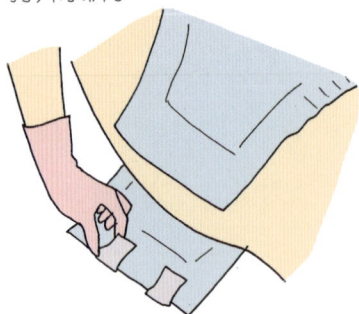

将固定胶带对折

3 将尿湿的尿片卷起，拿开。

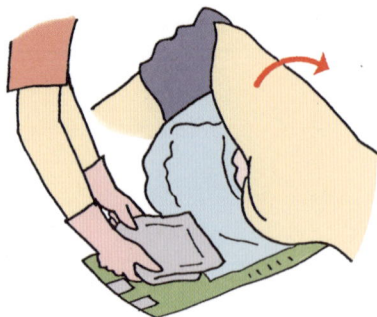

4 擦拭下体。用准备好的热湿小毛巾擦拭，使长者抬膝，认真擦拭。即使无污物，热湿毛巾擦拭也使长者舒服。擦拭过的毛巾面不能再擦拭别处。

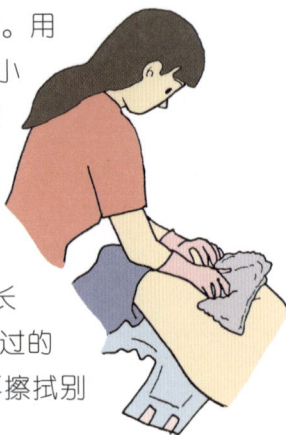

5 铺新的尿片。让长者稍侧身，新尿片从腰上部向下铺装好。

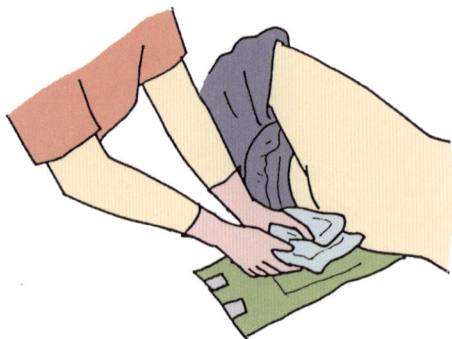

6 使尿片在阴部紧密服帖。将长者改平卧位，拉直尿片，女性（⌢）凸折，男性（⌣）凹折，使尿片紧密贴在阴部。男性需要用另一尿片包裹阴茎。

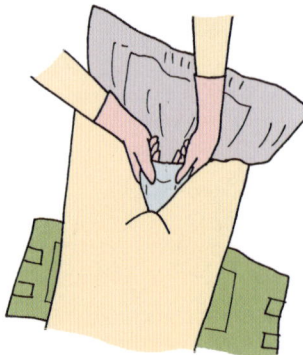

7 大腿根部留有两指空间，合上尿裤。

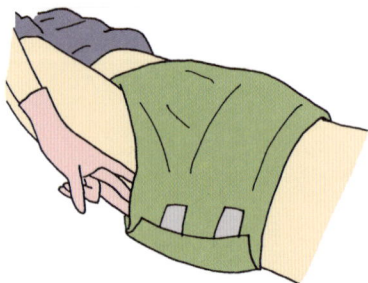

全 护理　尿裤的更换

　　尿、便漏到尿片外边时，要更换尿裤。更换时要动作轻快，不要使尿裤褶皱或松弛。

将尿裤向前在股间卷起

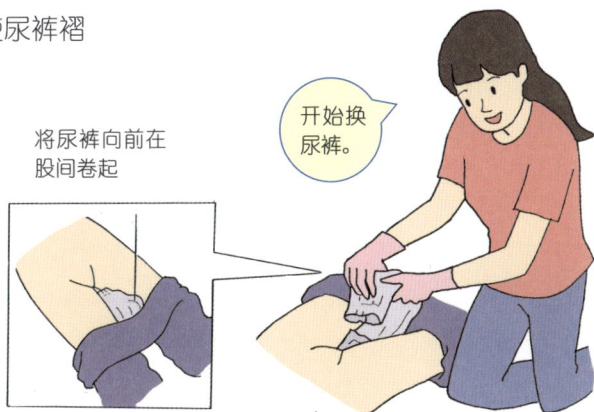

❶　将尿裤向前在股间卷起，将裤子褪到膝盖下，揭开固定胶带，解开尿裤。

开始换尿裤。

❷　将患侧的尿裤向背部卷起，掖到身下。

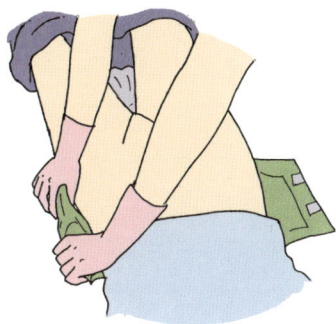

❸　擦拭清洁。向患侧转身侧卧，用热湿毛巾擦拭清洁阴部和臀部。注意有无皮肤溃烂、皮损、褥疮。

擦拭干净了。

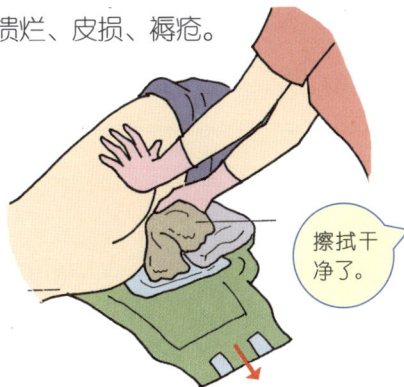

❹　取出脏尿裤，更换新尿裤。让长者保持侧卧，迅速取出脏的尿裤，更换新尿裤。

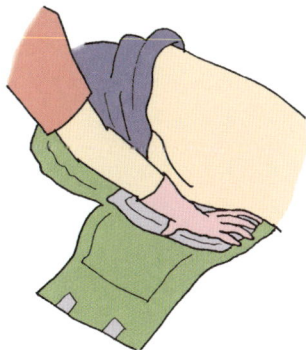

❺　铺平新尿裤。使长者平卧，把新尿裤压在身体下面的部分拉出，左右均等展平。

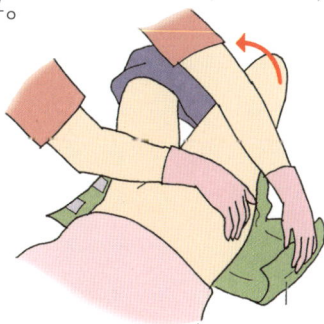

6 按前述的方法衬上尿片。注意男女有别。掌握好松紧程度（两指），用胶带粘贴后合上尿裤。

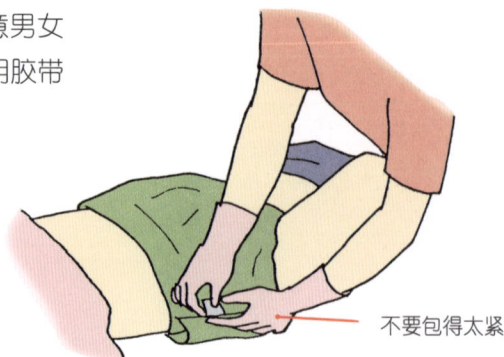

不要包得太紧

♥ 会阴部位的清洗

会阴部位的清洁很重要，否则易感染膀胱炎等病症。尿裤一湿易掩盖阴部污浊，为了预防泌尿系统感染、尿布皮炎，应当每天清洗会阴部位。

在床上清洗
准备物品

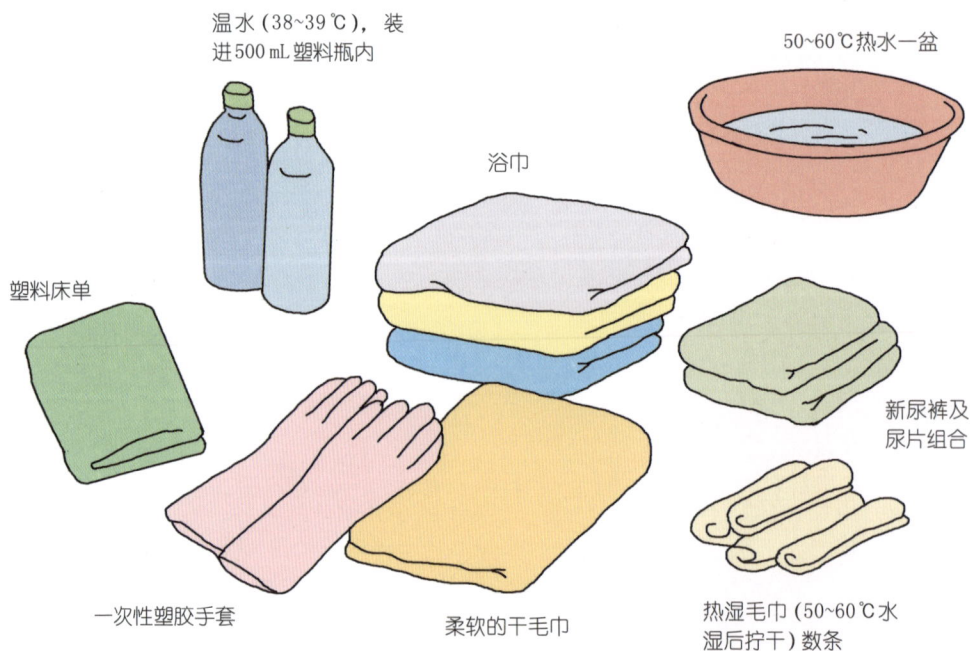

温水（38~39℃），装进500 mL塑料瓶内

50~60℃热水一盆

浴巾

塑料床单

新尿裤及尿片组合

一次性塑胶手套

柔软的干毛巾

热湿毛巾（50~60℃水湿后拧干）数条

清洗步骤

1 照护者先用手试探水温合适，方可从下腹部上方缓慢冲水清洗。

使用尿裤的长者一般会在床单上铺上塑料或橡胶床单。打开尿裤，检查有无尿便，如有，将其卷起换下。

注意不要弄湿衣服，用热湿毛巾呈堤坝状置于腹部，阻挡水逆流

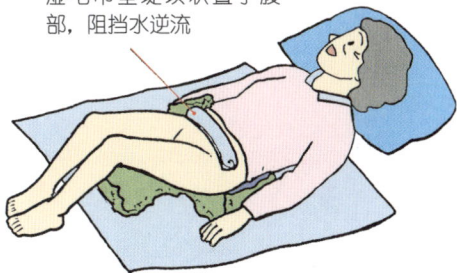

冲水清洗。

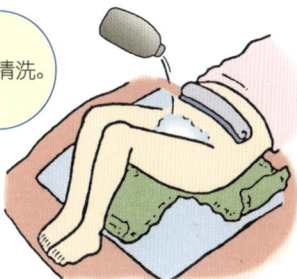

2 用柔软毛巾清洗。清洗方法男女有别。

女性

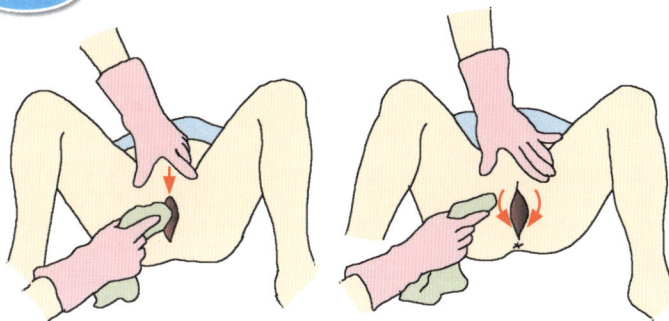

从前向后，从耻骨向肛门擦拭。阴唇易于藏污，也要从前向后，擦拭干净

男性

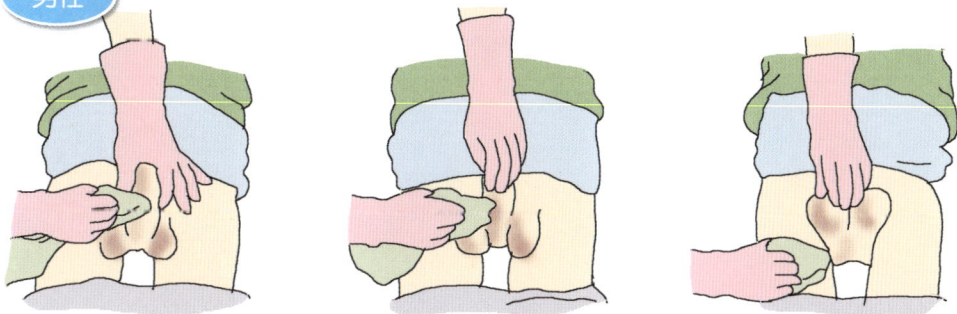

翻开包皮，清洗包皮内侧与龟头

阴茎的褶皱、阴囊里侧的污垢也要注意清洗

提起睾丸、阴囊擦拭大腿根部

❸ 阴部擦拭

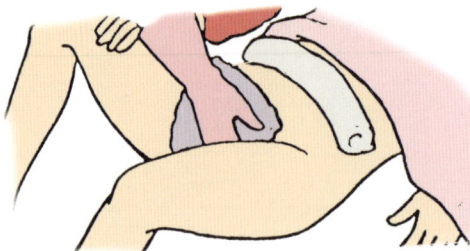

阴部擦拭 用热湿毛巾擦拭阴部、肚脐周围、臀部侧面。擦拭过的毛巾不要再用来擦拭身体的其他部位。用过的毛巾及时清洗干净以备再用

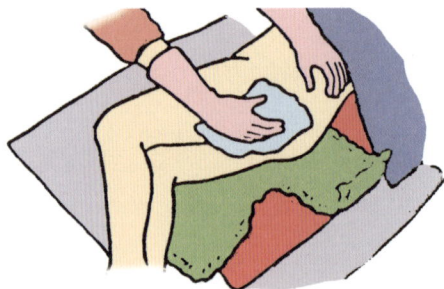

擦拭臀部 使长者侧卧，擦拭臀部

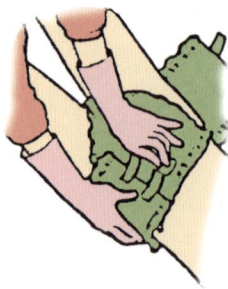

穿戴尿裤 用干布（毛巾）擦干身体后，更换新的尿裤和尿片

坐在便携式便器上清洗

准备物品

温水（38~39℃），装进500 mL塑料瓶内，可多装几瓶

厨房清洁剂空瓶洗净后装入洗澡液

洗浴大毛巾

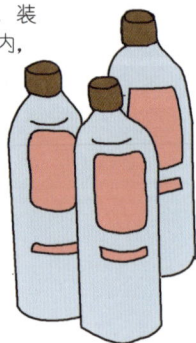

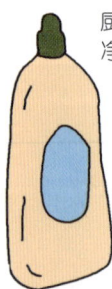

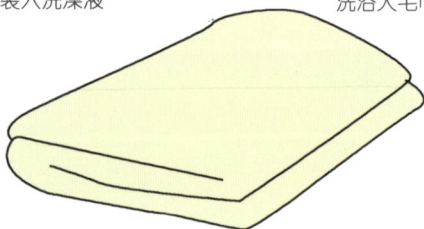

一次性塑胶手套

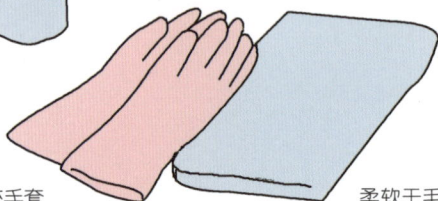

柔软干毛巾和干净的内衣裤

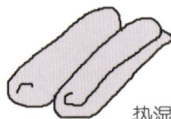

热湿毛巾若干

清洗步骤

1 长者站立褪下裤子到膝以下，坐于便携式便器上。

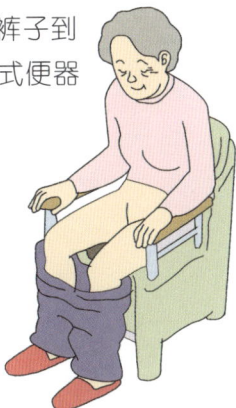

2 照护者确认水温后，用水浇淋阴部。

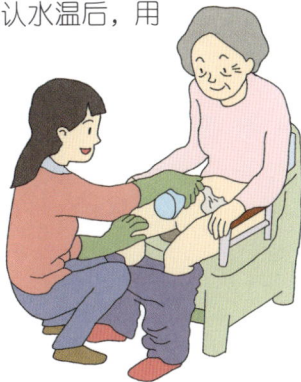

3 用沾有洗澡液的毛巾擦拭。

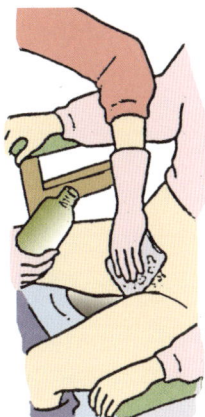

4 冲洗。把长者阴部和照护者手套上的洗澡液冲掉。清洗臀部。使长者前倾，稍抬臀，从长者背后冲洗臀部。

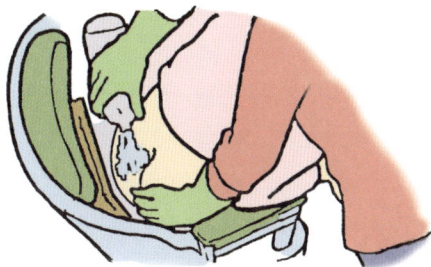

5 擦干。臀部的洗澡液冲洗干净后，用热湿毛巾擦拭阴部，之后再用干毛巾擦干。

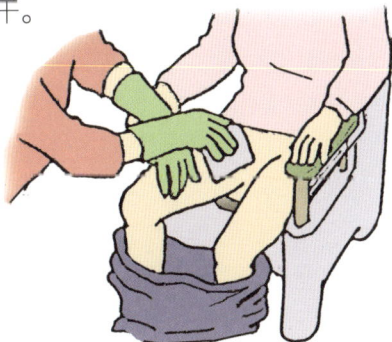

6 更换新内裤。褪下裤腿，更换新内裤，再套上裤子，使长者缓慢站起，将内裤及裤子提到腰部，穿好。

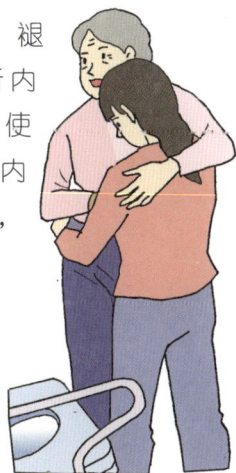

4 洁身的照护

♥ 洁身的相关要点

皮肤的构造及功能

皮肤自表面向下分表皮、真皮和皮下组织三层。表皮细胞向着表面被挤压上去的是角质细胞，其随后变成皮垢或皮屑脱落，从生长到脱落以28天为周期，反复进行。角质细胞对保护皮肤应对外部刺激，保护身体发挥着重要的作用。真皮是皮肤的中心部分，分布有血管、淋巴管和神经组织。此外，皮肤还有汗腺和皮脂腺。汗腺分泌汗液，皮脂腺则分泌保持皮肤滑润的皮脂。

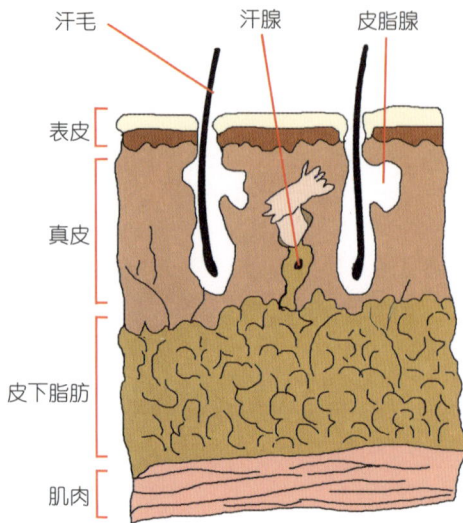

汗毛　　汗腺　　皮脂腺

表皮

真皮

皮下脂肪

肌肉

不洁造成的损害

从生理上讲，身体不清洁，废物在皮肤表面堆积使得细菌、真菌易于繁殖，会引起湿疹、糜烂，使褥疮进一步恶化。

如果口腔内不清洁，口腔内繁殖的细菌在误吸时，会引起吸入性肺炎。保持清洁的照护如果不周全，引起预料不到的疾病，反而加重照护者的负担。

不洁在精神上对长者也会有重大影响。由于不洁而引起的体臭会让长者感到自卑，而不愿外出，不愿见人。强化的自闭倾向有可能使人运动机能减退，甚至卧床不起。所以为了使长者不丧失社会性也应当保持身体清洁。

清洁的好处

身体清洁，对于保持身心健康有重要意义。例如鼻塞不处理，长者会张口

呼吸而易患感冒；脚指甲太长有时会导致步行困难。

清洁时如观察到皮疹，能发现可能的内脏疾病。通过清洁的照护有时会发现身体的早期病变。

通过洗脸、刷牙等保持基本清洁，也维护了长者的尊严。整洁与身体的清洁不仅使人心情开朗，也使人感到有活力和生活的欲望。

重视老年性皮肤瘙痒症

老年性皮肤瘙痒症是指并非皮肤的原因而发生的皮肤瘙痒症状，常常发生于使用暖气或电热毯等引起的干燥，过度清洗造成皮肤脱脂等情况下，因此要注意皮肤保湿。过度的抓搔可引起皮肤损伤和细菌感染。

选择合适的清洁方法

清晨起床后更衣洗脸，饭后漱口，要养成习惯，建立生活的节奏，坚持每天如此。即使不能每天洗澡，也要擦拭身体。手、足、会阴部要勤洗，依据长者的身体状况选择相应的方法，保持清洁。

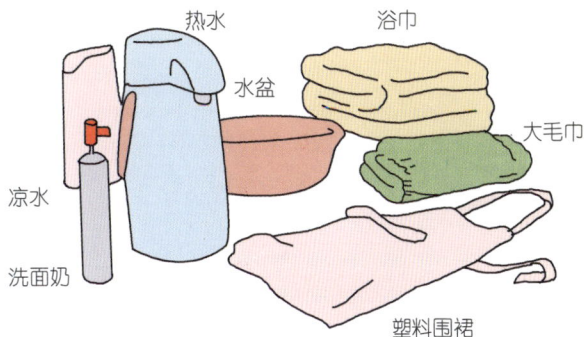

热水　浴巾　水盆　大毛巾　凉水　洗面奶　塑料围裙

全身擦澡

不能入浴洗澡时，用湿热毛巾擦拭身体，可以促进血液循环、新陈代谢，有利于预防褥疮。擦拭全身一次，对于长者和照护者都负担不轻，可以分数次擦拭。

全身浴

泡浴有放松和恢复元气的效果，但是长者泡浴体力消耗大，可以一周泡1~2两次，也可淋浴。

部分浴

入浴不成，可以泡洗容易污浊的手足。这样可以提升体温、改善心情，长者的负担也较轻。

照护者要注意长者皮肤状况，注意观察皮肤有无皮疹、红点、湿疹、伤口、褥疮。

♥ 日常的洁身

洗脸

为了形成生活节奏，每天早晨要洗脸。洗脸让每天的生活从清爽、轻松开始。

干燥的季节，洗脸后不要忘记涂面霜或润肤露保持皮肤滋润。

自己洗脸

能行走者自己走到洗面台，坐在椅子上洗；走不动但可以坐起者在床上洗，总之尽量自己洗。为了不弄湿衣服和寝具，在床上的小桌上铺好塑料布或大塑料袋。为了水滴不溅出，塑料布上再铺浴巾。长者戴上塑料围裙和套袖。照护者将水盆置于胸前小桌上。水不要太烫。如果衣服弄湿了，为防止着凉，要尽快更换衣服，所以替换的衣服要触手可及。

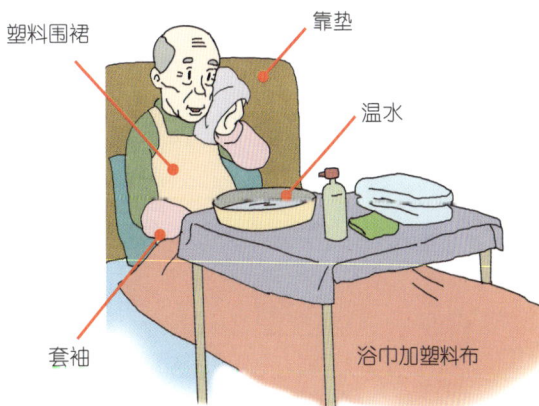

塑料围裙　靠垫　温水　套袖　浴巾加塑料布

照护洗脸

擦拭方法：

- 从内到外，从内眼角到外眼角。
- 从额头到面颊，再到下巴，像描 S 形擦拭。

依照鼻子、耳朵的周边、脖子、下巴的下方的顺序擦拭，皱纹的褶皱也不要错过。注意不同的部位，要用毛巾干净的部分擦拭。尽可能让长者自己擦脸，照护者只帮助递上挤干的毛巾，补擦漏掉的部分。

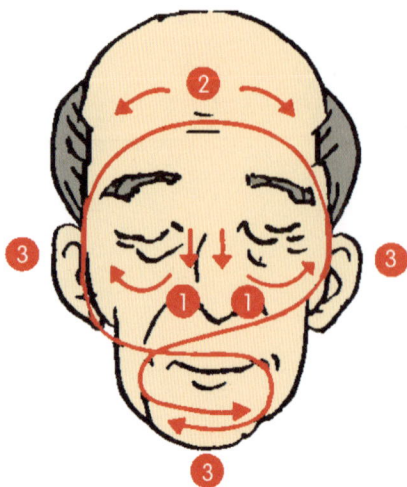

眼屎的擦除方法

长者经常会有眼屎，如果放置不处理，可能引起结膜炎。用湿润的纱布，从内眼角向外眼角擦拭。一只眼擦好后，折叠纱布，用其干净的面再擦另一只眼。原则上毛巾、纱布擦过的面不要用第二次。如果眼屎已经干燥硬结，先用温水湿润的纱布覆盖眼部，待眼屎软化后擦去。擦拭后可用常用的眼药水滴眼。

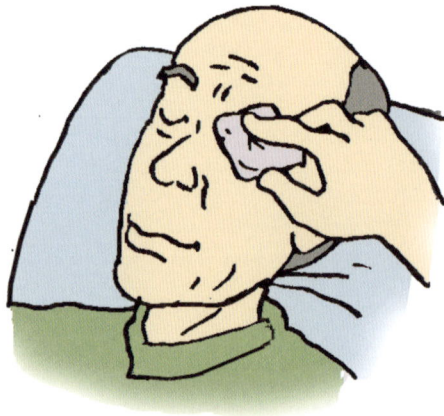

为卧床不起的长者擦脸

方法基本与坐姿相同。但是耳朵后面、脖子的皱纹、下巴下方要将长者的头侧转后才好擦拭。照护者的动作要轻柔。

耳朵背后容易脏

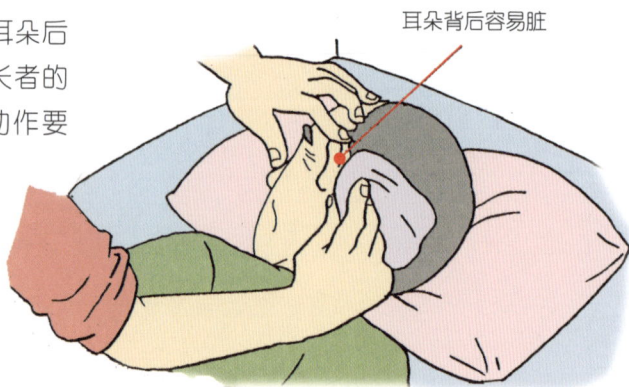

口腔护理

长者刷牙与否易被忽视。对于偏瘫老人尤其要注意检查牙刷得是否干净。

口腔卫生关系长者的健康。吸入性肺炎、全身感染、口臭都可能与口腔卫生不良有关。应当高度重视口腔卫生。

长者常见的口腔问题

牙结石
牙与牙龈间容易生成

齿垢
是蛀牙与牙周炎的温床

口腔溃疡
假牙的金属部分与黏膜接触部位易生溃疡

口臭
重度时旁人靠近长者身边就可嗅到

舌苔
易生细菌

牙周炎
可动摇牙齿,甚至导致牙齿脱落

蛀牙
可腐蚀牙齿

假牙不合适
不仅影响进食,也影响发声

口内干燥症
唾液分泌减少,有时与服用药物有关

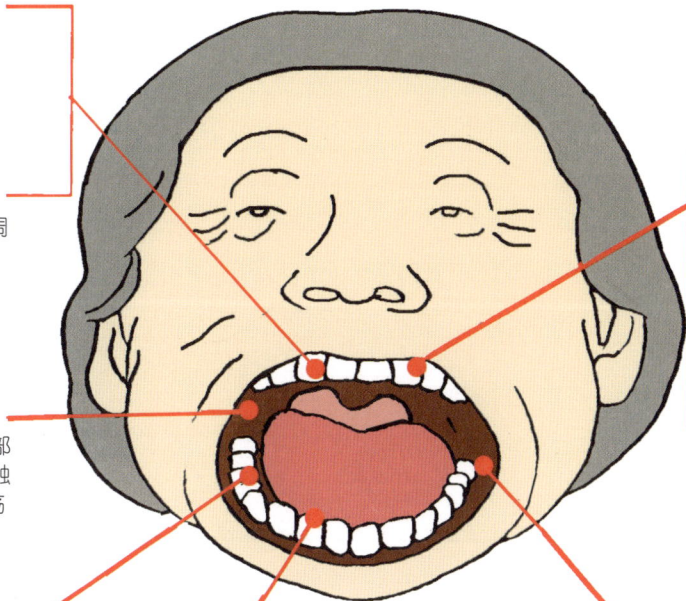

? **小知识**

吸入性肺炎的病原菌来源

吸入性肺炎常发生在卧床不起的长者身上。带有细菌的食物、唾液误吸进气管,引起肺炎。长者咳嗽的力量减弱,进入气管的细菌难以咳出体外。所以说口腔的污物对长者是致命的威胁。

吸入性肺炎的病原菌在口腔内

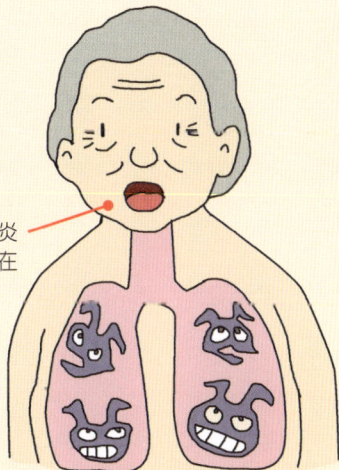

口腔护理不足的影响

- 食量减小。
- 牙齿脱落。
- 口臭加重。
- 吃饭或说话时假牙容易脱落。
- 发热、感冒、卧床时间增多。
- 进食、饮水时容易噎呛。

　　发生以上的情况时，要注意加强口腔护理。

口腔清洁的良性影响

- 心情愉悦。口腔清洁，口中没有黏液和牙垢时，长者会感到清爽，心情会高兴轻松。
- 食欲高涨。口腔内舌头、内颊清洁，口腔机能良好，唾液分泌增多，食欲旺盛。
- 体力增强。食欲好后，体力当然增强。
- 生活态度变积极。身体健康改善，使得生活态度变得积极。
- 预防脑功能退化。更多地咀嚼使得脑血流增加，可预防脑功能退化。
- 与人交流更积极主动。没有口臭，讲话口齿清楚，与人交流会更有自信。
- 抵抗力增强。口腔清洁，唾液丰富，可以增强对口腔内细菌和病毒的抵抗力。如果长者患了口腔清洁不能解决的口腔疾病，应到口腔医院或请口腔医生登门诊疗并接受口腔卫生指导。

日常口腔护理

　　即使不能刷牙，也要每天漱口。不能刷牙时，要用清水或漱口液漱口。为了安全，最好在坐位，稍前倾，小口含

水漱口。切忌催促长者和大口含水，以免误咽。

独立清洁口腔

　　即使不能去卫生间，长者也要坐在椅子或床上，做口腔清洁。

　　准备物品：塑料围裙、牙刷、杯子、漱口盆、小镜子、毛巾，必要时用牙线，也可用电动牙刷。

照护下的口腔清洁

　　对于卧床长者，尽可能上半身抬高，偏瘫侧向上，面部稍向侧方。用漱口药水代替牙膏刷牙。照护者操作时应当戴橡胶手套。

口腔护理方法

　　准备好物品：盛有稀释的漱口液的杯子、漱口盆、海绵牙刷、舌刷、吸管等。护理前，检查口内有无异常，然后再开始照护。

刷舌苔

　　舌苔，是由食物残渣和细菌在舌头表面形成的灰白色或黄白色的苔状物，不清除会引起口臭及细菌繁殖。所以应当清理干净舌苔。

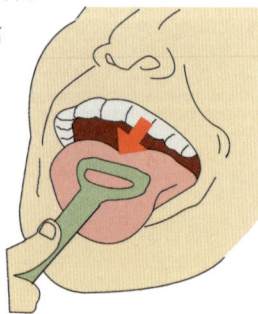

漱口

卧床者面部转向侧方，吸进漱口水漱口。用稀释的漱口液浸透，挤干，用于擦拭。

长者有口腔炎时，可以用绿茶漱口。

口内清洁

长者有意识障碍或者口内出血不能刷牙时，照护者用食指和中指卷起纱布擦拭牙齿、牙龈、牙龈内侧、上腭、舌头等，去除口腔内的污物。纱布要勤翻折使用。清洁用具要在稀释的漱口液里勤涮洗。

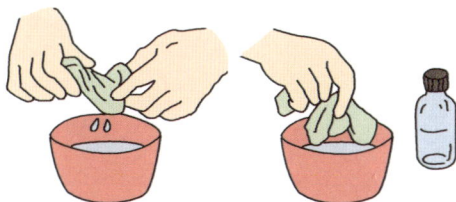

纱布用稀释的漱口液浸透，挤干

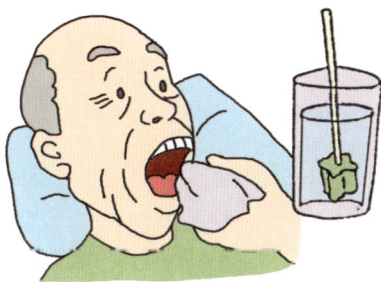

假牙的保养

假牙要保养，否则食物残渣会滋生细菌，易引起口腔炎、牙龈炎等。每次餐后，应摘下假牙冲洗干净。不要过度摩擦假牙与黏膜的接触面，以免损耗。不要用热水消毒，以免变形。

残存的牙齿用海绵牙刷清洁，不要忘记牙龈、舌头、口腔黏膜的清洁。

刷牙后漱口。长者不能漱口时，照护者用同前的湿纱布擦拭口腔。也可以用一杯水加小半勺盐和小苏打的液体漱口或擦拭。

卸下假牙时从下面牙开始，装入时从上面牙开始。

假牙有臭味或变色时，将假牙置于市售的假牙清洗液内浸泡一夜，然后用水清洗干净。

为避免假牙压迫牙龈，入睡前应当摘下假牙。假牙干燥后会变形，所以要将假牙放进含水的专用容器内保管，每晚换水。

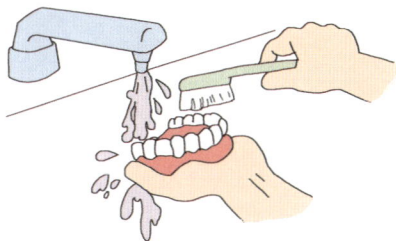

如果口腔内有异常，或者假牙不合适，要请牙科医生诊疗。

口臭严重时，除了口腔护理外，餐后可以给长者饮茶水，或者让长者含话梅、柠檬片，促进唾液分泌，缓解口臭。

注意：口臭可能由口腔或胃肠道疾病引起。

全护理 **洗头、梳头**

长者卧床，无法去浴室或坐起洗头时，应当定期在床上洗头。

温水

洗发水、吹风机、梳子

水洗

准备物品

大块厚塑料布、毛巾、浴巾、大塑料饮料瓶、水桶、晒衣夹子、洗发水、护发素、吹风机、温水。

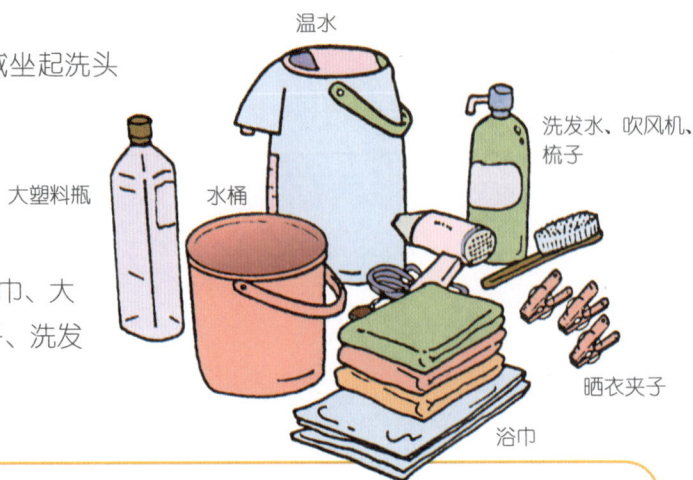

大塑料瓶

水桶

晒衣夹子

浴巾

清洗步骤

①

塑料布

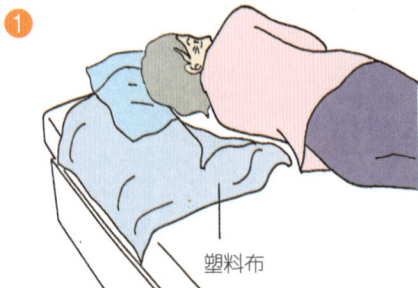

为了不弄湿床，先将大块塑料布铺设在长者身下

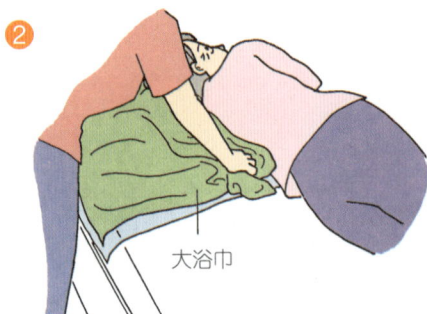

②

大浴巾

再在塑料布上面铺设洗澡大浴巾

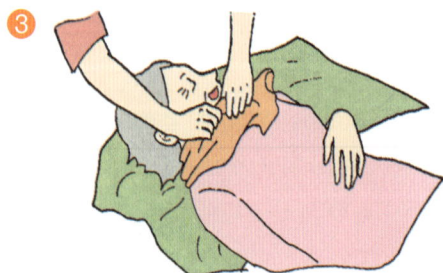

③

毛巾三折后围绕在颈部，长者头部转向一侧床边

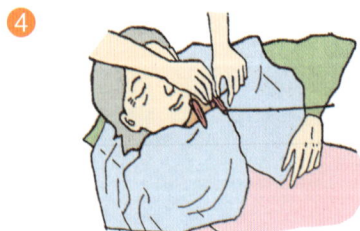

④

大块塑料布围在颈部用晒衣夹子固定

⑤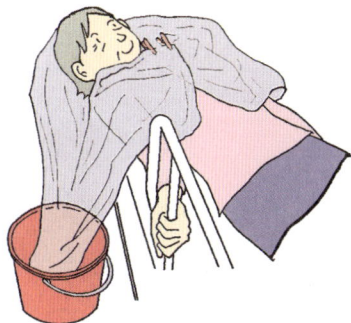

塑料布下端放入水桶内，用装在大
塑料瓶的温水洗头

⑥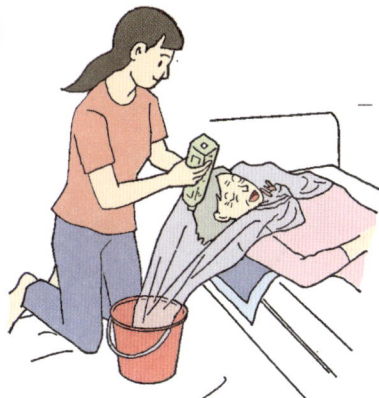

冲洗

⑦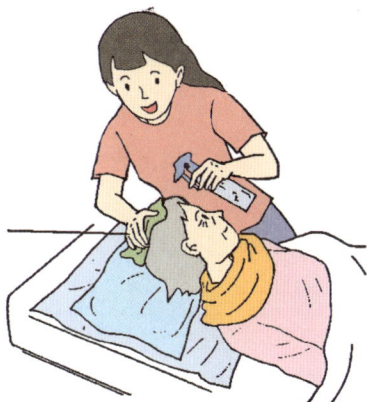

用洗发水揉洗头发，必要时用护发
素。然后用温水冲洗，毛巾擦干，
吹风机吹干

干洗

除了水洗，还可干洗。干洗的洗净
效果虽不如水洗，但是操作简单，有一
定效果。

准备物品

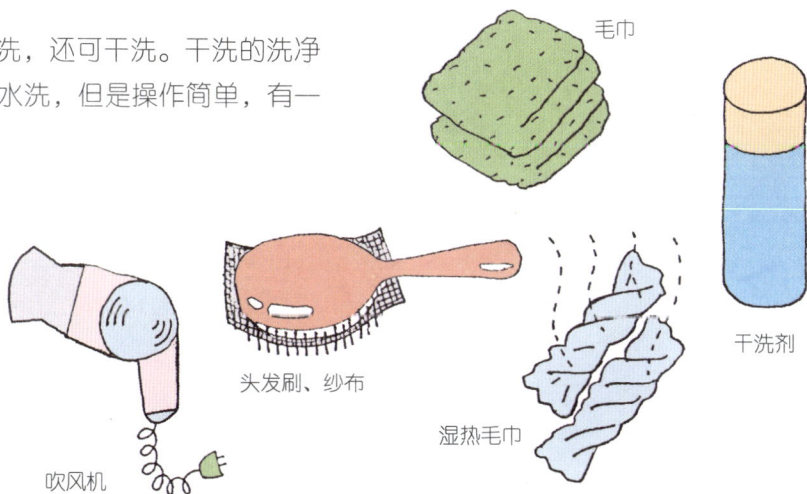

毛巾

干洗剂

头发刷、纱布

湿热毛巾

吹风机

清洗步骤

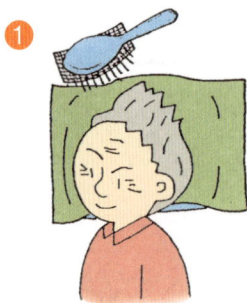

① 纱布盖在头发刷上，梳理头发，梳下污垢和头皮屑

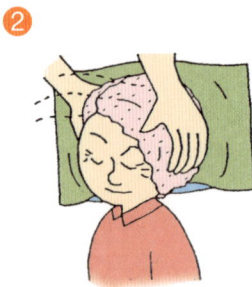

② 用热湿毛巾包裹头发，2~3分钟

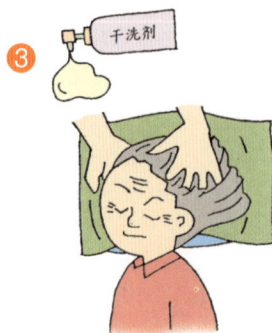

③ 干洗剂
向头发喷洒干洗剂，揉搓头发、头皮

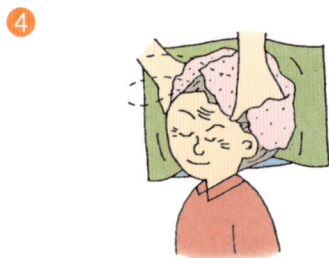

④ 用热湿毛巾仔细擦拭头发

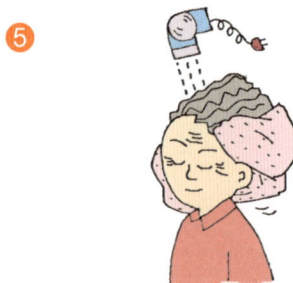

⑤ 擦干头发，用吹风机吹干

自理 半护理 全护理 ♥ 仪容整洁的照护

刮胡须

胡须长易使长者显憔悴苍老。最好每天或经常剃须。剃须前用湿热毛巾热敷胡须使之变软，以便剃须。剃须用电动剃须刀或安全剃须刀为宜。照护者帮助剃须时动作要轻柔，一手舒展面部皱纹，一手持剃须刀轻刮。尽量不要逆刮，以免损伤皮肤。刮口周及鼻下部分时，可让长者鼓腮配合。剃须后，应当涂些润肤露、面霜以补给水分和油脂。如不慎刮破，清洗干净伤口后用无菌创可贴覆盖伤口。

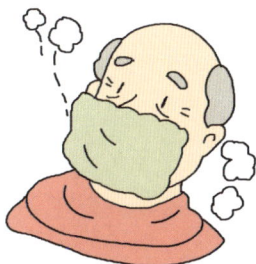

❶ 湿热毛巾敷面，使胡须变软，易于刮除

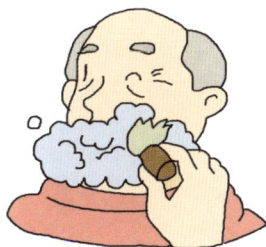

❷ 刷肥皂沫，充分发泡

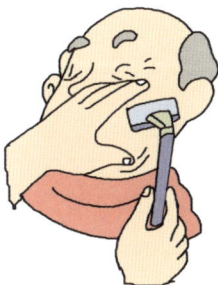

❸ 一手撑开皱纹，另一手轻刮胡须。注意不要逆刮。刮面颊及口周时让长者鼓腮

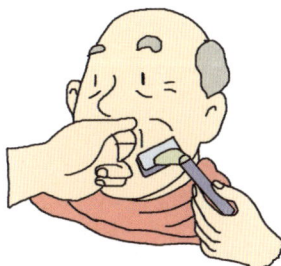

❹ 如果不能鼓腮，可以将手伸进口内，垫起腮部刮胡须

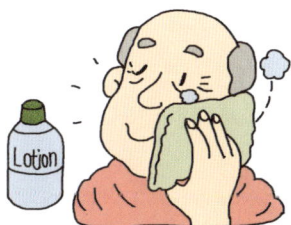

❺ 刮完用湿热毛巾擦干净肥皂沫，再涂面霜

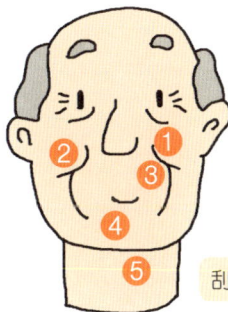

❻ 刮胡须的顺序

老年女性的化妆

不论年纪多大，女性都喜欢漂亮的自己。所谓"化妆疗法"是指接受化妆后，老年女性与之前相比找回自信，更积极地与外界社会接触的良好康复效果。当然并非需要每天化妆，在有时间和心情时，对长者说一声："今天化个妆好吗？"如果长者能自己化妆，也是一种康复训练。

化妆要点

给老年女性化妆的要点是：快。化妆的顺序和平常一样。用化妆水和乳液给面部皮肤补充水分和油脂，涂底霜、扑底粉之后再扑些散粉。这些细腻的操作有活动手指的效果，尽量让长者自己做。眉毛、脸颊、口红的化妆令长者表情鲜活、明快，年轻许多。

眉毛
因为有皱纹，用描眉笔不如用眉粉效果好

打底
用比脖子的颜色稍明亮些的颜色看上去效果更好

脸颊
脸色不好的人脸颊（颧骨）最高部位用明亮些的颜色为好

口红
用鲜明的玫瑰色或粉红色。不一定勾唇线，只要涂上颜色就感觉很好

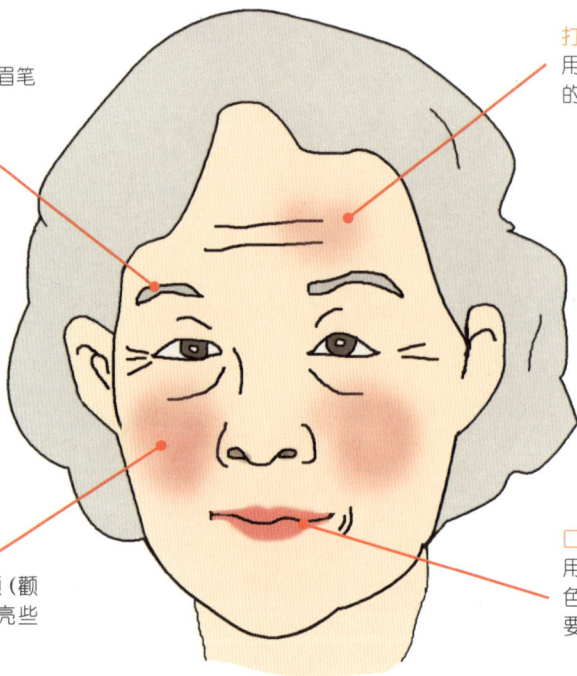

照镜子

对着镜子看到自己变得年轻漂亮，真令人高兴。照护者可以让长者对着镜子，夸奖她，让她更加快乐。

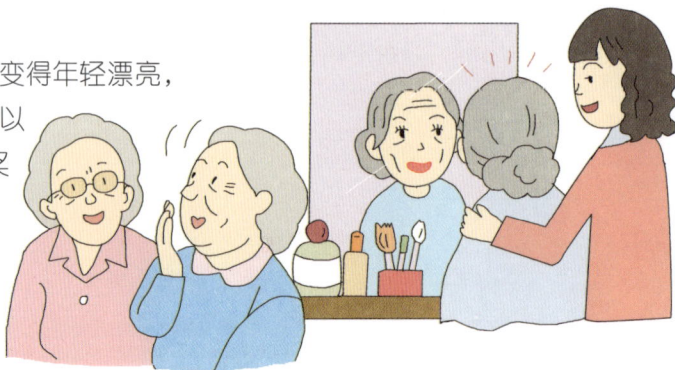

半 护理　全 护理　**耳、鼻、指甲的护理**

对耳、鼻、指甲的护理要养成习惯，入浴及洗脸后，指甲柔软、耳鼻湿润时最适合护理。护理时为了防止长者突然移动造成损伤，要提前出声告知，以得到配合。

掏耳朵

要在明亮的地方、手法要轻柔。为防止长者的头有时会突然转动，照护时要用手在耳朵附近固定头部并出声告知

长者，减轻长者不安感。如果耳垢硬结，可预先滴入一滴橄榄油或甘油，待耳垢软化后再掏出。

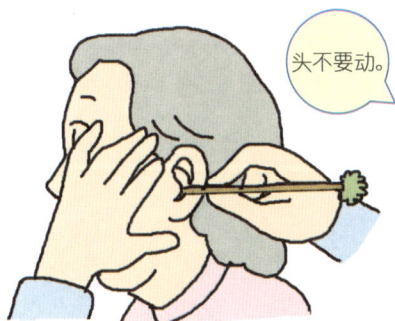

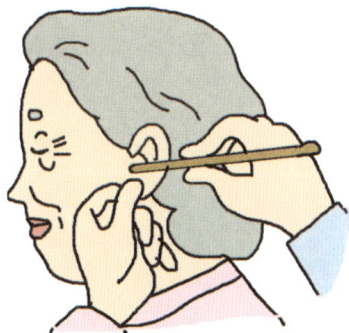

头不要动。

鼻部护理

鼻屎干结时要先用湿热毛巾敷在口鼻，待其软化后擤出。有鼻涕时可擤出，也可以用吸管吸出。让长者头侧转，按

住鼻孔，擤出鼻腔内的鼻涕。然后用棉棒蘸橄榄油，轻扫鼻腔。注意手法过重易引起鼻出血。

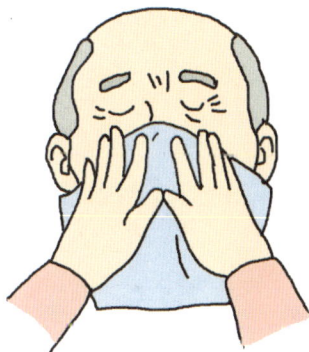

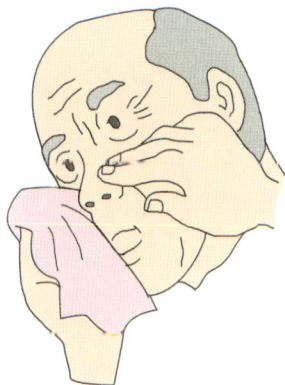

指（趾）甲的护理

长者的手指、脚趾间易积存污垢，指（趾）甲常见增厚且嵌入肉中，要经常护理之。剪指（趾）甲时，一次剪少些，分多次剪。不要剪得太多，指（趾）甲边缘留2~3mm为宜。剪指（趾）甲最好在入浴后，或手足浴后指（趾）甲泡软后进行。剪后用指甲锉锉平指（趾）甲边缘。

瘫痪的长者由于手足挛缩，照护者要用手指夹住长者手指或脚趾，或者用毛巾分别夹在指（趾）间后，再剪。

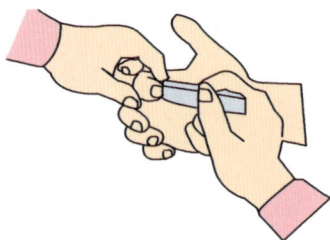

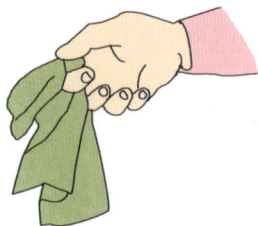

♥ 全身擦澡

擦澡的准备

不能入浴时可擦澡。用热湿毛巾擦身体，保持清洁叫擦澡。身体情况不佳不能入浴时，两次入浴时间间隔较长时，也可擦澡。

擦澡应当避开发热、脉搏过快、血压较高等不佳身体状况。擦澡前要调整室温，使得擦澡时及其后不感到寒冷。为了不使长者感到疲劳，应准备充分，手脚麻利，也要注意保护长者隐私。注意保持热湿毛巾的温度。手法麻利以免长者受凉。事先准备好擦拭后要换的干净衣服。

擦澡的效果

擦澡不仅使长者清洁，还有以下效果：

- 预防感染　擦拭皮肤，去除细菌，预防皮肤感染。
- 促进血液循环　擦拭有按摩效果，可促进血液循环。
- 预防褥疮　改善血液循环可预防褥疮。
- 预防挛缩　擦拭时运动手足可预防挛缩。
- 检查全身皮肤，易于早期发现褥疮等皮肤异常。
- 擦拭时与长者密切交流，可改善病人情绪。

注意事项

- 不要勉强一次擦拭全身，可依长者情况分次进行。
- 确认长者身体情况可否擦拭。
- 室温保持在23~25℃。
- 保护隐私　擦拭露出部分，其他部位用毛巾遮盖。
- 擦拭前先排便。
- 避开进食前后1小时。

- 尽量使长者自己擦拭所能擦试的部位。
- 照护者操作前先要使手温暖，再进行擦拭。

使用物品

热湿毛巾

毛巾浸泡在70~80℃的热水中后，照护者戴厚塑胶手套拧干待用。

擦面部、躯体、阴部的毛巾应分开，各有专用毛巾。可以用毛巾颜色区分，或者在毛巾上做记号区分。

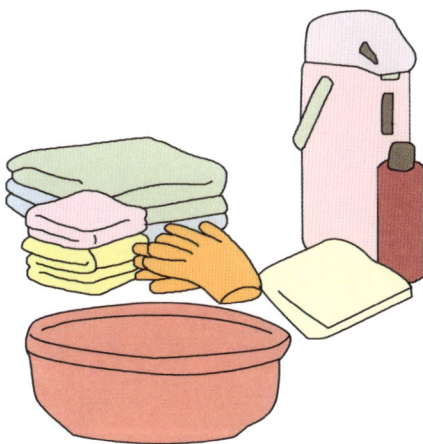

香皂

阴部及臀部有污物时不要只擦拭，还要用香皂清洁。

深的洗脸盆、55~60℃温水、毛巾7~8条、洗澡毛巾2条以上、塑胶手套、沐浴液或婴儿用沐浴液、塑料袋2个

擦拭方法

全身擦拭

擦拭的一般顺序：

仰卧位：面部→耳朵→颈项→上肢→手腕→胸部→腹部。

左右侧卧位：背部→两胁→腰部。

仰卧位：足及脚趾→阴部→手指。

擦拭肢体时，原则上从肢体远端向心脏方向擦拭，可促进血液循环。

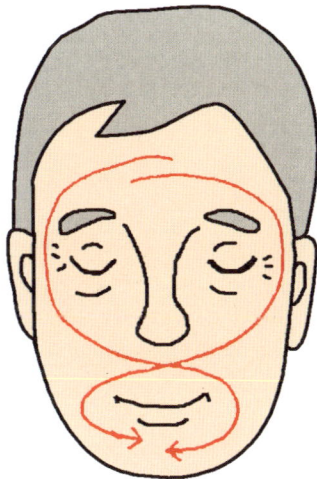

面部擦拭顺序

全 ▶▶▶ 护理 上肢擦拭

擦拭侧的衣袖褪下后，从手开始向肩部擦拭。注意污垢易于积累的肘部内侧、指间、腋窝的擦拭。擦好一侧后穿上袖子，再褪去另侧衣袖，擦拭另一侧。

擦拭手部不如手浴效果好。手部有挛缩时，用热毛巾包裹或热水泡手可缓解手部的挛缩。

擦手臂

褪下一侧衣袖，从远心端的手腕起向肩部擦拭。画圈擦拭肘部内侧。

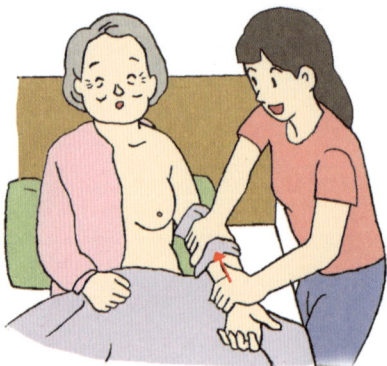

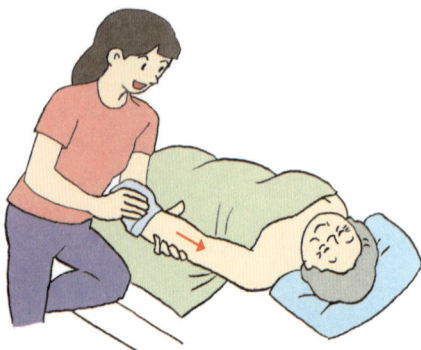

擦拭手时，用力点不在手指，而在手心，从手心向手指快速擦拭。

擦拭腋下

从上向下擦拭容易积汗的腋下、腋窝。擦腋下时将长者上臂举起擦拭。

擦手指

从下方托着要擦拭的手，仔细地一根一根地擦拭手指，别忘记擦手心和指缝。

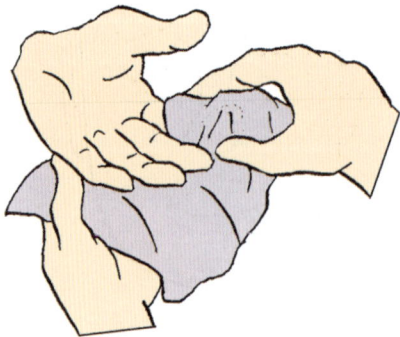

注意：

有挛缩手指难以伸开时，用热毛巾包裹手，外用塑料口袋罩着热敷，手指易于伸开。

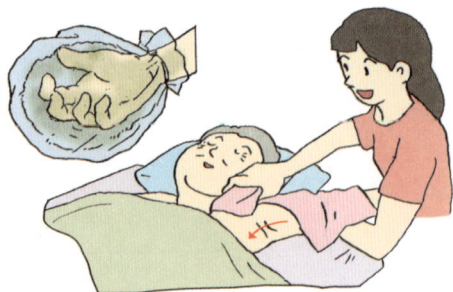

胸部擦拭

褪下上衣，从颈项开始向胸部擦拭。

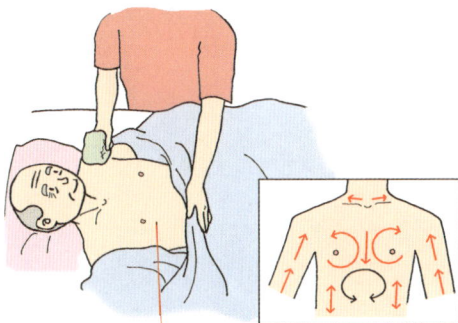

画圆形擦拭乳房，注意女性乳房下部易藏污垢

腹部擦拭

擦拭时不要用力过度压迫内脏，在脐周围按顺时针方向画圈擦拭。

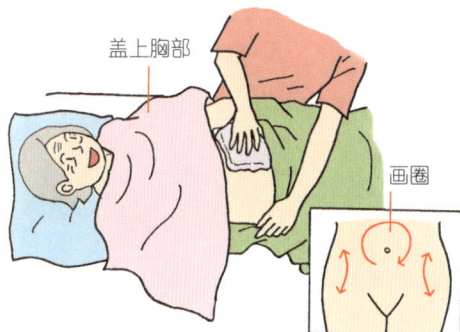

盖上胸部

画圈

背部擦拭

使长者侧卧，稍呈俯卧姿。从上向下擦拭。背部易感觉冷，可用稍热的毛巾擦拭。

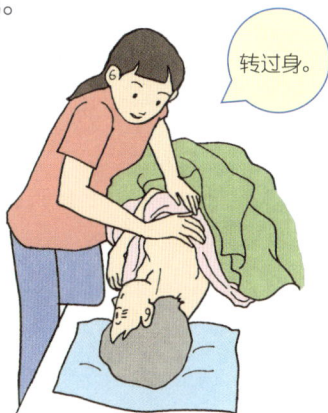

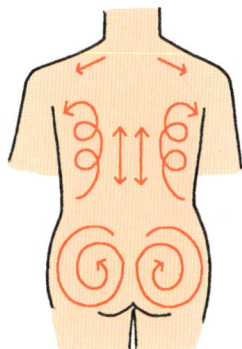

转过身。

腿部及足部擦拭

上半身用毛毯覆盖，抬起长者膝盖，从脚腕起到膝盖，再从膝盖到大腿根部进行擦拭。足部最好进行足浴。

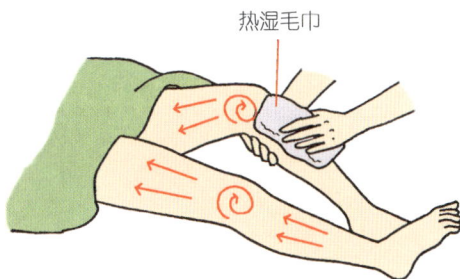

热湿毛巾

擦拭后的按摩

背部及臀部易于发生褥疮，擦拭后进行按摩促进血液循环可有效预防褥疮。按摩时使用爽身粉或橄榄油可以增强效果。

131

淋浴的步骤

1

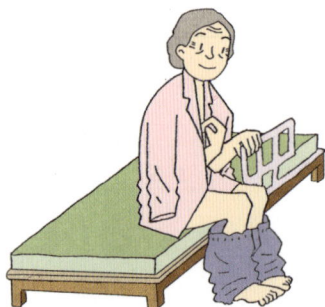

长者不能坐进浴缸时，用淋浴。如果有专用的淋浴轮椅，则方便淋浴顺利进行。淋浴前照护者要确认水温，不可太热也不可太凉。让长者在床上脱衣，仅剩上衣

2

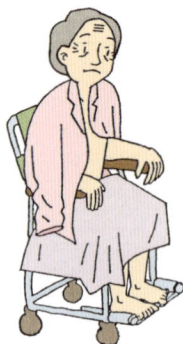

将长者移动到淋浴专用轮椅上，膝盖覆盖洗澡毛巾，推入浴室

3

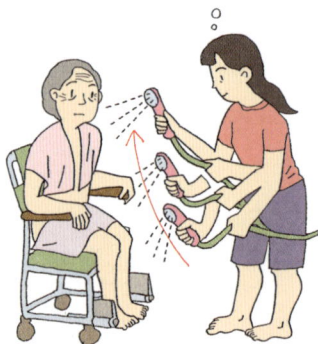

肩部披洗澡毛巾，从脚开始向上淋浴。外阴部也要冲洗。阴部冲洗时，从轮椅坐面的凹部清洗

4

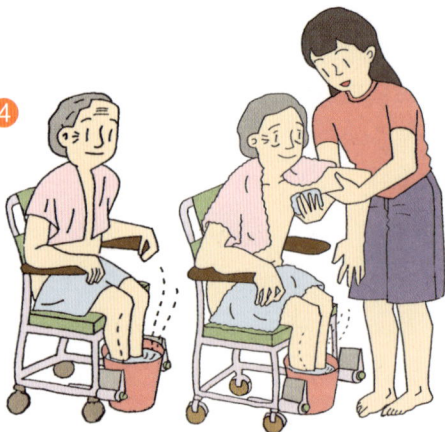

因为不进浴缸，要用热水泡脚，充分温暖身体

5

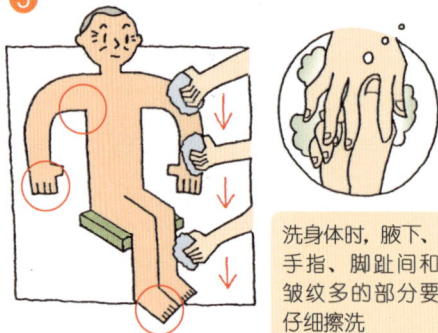

洗身体时，腋下、手指、脚趾间和皱纹多的部分要仔细擦洗

6

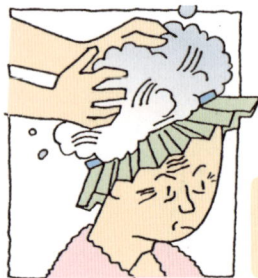

要洗头发，如果上半身不能前倾，洗头时可戴浴遮

⑦

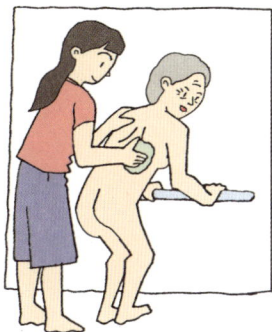

长者可站立时，让其扶着扶手站立。为了防止滑倒，手足的肥皂要冲洗干净。照护者从长者身后冲洗。在浴室初步擦干长者后，推出浴室再用干毛巾仔细擦干

♥ 浴盆洗浴

注意事项

洗澡是件很消耗体力的事，洗澡前应当确认长者状态，判断可否洗澡，不要勉强。另外洗澡最好在白天温暖的时间段进行，万一有不利的情况好从容应对。

- 身体状况：体温37℃以下；血压正常；脸色正常；没有咳嗽、腹泻、皮肤炎症等情况。
- 避开空腹或餐后饱腹的时间段，即饭前饭后1小时以外的时间。
- 洗澡前先排便。
- 注意水温及室温：水温38~40℃为宜，

长者有高血压、心脏病时37~38℃为宜。室温25℃左右，以裸身不感到冷为宜。或者洗澡前淋浴暖身。

- 泡澡时水浸泡到胸部以下为宜。肩部也没入水中会增加心脏的负担，增加体力消耗。如果因此感觉冷，可以用毛巾披在肩上保暖。
- 洗澡时间：以10~15分钟为宜，泡澡时间以5分钟为宜。
- 洗完后立即擦干身体，换干净衣服，补充水分，安静休息30分钟。

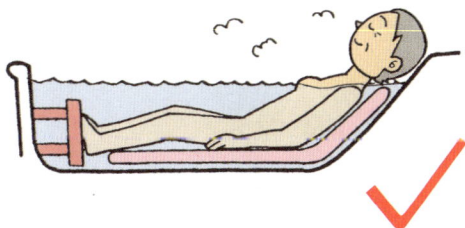

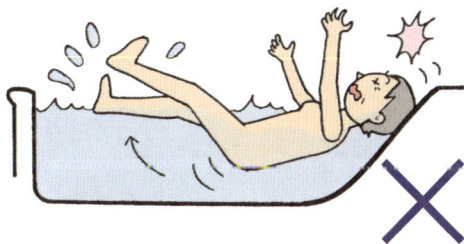

? 小知识

每周至少洗1~2次澡

洗澡不仅可以清洁身体，还可以促进康复。因此，依照季节和长者的健康状况，每周至少应当洗1~2次澡。洗澡可以促进全身血液循环；可以清洁皮肤，防治褥疮；可以促进关节活动；可以改善长者心情；方便照护者观察长者全身健康状况。

浴室及浴室用品

- 浴室的大小。浴室的面积大于2 m²，其宽不少于1.3 m。
- 更衣室的室温。在冬季要注意减少寝室、居室、浴室、更衣室的温度差，防止中风的发生。更衣室的门要改成滑动拉门或滑动折叠门。墙壁上装扶手，防止跌倒。
- 浴室的改造。浴盆高度以高出地面40 cm为宜。最好是半埋入式的，如果是搁置式的，则浴盆前地面上放置木制或塑料制平台调节高度。
- 浴盆侧面放置与浴盆等高的座椅，如果空间狭小，也可利用浴盆坐板。
- 浴盆侧面墙壁上安装扶手以方便进出、起立。
- 浴盆边的淋浴处放置淋浴椅，方便站立及坐姿淋浴。
- 浴盆及浴室地面放置防滑垫。
- 预防绊倒，浴室内不要放置无关物品。

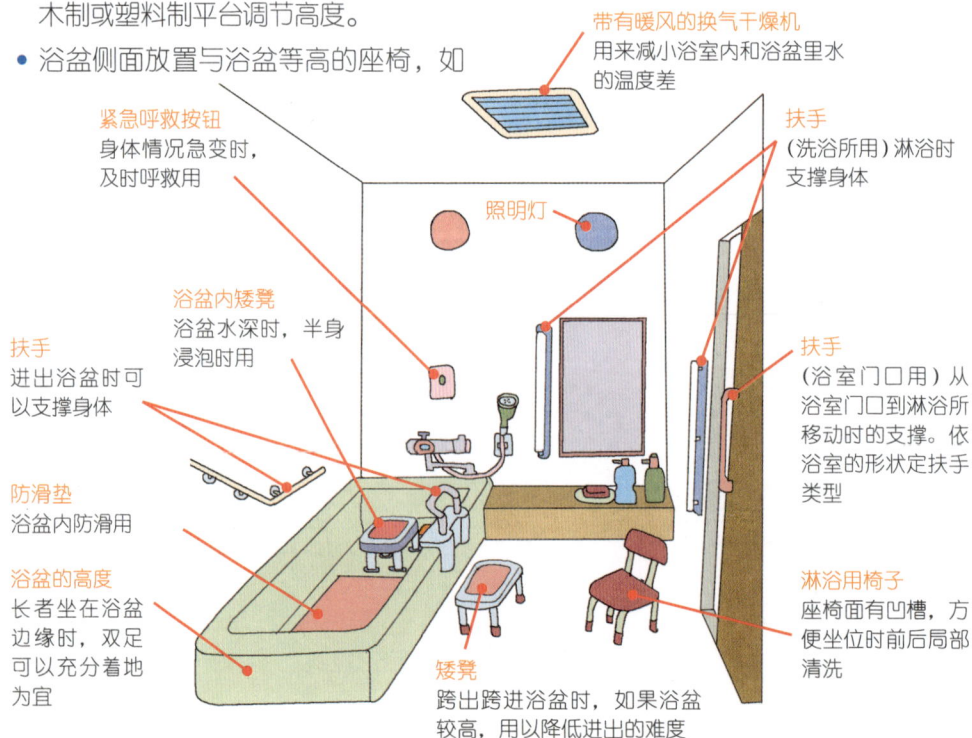

紧急呼救按钮
身体情况急变时，及时呼救用

带有暖风的换气干燥机
用来减小浴室内和浴盆里水的温度差

扶手
(洗浴所用)淋浴时支撑身体

照明灯

浴盆内矮凳
浴盆水深时，半身浸泡时用

扶手
进出浴盆时可以支撑身体

扶手
(浴室门口用)从浴室门口到淋浴所移动时的支撑。依浴室的形状定扶手类型

防滑垫
浴盆内防滑用

浴盆的高度
长者坐在浴盆边缘时，双足可以充分着地为宜

矮凳
跨出跨进浴盆时，如果浴盆较高，用以降低进出的难度

淋浴用椅子
座椅面有凹槽，方便坐位时前后局部清洗

进出浴盆（设想长者有偏瘫时）

理 进浴盆

❶

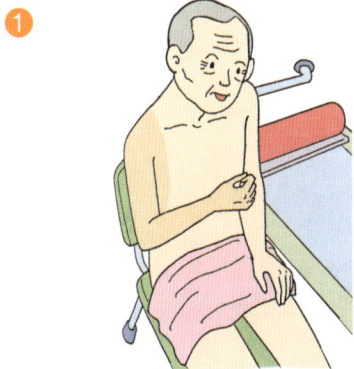

淋浴椅放置在紧贴浴盆处，其朝向使长者坐下时，健侧靠近浴盆

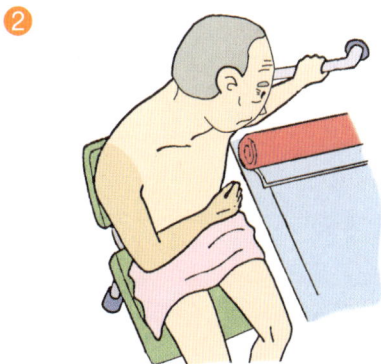

❷

健侧手握住浴盆头侧墙壁的扶手，臀部一点点地向浴盆靠近

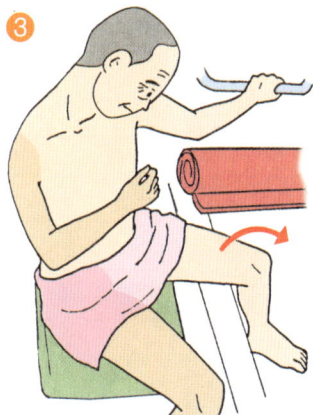

❸

健侧腿先跨入浴盆内

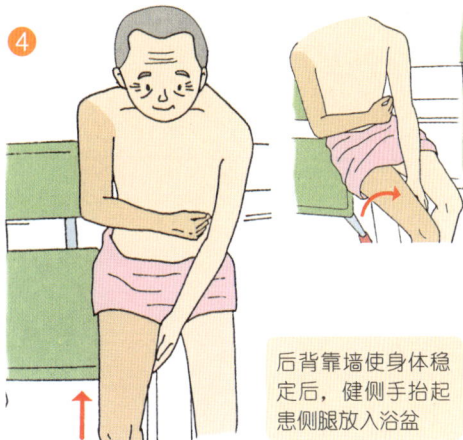

❹

后背靠墙使身体稳定后，健侧手抬起患侧腿放入浴盆

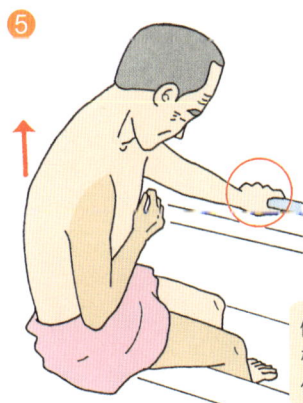

❺

健侧手握住浴盆横侧的扶手，转体面向浴盆

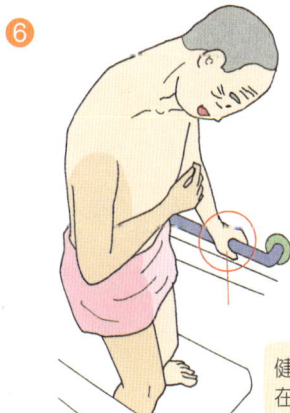

❻

健侧手握住扶手，在浴盆内站起

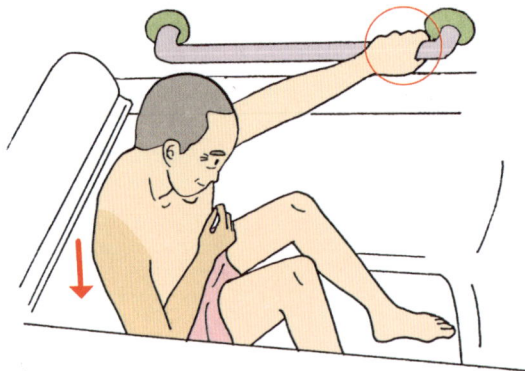

握着扶手在浴盆
内缓慢坐下

自理 ▶▶▶ 出浴盆

一系列与进入浴盆相反的动作，长者独立移出浴盆。

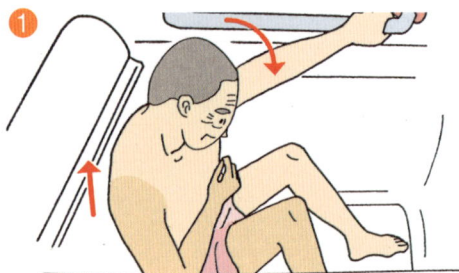

淋浴椅依然紧靠浴盆。健侧手握
住侧面扶手，上身前倾，站起

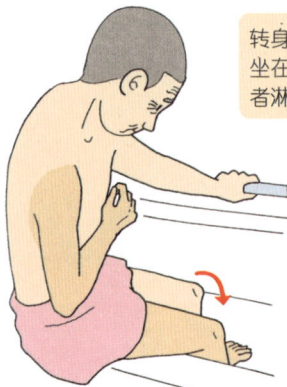

转身90°，臀部
坐在浴盆边缘或
者淋浴椅上

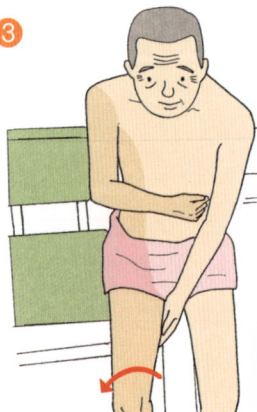

坐稳后，健侧手握
住患侧腿，抬起患
侧腿出浴盆

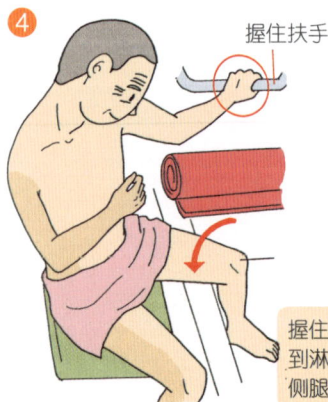

握住扶手

握住扶手，臀部移
到淋浴椅，抬起健
侧腿出浴盆

没有偏瘫的长者可以独立跨进跨出浴盆。为了稳定，浴盆头侧及与其平行侧方的
两个扶手起到支撑作用。

护理 进浴盆

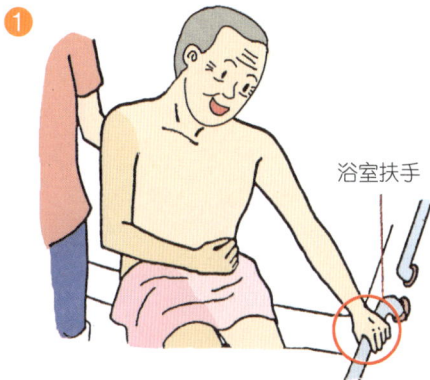

1

浴室扶手

长者手握浴盆侧面或前面扶手，坐在浴盆边缘。照护者站在其患侧给予保护

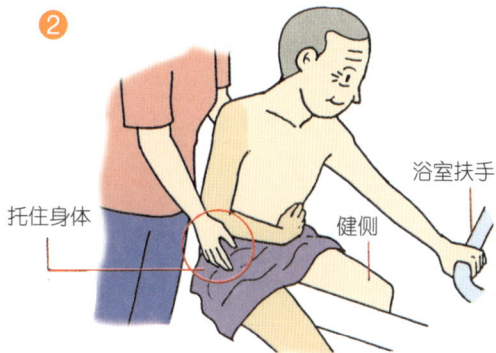

2

托住身体 健侧 浴室扶手

长者健侧下肢迈入浴盆内，照护者支撑长者不摇晃

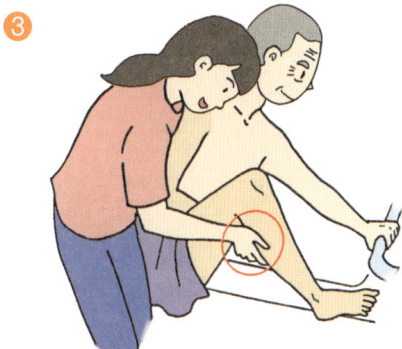

3

照护者帮助抬起患侧下肢，放入浴盆内

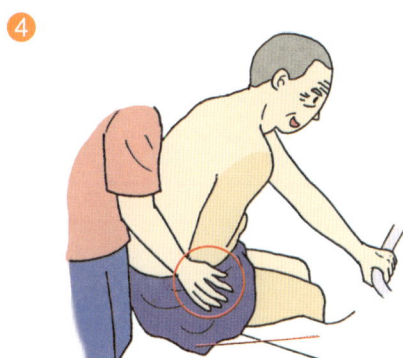

4

使长者保持安稳坐在浴盆边缘

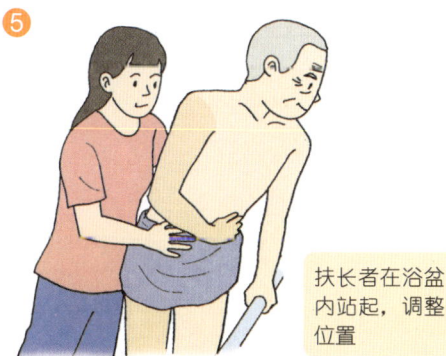

5

扶长者在浴盆内站起，调整位置

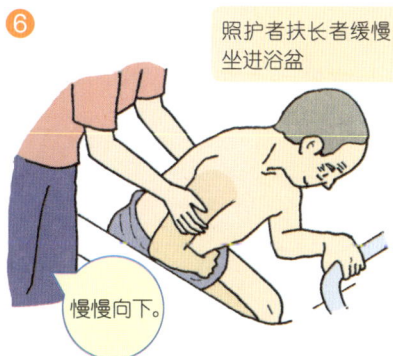

6

照护者扶长者缓慢坐进浴盆

慢慢向下。

注意：

长者在浴盆内泡5分钟左右，不要长时间浸泡。水位不要没过胸部。

半 护理 **出浴盆**

基本上与入浴盆动作程序相反。

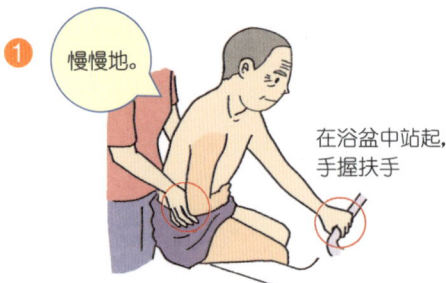

① 慢慢地。

在浴盆中站起，手握扶手

坐在浴盆边缘

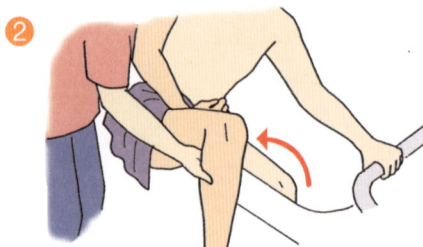

② 坐稳后照护者将长者患侧下肢抬出浴盆

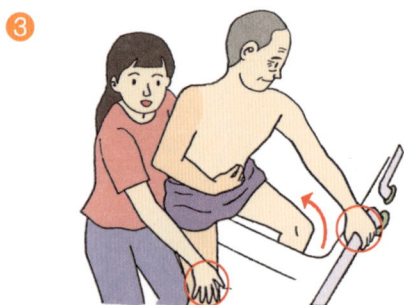

③ 照护者扶住长者腰背，长者健侧下肢抬出浴盆，稳坐浴盆边缘

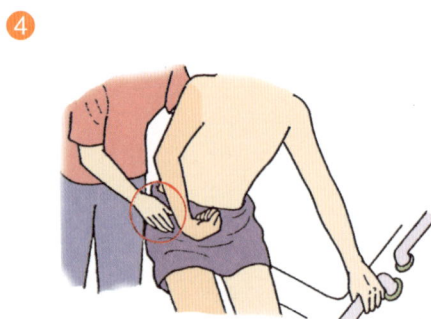

④ 照护者扶起长者

全 护理 **浴后的照护**

① 涂抹保湿润肤霜等 高龄者皮肤易干燥、瘙痒，常因抓挠造成皮肤损伤。因此特别是在秋冬季，洗浴后应涂润肤霜，皮损处则要涂抹相关药膏，腹部背部可在穿衣前涂抹。

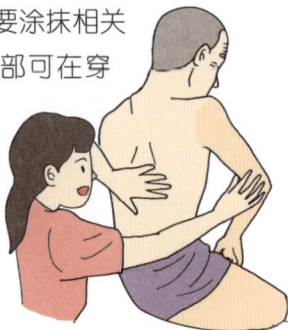

冷不冷？让我看看背部。

② 皮肤状态的观察 洗浴前后都应当注意皮肤有无异常：是否有皮疹、水疱、伤痕、褥疮等，发现明显异常应当看医生。

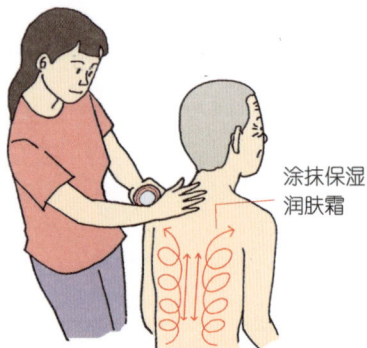

痒吗？

涂抹保湿润肤霜

❸ 梳头　洗浴后尽快用吹风机吹干头发，用梳子梳理整齐。使长者感到放松。

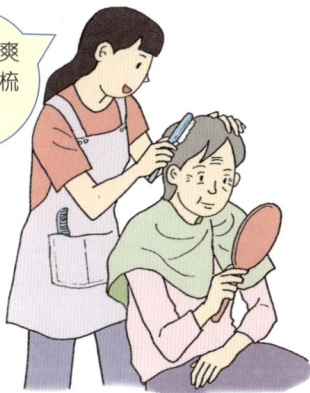

觉得清爽吧，再梳梳头。

❹ 剪指甲与掏耳朵　洗浴后指甲软化，易于修剪。由于蒸汽作用，耳朵内的耳垢也会软化，用棉棒容易轻松擦出，避免损伤。

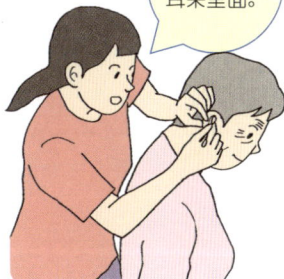

清理一下耳朵里面。

❺ 补充水分　沐浴引起出汗和体内缺水，洗浴后应当补充水分，一般要喝水1~2杯。另外由于沐浴的体力支出大，洗浴后长者应当静坐休息，待心悸缓解或脉搏平稳后再移动。

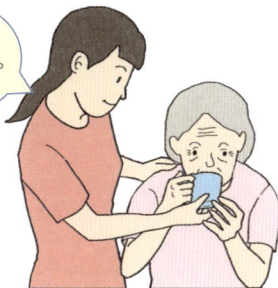

慢点喝。

♥ 手足浴

　　不能沐浴时，可以进行手足浴，除了清洁外，还可以从心脏远端加温，使全身温暖，促进血液循环。对于有肢体瘫痪的长者，在手足浴的同时，按摩手足有防止、改善和预防手足挛缩的康复作用，因此对于瘫痪长者尽可能做到一日一次手足浴。睡觉前的足浴有促进睡眠的功效。

准备用具

　　40℃左右的温水、洗澡毛巾、白线工作手套（方便搓洗手足心、指间的污垢）、沐浴液或香皂、铺设用大塑料布或口袋、浴巾、洗脸盆或水桶等。

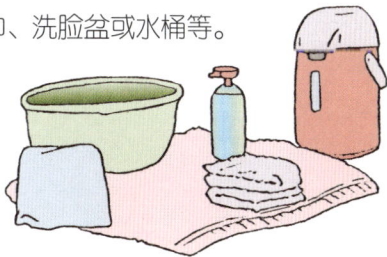

手足浴相同步骤

1 温水浸泡，约10分钟。

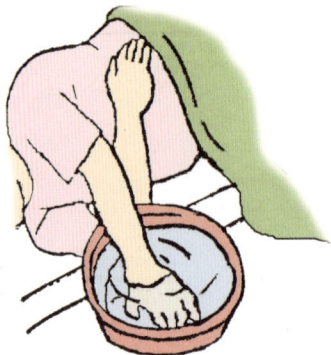

2 手足掌心、指间搓洗，并按摩，必要时用沐浴液。

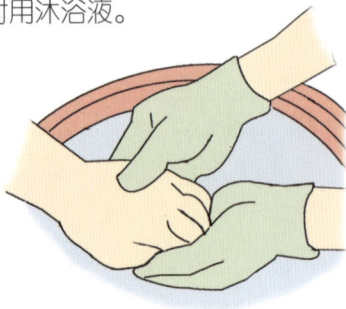

3 用比 **1** 稍热的温热水冲洗。

4 用干毛巾擦干。

手浴的程序

坐位手浴可同时浸泡双手。

卧位时的手浴。先浸泡一只手，再换位泡另一只。

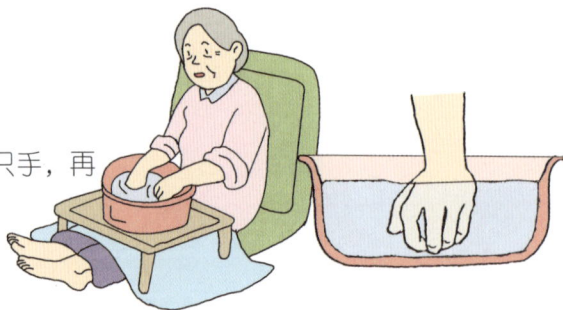

足浴的程序

坐位的足浴 注意保持稳定坐位。地板上铺塑料布，上面再铺浴巾，塑料水桶或洗脚盆内放入40℃温热水，再用大塑料口袋包裹。长者双足浸入水中后，轻轻扎起塑料袋口，让长者浸泡约10分钟。解开塑料袋口，然后搓洗、按摩、冲洗后擦干。

卧位足浴 长者在床上呈半坐位，双膝屈起，用棉垫或毛巾支撑。洗脚盆内倒入温水，如前用塑料口袋包裹浸泡，效果更佳。10分钟后解开塑料袋，搓洗按摩、冲洗、擦干。

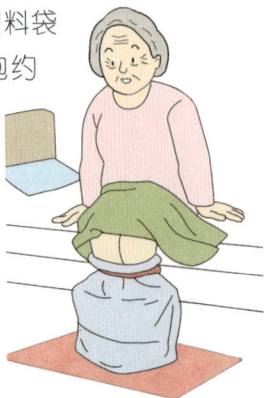

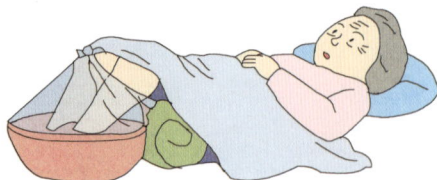

5 更衣的照护

自理 ♥ 更换内衣

长者在家中，全天都穿着睡衣，会感觉不到每天起居的节律，生活会失去张力。所以最好起来后换穿起居服、外出换穿外出的服装，不只保持生活的规律性，也保持与社会的正常接触。

尽可能自己穿脱衣服，这也是康复训练的重要一环。因此尽管可能多费些时间，也要争取自己完成。而选择穿脱方便的衣服也很重要。

脱衣

以右侧偏瘫为例子，脱衣时要注意身体平衡，防止跌倒。坐稳后进行。

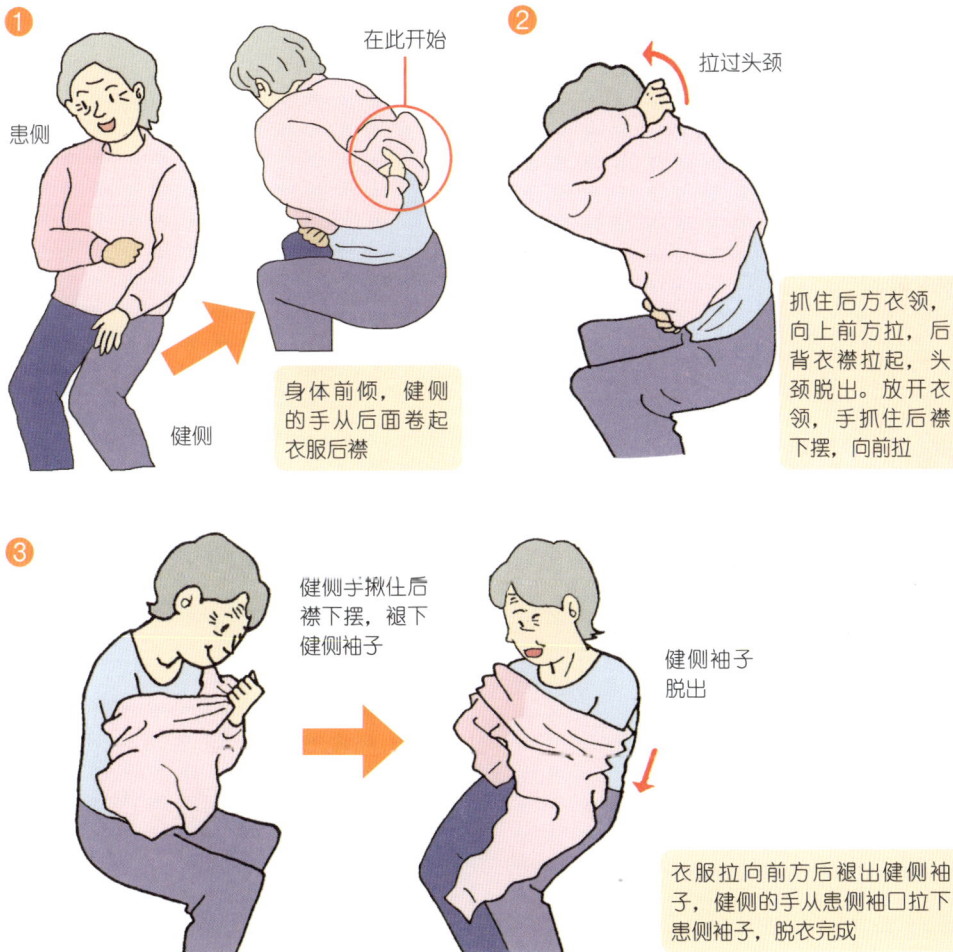

① 患侧　健侧

在此开始

身体前倾，健侧的手从后面卷起衣服后襟

② 拉过头颈

抓住后方衣领，向上前方拉，后背衣襟拉起，头颈脱出。放开衣领，手抓住后襟下摆，向前拉

③ 健侧手揪住后襟下摆，褪下健侧袖子

健侧袖子脱出

衣服拉向前方后褪出健侧袖子，健侧的手从患侧袖口拉下患侧袖子，脱衣完成

穿衣

遵循脱健穿患的原则，穿衣时先穿患侧，穿前要确认衣服的前后。

1

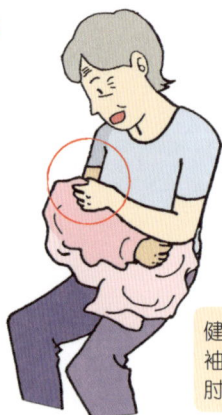

健侧的手卷起患侧的衣袖，套过患侧的手，到肘部为止

2

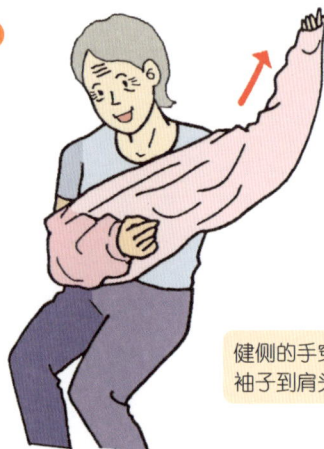

健侧的手穿过健侧的袖子到肩头

3

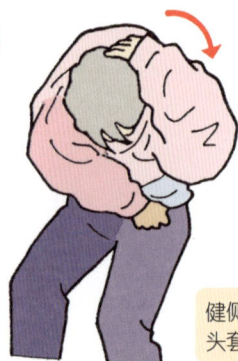

健侧的手拉起后衣领，头套过衣服领口

4

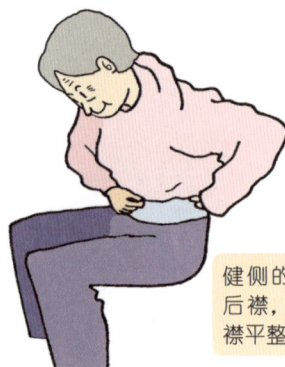

健侧的手拉下衣服后襟，使衣服前后襟平整

♥ 有扣子衣服的穿脱

仍以偏瘫长者为例。有扣子的衣服不用套头穿，穿起来比较容易。但是有偏瘫时，扣扣子有些难度。但是这种精细动作有利于康复，所以应当耐心去做。实在困难时，也可以改扣子为尼龙贴扣。

自理

脱衣

仍然是脱健穿患的原则，从健侧开始脱衣，从患侧开始穿衣。

1

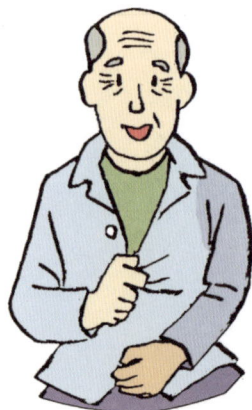

健侧的手解开扣子

❷

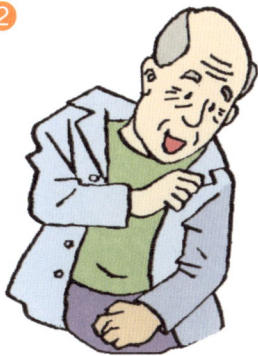

患侧的肩膀倾斜，患侧的衣肩稍褪下

❸

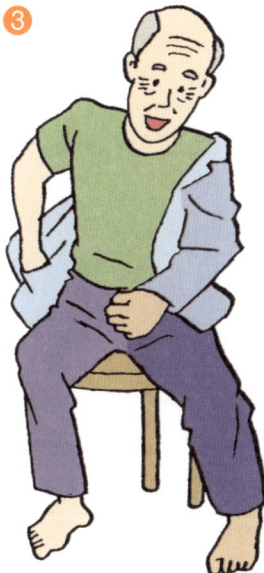

健侧的手从衣袖中褪出

❹

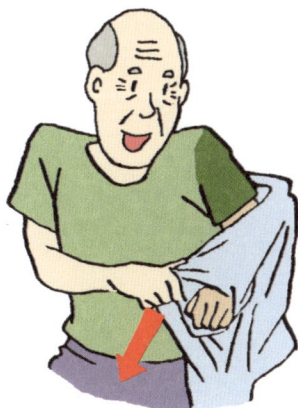

健侧手褪下患侧的衣袖

自理 穿衣

❶

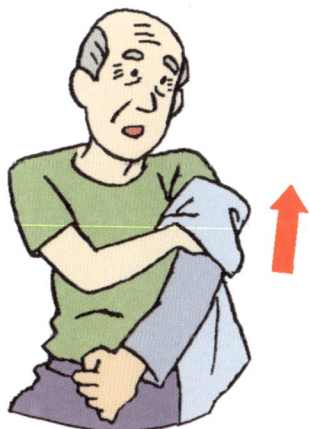

健侧手将患侧衣袖穿进患侧手臂

❷

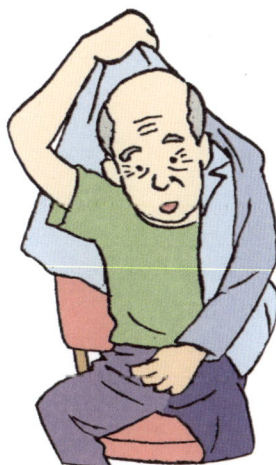

健侧手将衣服从后方披到肩上

③

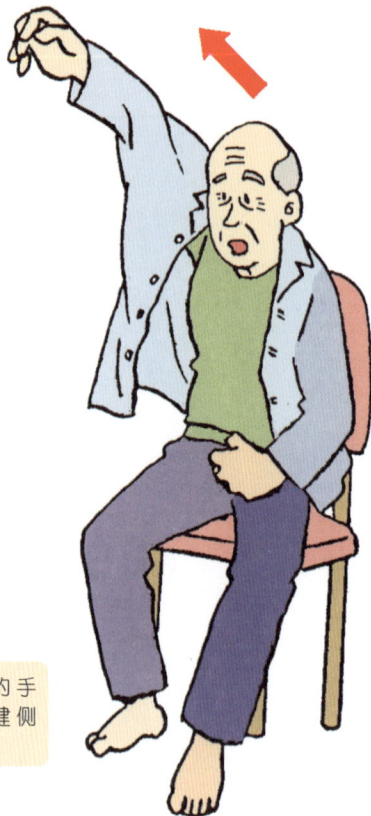

健侧的手
穿过健侧
的衣袖

④

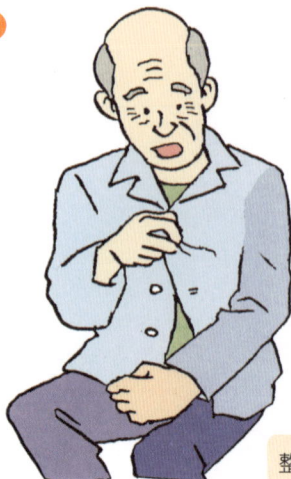

整理衣服下摆

⑤

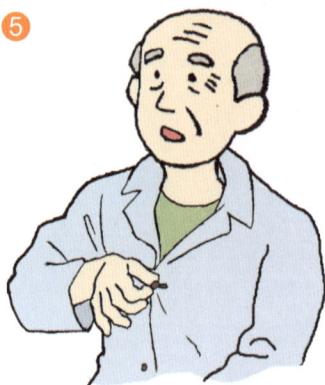

扣扣子

⑥

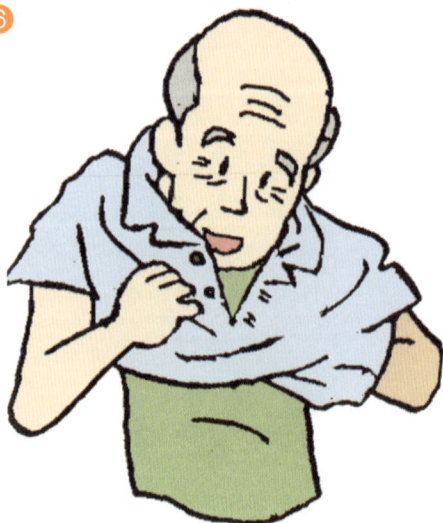

如果扣扣子困难，可以只解开
最上面的两个扣子，按照套头
上衣来穿脱

自理 ♥穿脱裤子

脱裤

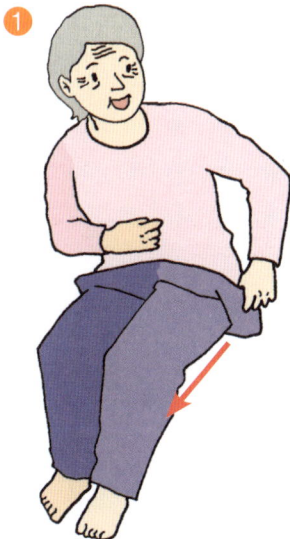

① 从健侧起左右交替提臀脱裤腰，用健侧手褪下裤腰

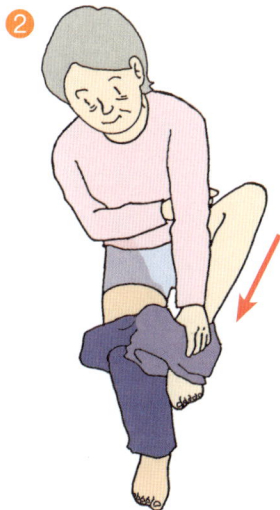

② 先褪下健侧裤腿至膝盖以下，脚抽出裤腿

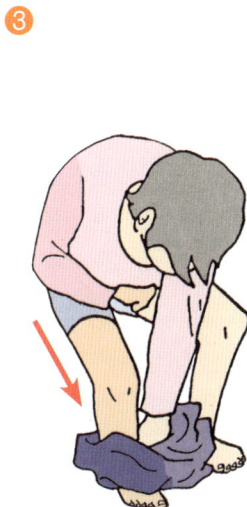

③ 脱下患侧裤腿，向前弯腰，健侧手褪下患侧裤腿，此时小心不要向前跌倒

不能前倾弯腰时的脱裤

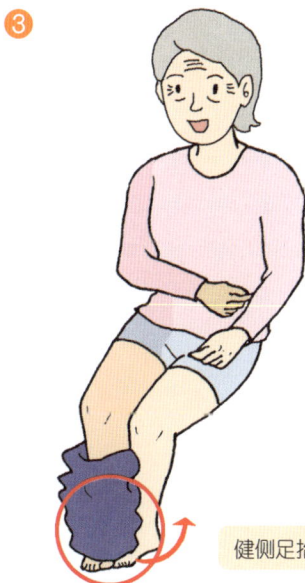

③ 健侧足抬起患侧足

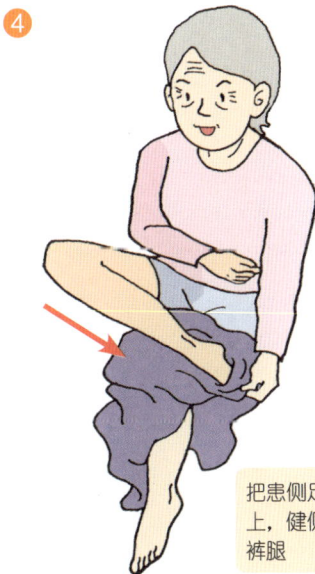

④ 把患侧足架在健侧腿上，健侧手褪下患侧裤腿

穿裤

能够前倾弯腰时可以独立穿裤。

1

2

3

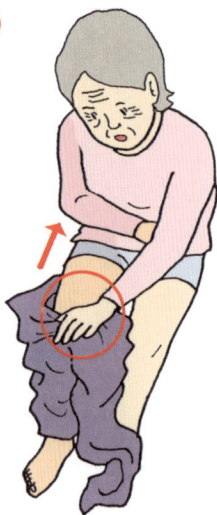

弯腰，套上患侧裤腿

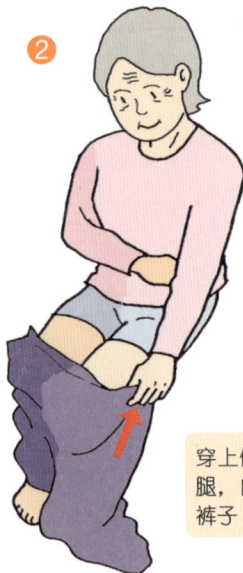

穿上健侧裤腿，向上提裤子

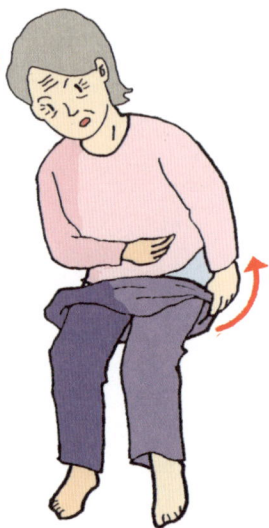

一点点上提裤子到腰间，左右交替提臀，同时提上左右侧裤腰

半 护理　♥ 半照护穿脱裤子

脱裤

　　长者脱裤子时，难以保持平衡，一定要坐在椅子或床边进行。脱裤腰时，扶着前方的椅子或墙上扶手站立起来，则很容易脱下。

1

2

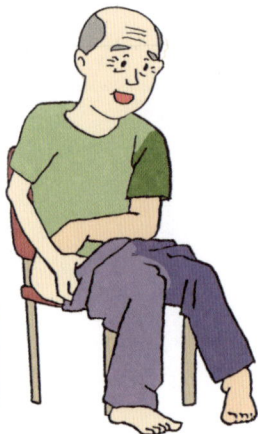

解开扣子或拉链，从健侧起，交替褪下裤腰

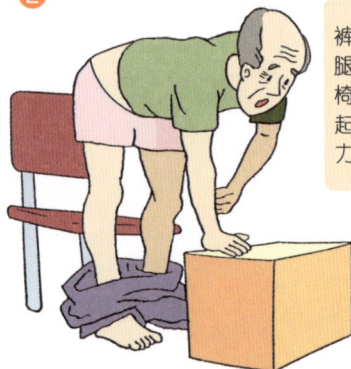

裤子褪到小腿，扶着前方椅子或扶手站起，裤子随重力下落到脚部

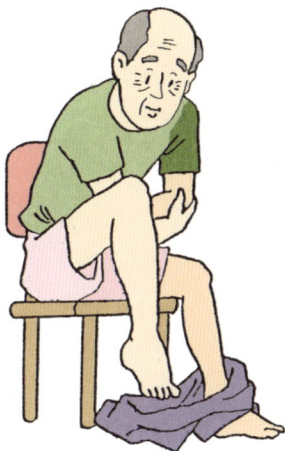

❸ 坐下，抬脚褪出健侧裤腿

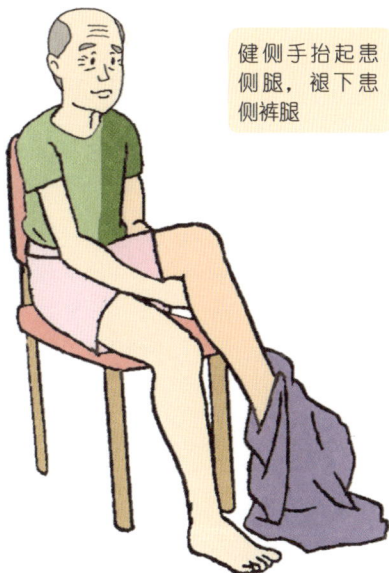

❹ 健侧手抬起患侧腿，褪下患侧裤腿

穿裤

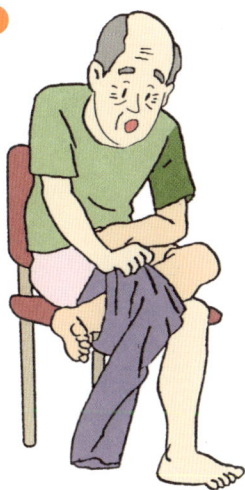

❶ 健侧的手抬起患侧腿，患侧腿脚先穿过裤腿

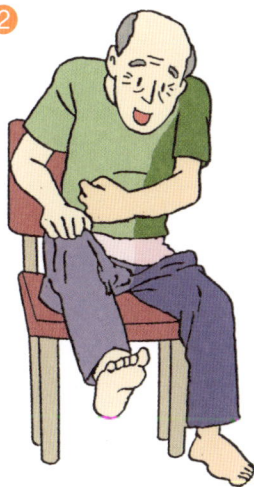

❷ 健侧腿脚穿过裤腿，尽可能向上提拉裤子

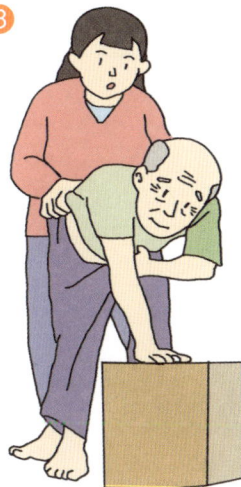

❸ 扶着前方椅子或扶手站立，照护者帮助提上裤腰

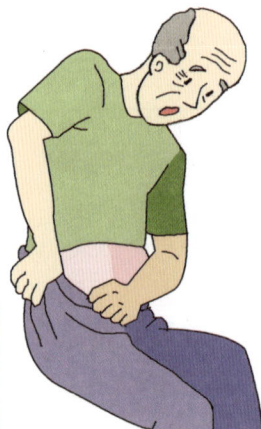

④ 无力站起时，躺下，左右臀部交替抬起，健侧手提拉裤腰至腰部

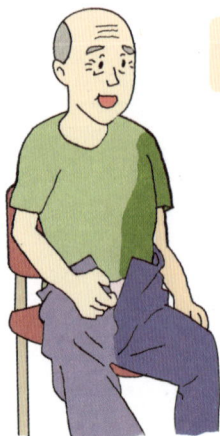

⑤ 穿到裤腰后，扣扣子或拉上拉链

注意：

有偏瘫的人，在穿脱患侧或身体前倾时，容易向前方跌倒，应予注意。

不能抬腰的人，提、脱裤子时要缓慢。

不能前屈身体的人，用健侧足抬起患侧足，使患侧腿架在健侧腿上，再褪下裤脚。

全 护理 ♥ 在床上更换睡衣

脱上衣

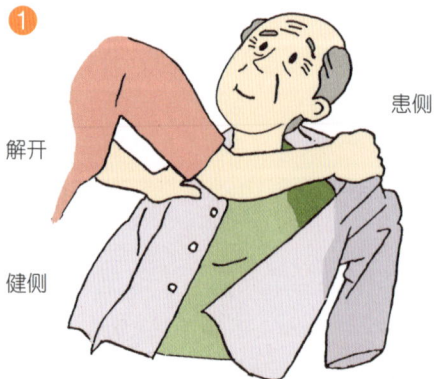

① 解开　患侧　健侧

解开扣子先脱下患侧肩部衣襟，放松衣服使得健侧可脱下

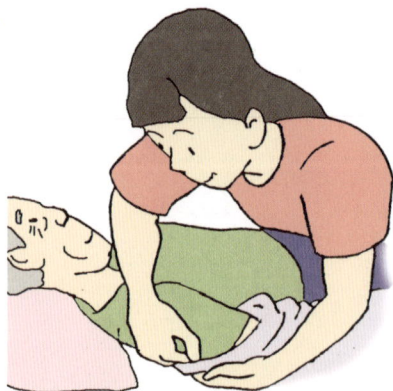

② 脱下健侧衣袖，可鼓励长者自己脱

③ 掼到身下去。

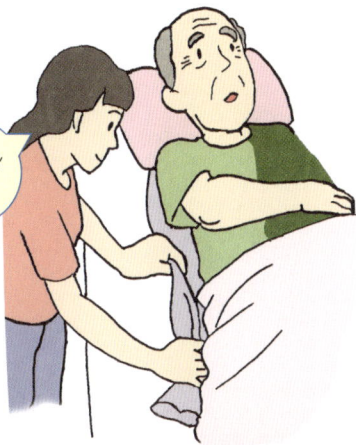

脏睡衣的健侧半边卷起，掼到长者身下

④ 把手抱好。

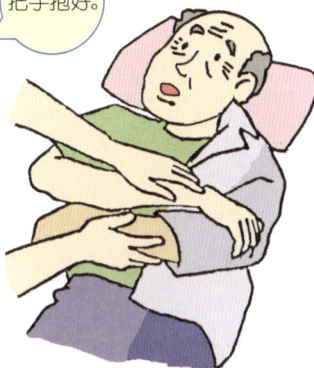

患侧上肢放在腹部，健侧手固定之

⑤ 转过身来。

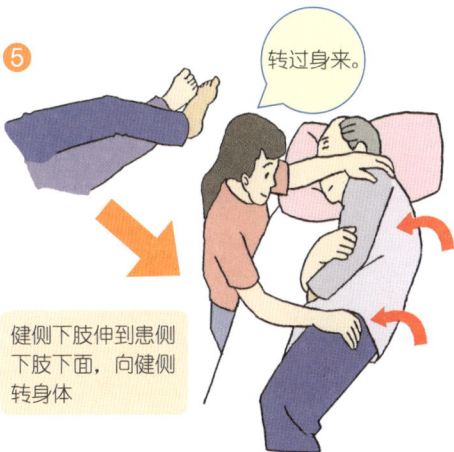

健侧下肢伸到患侧下肢下面，向健侧转身体

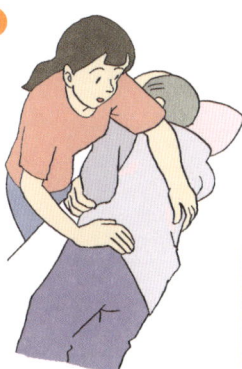

⑥ 抽出脏睡衣。照护者支撑着长者身体，从身体下抽出脏睡衣

⑦ 披上干净睡衣

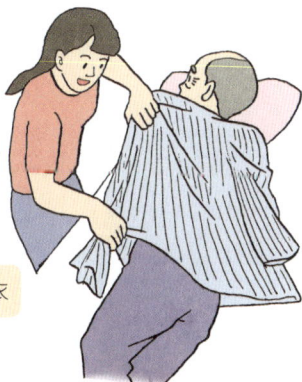

⑧ 把患侧脏睡衣脱下

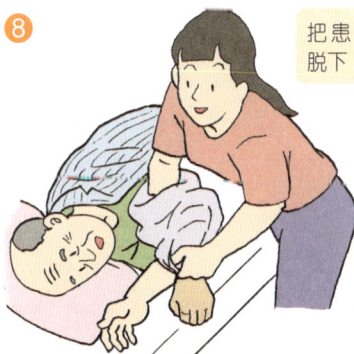

穿上衣

1

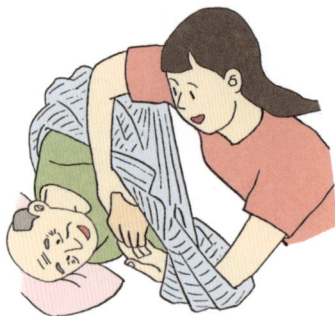

照护者手套进患侧衣袖，握住长者患侧手，将衣袖套进长者患侧上肢

2

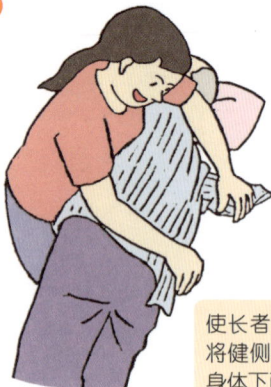

使长者侧身，在其背后将健侧睡衣折叠，掖到身体下面

3

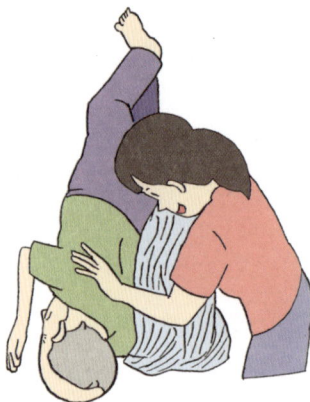

使长者躺平后向对侧翻身

4

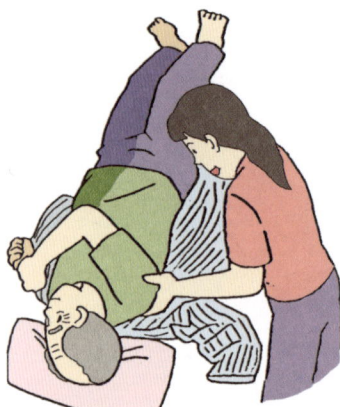

抽出压在身下的上衣

5

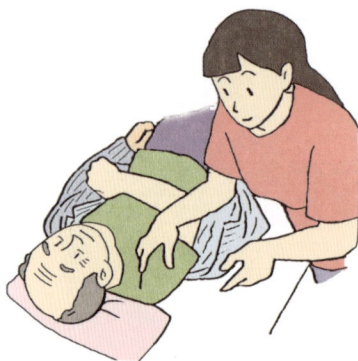

使长者还原仰卧位

6

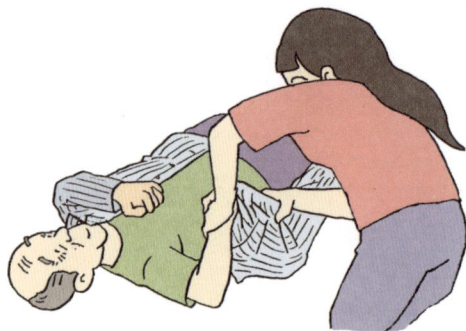

穿上健侧衣袖

❼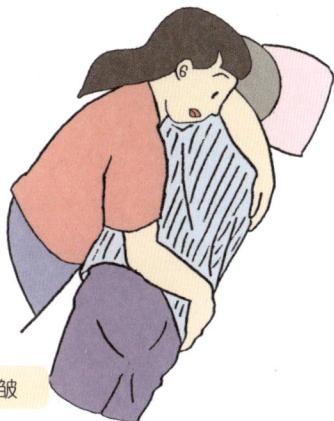

抚平衣服褶皱

❽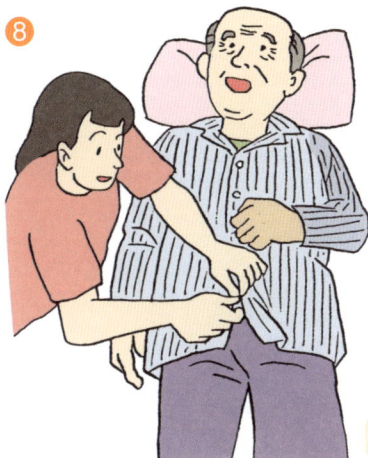

扣好扣子

脱睡裤

❶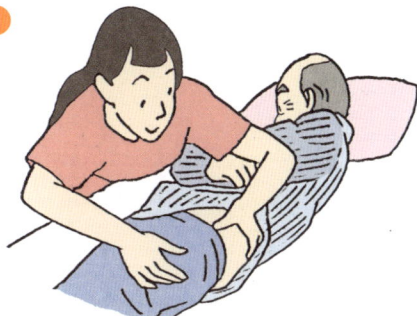

让腰部可以抬起的长者抬起腰部
后，脱下裤腰

❷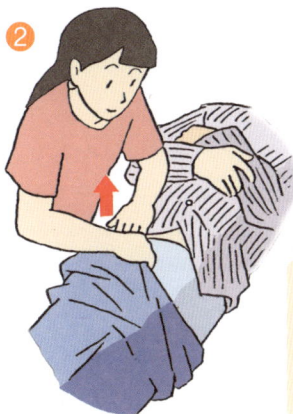

不能抬腰配合的
长者，照护者分
别抬起左右侧的
腰部，逐次脱下
左右侧的裤腰

❸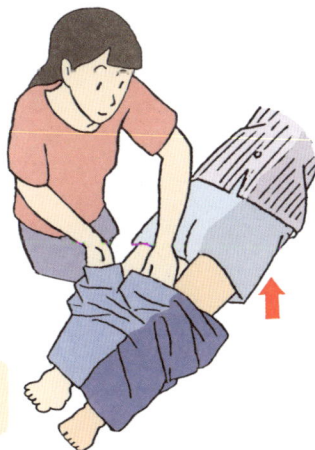

褪下裤腰，
褪到膝盖部

❹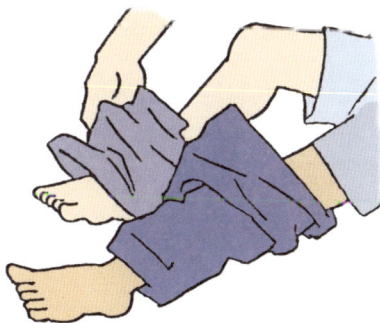

托起脚后跟，先脱健侧裤腿

5

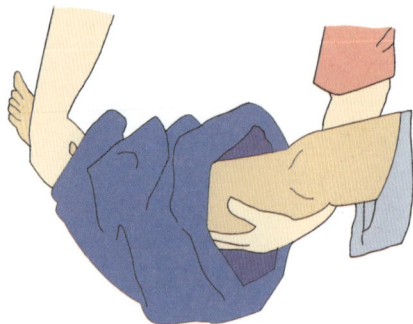

抬起患侧小腿，褪下患侧裤腿

穿裤子

1

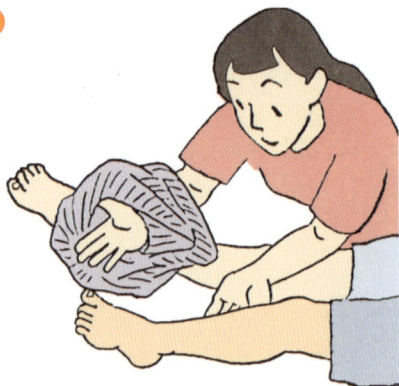

照护者用手先把裤腿套进患侧

2

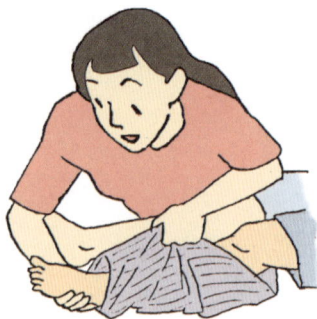

抬起患侧小腿把裤腿穿进患侧腿

3

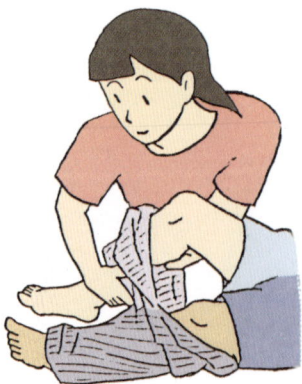

穿上健侧裤腿

4

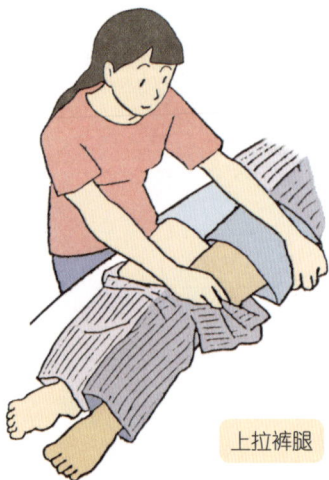

上拉裤腿

⑤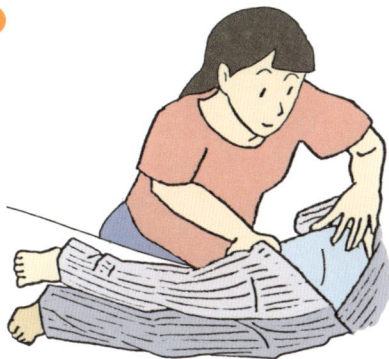

交替抬起左右腰部，提起裤腰

⑥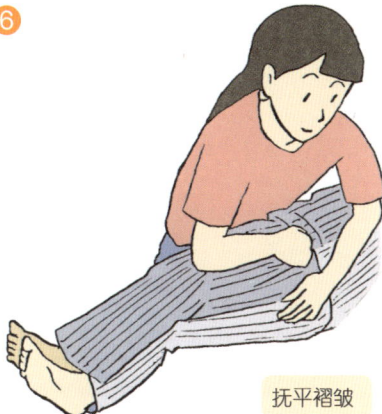

抚平褶皱

注意：

可以把穿衣服当作是一种康复运动，因此尽量鼓励长者自己完成。照护时，尽量采取长者和照护者都负担较轻的姿势。换好衣服后注意抚平褶皱，以免引起褥疮。

♥ 方便穿脱的衣服

开动脑筋，巧用拉链、尼龙贴扣和吊带改造方便长者穿脱的衣裤。

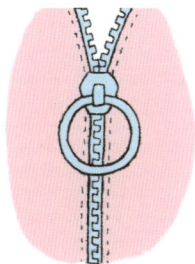

巧用拉链

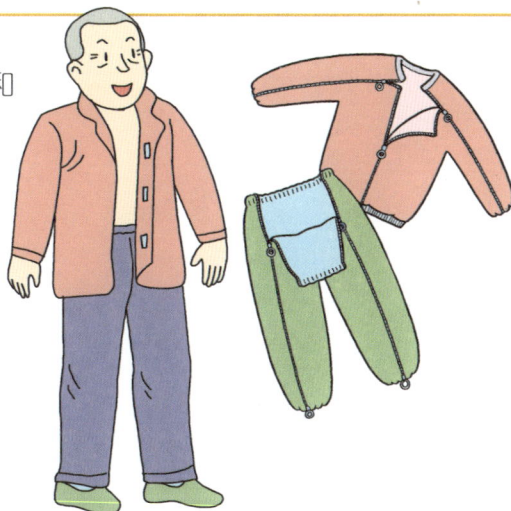

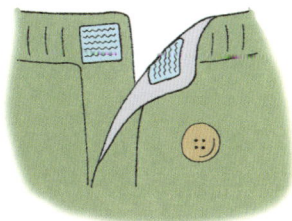

尼龙贴扣可取代纽扣

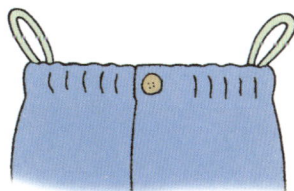

松紧带裤腰可缝上吊带，方便穿脱

6 移动的照护

生命在于运动，运动感知生命。长者一旦肌力衰退，则很难恢复。因此要延缓衰退，使长者尽可能地在可行的范围内，利用各种器具（如拐杖、扶手、轮椅等）尽量多运动。

运动使得活动范围扩大，户外的活动可以大大改善心情，提高生命质量，激励生活欲望。即使有偏瘫，行动不自如，也要将残存的肢体机能最大限度利用好。使用拐杖或者步行器等辅助移动器械，仍然可以移动身体。

令人担心的是，长者由于身残而放弃运动，因而引起肢体肌肉的失用性萎缩，进而骨质疏松，加速身体的衰弱，最终卧床不起。而卧床不起又进一步加速身体的虚弱，使心肺机能减退，导致肺部感染，加剧病情的恶化，进入可怕的恶性循环。

在日常生活中，从早到晚，起床、进食、排泄、散步、入浴等各种活动不可缺少移动。这些移动也可起到康复的功效。

本节中设想体弱长者离床下地活动，开始时依靠步行器锻炼，体力渐增后，改为扶拐杖行走，进而可离杖行走的良好愿景。对于无法恢复体力的长者，即使乘轮椅也可扩大活动范围、视野，这是非常有益的。

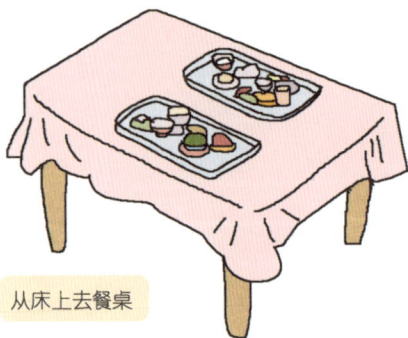
从床上去餐桌

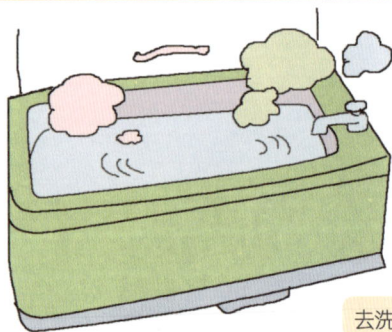
去洗浴

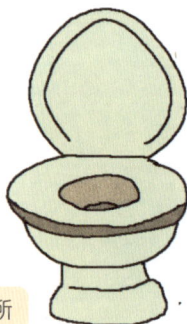
上厕所

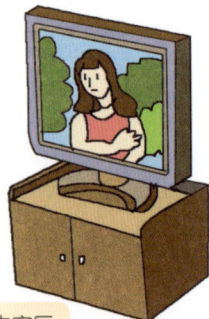
去客厅

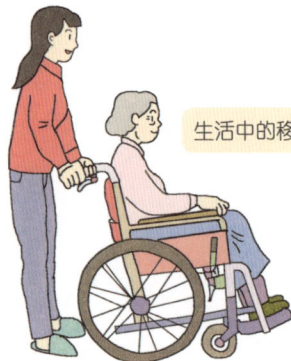
生活中的移动

💗 步行器的选择与利用

长者应尽量使用辅助步行器械独立行走，积极地增加步行或移动的机会，增强体力体能，减轻对照护的依赖程度。选择适宜的步行辅助器械十分必要。

步行辅助车

可用于搬运物品，购物时使用，有带或不带椅子的两种选择，可根据需要选用。但是要注意步态不稳的长者禁用。

选择注意点：

- 步行时脚不会碰到车。
- 车扶手的高度适宜。
- 扶手位置较后轮更靠近身体。
- 椅座的大小与高度适宜。
- 前轮较大或者为双轮。
- 车闸在后轮而非前轮。

扶手的高度：
高度不合适不便行走

扶手的位置：
在后轮正上方会妨碍步行，使人容易摔倒

手闸：
闸太灵反而不好操控

前轮的尺寸：
前轮太小会嵌入路面的沟坎

座位高度：
座位稍高，起身时省力

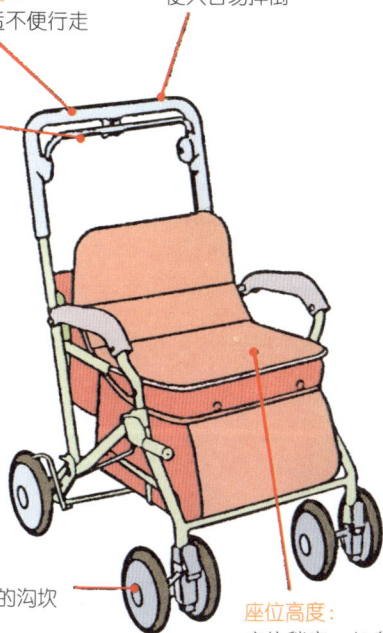

抬举型步行器

步行器适于腰腿力弱和走路摇晃的长者。使用者双手抬起步行器，向前移动一步的距离，身体依托步行器迈进。上肢麻痹或力弱者不宜使用。此外在凹凸不平及有高低交错的地面也不适用。

除了抬举型外，还有带滑轮型的步行器，依使用者的身体状态、能安全使用为原则来选择。

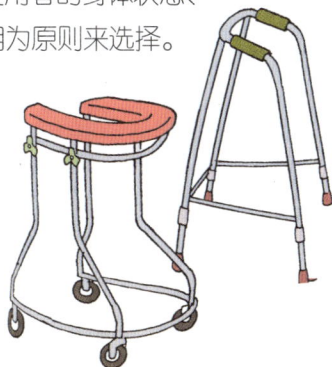

握手柄：
好握捏，易抬起，防滑脱

框架：
轻便结实

足端：
安稳橡胶脚套结实

高度：
与长者身高匹配，可调节

155

♥ 利用抬举型步行器步行

自理 自己利用抬举型步行器步行

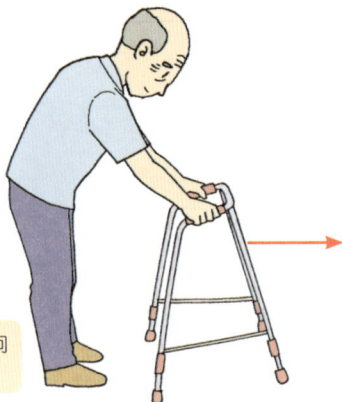

① 将步行器向前方推出

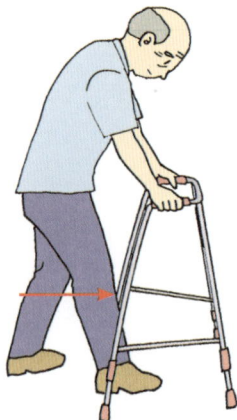

② 一侧脚向前迈出

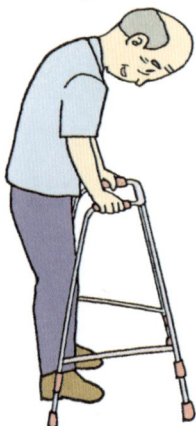

③ 另一侧脚跟上，两脚并排

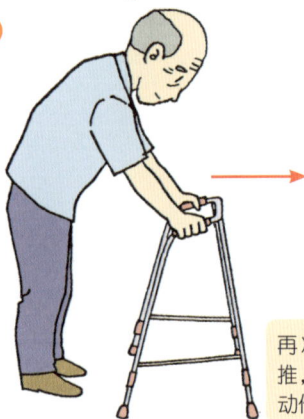

④ 再将步行器前推，重复以上动作

半护理 在照护下利用抬举型步行器步行

① 照护者在长者身后，轻轻支撑其腰部，配合呼吸，向前步行。

来，迈开步。

轻轻扶住腰部

长者将步行器向前方推出

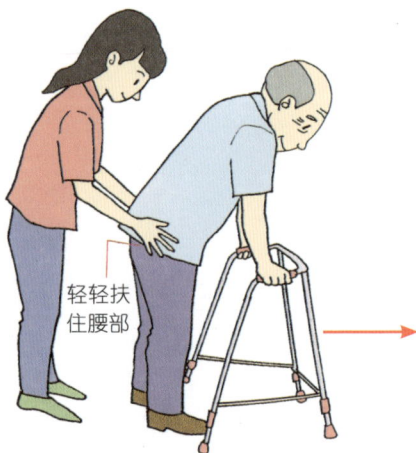

②

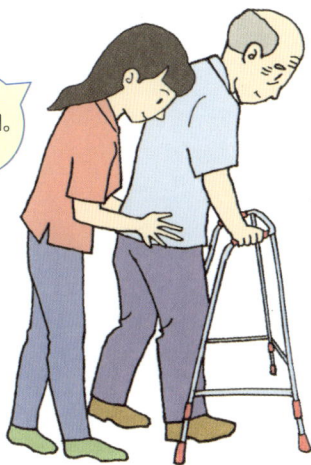

迈右脚。

轻扶腰部，出声鼓励

③ 照护者与长者同时迈同侧脚。

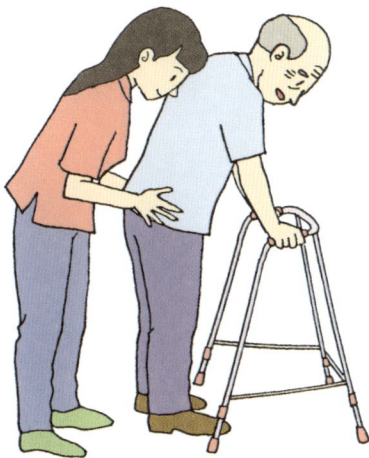

长者再迈后脚，照护者也迈同侧脚，
或仅扶住长者身体，稍分开距离

♥ 拐杖的选择与利用

　　拐杖适用于步行时轻度摇晃的长者。

拐杖的选择

　　T字型拐杖：易于抓握，有安定感。
手柄的角度易于发挥手腕的力量，形成
支撑身体的支点。手腕有力量的长者适
用。

　　前臂固定型拐杖：手柄上部有套环
使拐杖固定于前臂，两点固定支撑，适
用于手腕力量较弱，或骨折后腿力较弱
的长者。

　　多脚式拐杖：4个着地点使得着地面
积宽广，增加了稳定性，即使支撑全部
体重也不会轻易跌倒。适用于步行不稳
定的长者。

T字型使用最广

普通拐杖

前臂固定型

多脚式

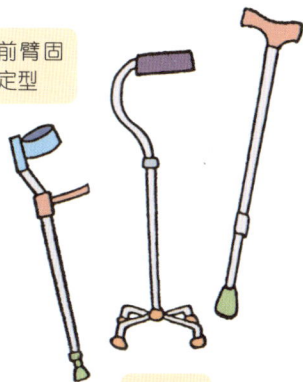

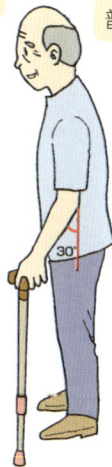

30°

拐杖的适宜长度

　　使用者直立，握住手柄，将拐杖着
地端放在足前方15 cm处，使肘部大约
成30°屈曲角度时，是拐杖的适宜长度。
如果长者腰部弯曲，则即使大于30°，
也应选稍高些的拐杖，步行才感舒适。

自理 **并步行走**

走路晃动较大的长者，先从并步行走开始练习。照护者在长者后方近侧看护，与长者迈同侧腿，前进。

① 健侧手握住拐杖。

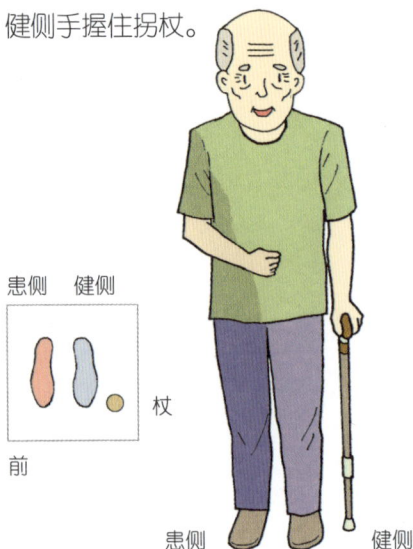

患侧 健侧

杖

前

患侧　　　健侧

② 肢体未动，拐杖先推出。

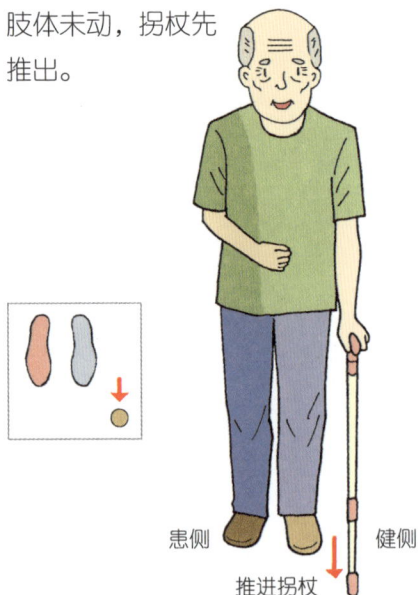

患侧　　　健侧

推进拐杖

③ 拐杖落实在地面稳妥后，患侧腿向前迈出。

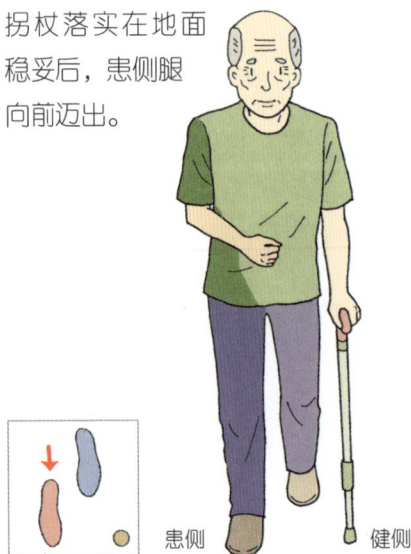

患侧　　　健侧

④ 重心由拐杖支撑着，健侧腿迈出，与先迈出的患腿并排，恢复到**①**。之后循着**②③④→②③④**的顺序重复迈步前行。

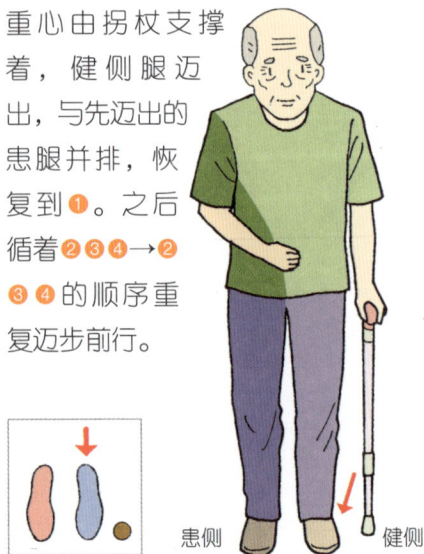

患侧　　　健侧

自理 **交叉步行走**

　　并步行走练习得较熟练后，可挑战交叉步行走，但动作要慢，不要急躁，要慎重以免有失。步行前，握稳拐杖以健侧腿支撑，患侧腿和拐杖同时向前推进。健侧腿步幅稍大，向前迈出。之后重复❷❸，前行。

❶ 步行开始前的姿势。

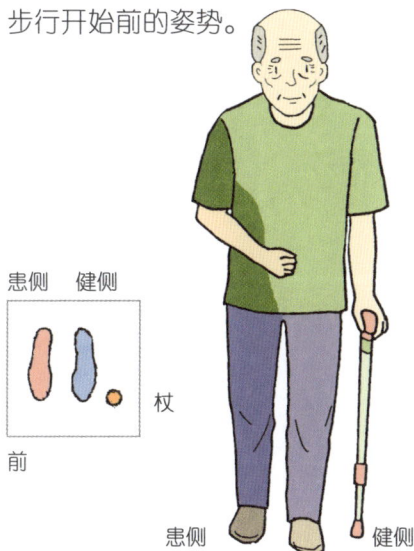

患侧　健侧

杖

前

患侧　　　　健侧

❷ 患侧与拐杖同时推出。

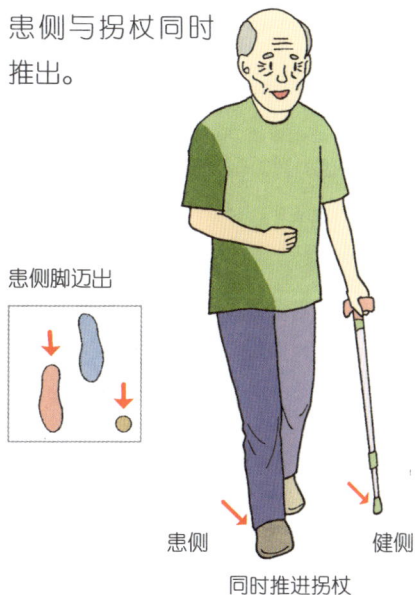

患侧脚迈出

患侧　　　　健侧

同时推进拐杖

❸ 健侧脚向前迈出后，❷→❸、❷→❸重复迈步。

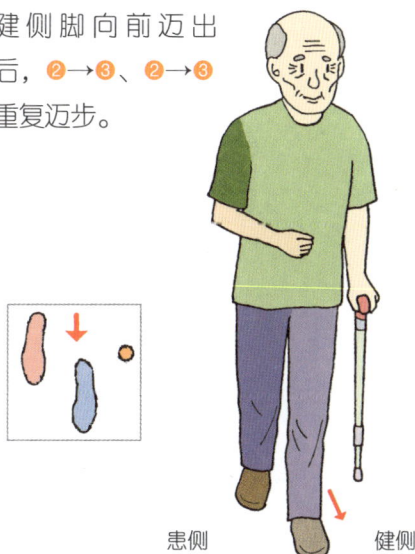

患侧　　　　健侧

半 护理 照护下的扶杖步行

诀窍

- 人行走时会左右摇摆，照护时也要随之左右轻摇前行。
- 扶持的手不能摇晃，要强有力而平稳。

- 步行不稳定的人，即使有照护也会紧张。要尽量让长者安心。

方法

① 正常人步行时如果腰部固定，则走起来很别扭。因为走路时重心在左右脚间交替转移，所以轻微左右摇晃，才能平稳前行。因此在照护长者步行时，也要使长者有节奏地轻微左右晃动，才能顺利向前行走。

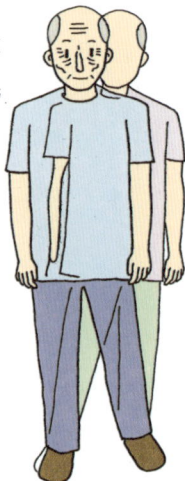

② 扶住身体。扶杖行走照护时，照护者与长者紧贴，一手扶住腋下，另一手握紧手或肘部。一般照护者站在长者偏瘫侧，握住长者的力度要适中，过度用力紧握，会使长者紧张，所以动作自然轻柔最理想。

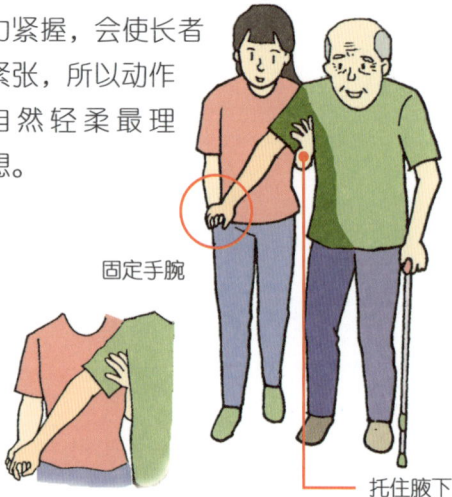

固定手腕

托住腋下

③ 长者出右脚，身体可向右轻度倾斜。照护者也出右脚，此时照护者也会稍右倾，连带长者也会轻微向右倾。如此重心会顺利地转向右脚，步行可顺畅进行。

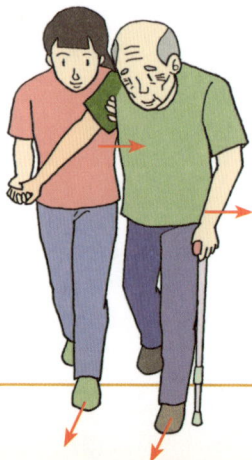

④ 长者迈左脚，身体稍向左倾斜。照护者同时也出左脚，此时连带长者身体轻微向左晃动，重心转移到左脚。如此反复行进。照护者步幅与长者步幅相配合。

照护者可以边走边出声（1——2、1——2）鼓励长者坚持。

1——2，
1——2……

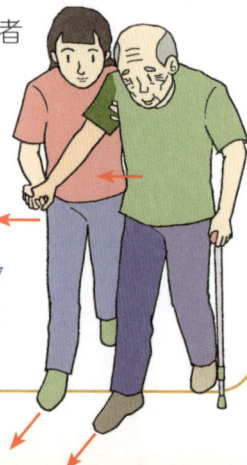

全 护理 ♥ 无杖行走的照护

平地行走
托肘行走

　　双手相互扶抱。照护者托住长者双肘部，使其站稳。长者麻痹侧的脚先缓慢迈出，面对面的照护者同侧脚后退。为了不摇晃，照护者两上臂夹紧，平稳支撑。

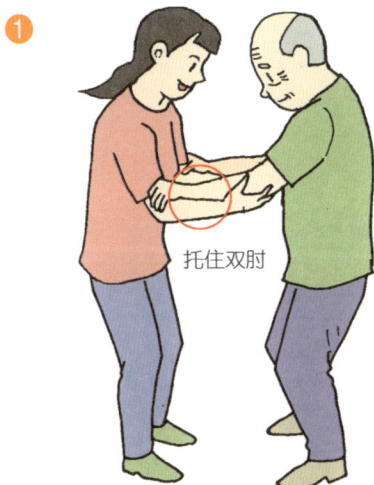

❶

托住双肘

照护者与长者面对面，手扶手，同侧脚共进退。两人双前臂紧贴，照护者托起对方双肘，站立

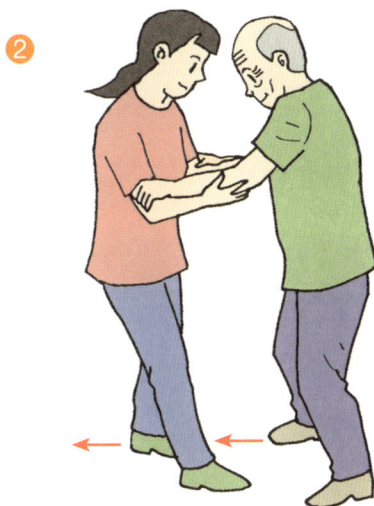

❷

照护者边出声引导，边与长者行进。站稳后，长者患侧脚先迈出，照护者同侧脚向后退

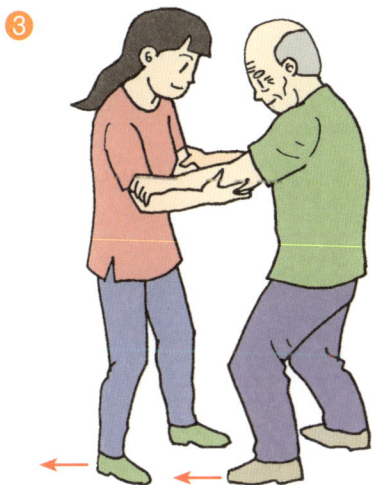

❸

另一侧脚迈出，照护者同侧脚后退，如此反复

全▸▸▸**护理** 抱肩而行

照护更虚弱的人，可以抱肩步行，并且为消除高龄者常有的恐惧感，照护者可出声指挥，以使长者放松。

①

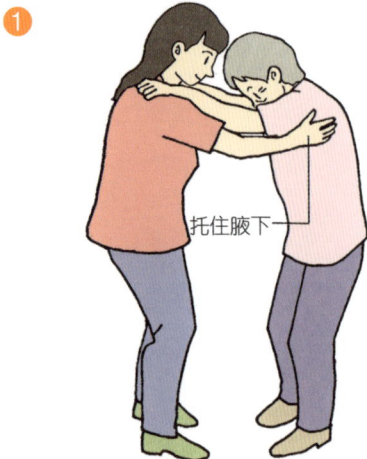

托住腋下

长者双手搭在照护者肩头，照护者双手托扶在长者腋下，站稳

②

先伸右脚。

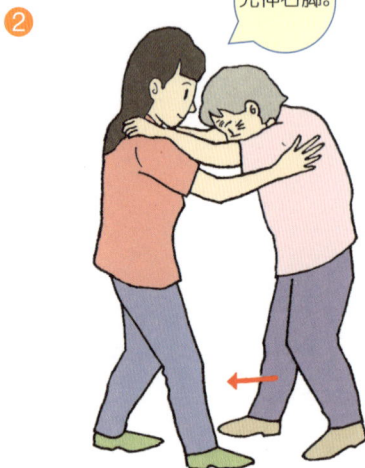

同侧腿进退

③

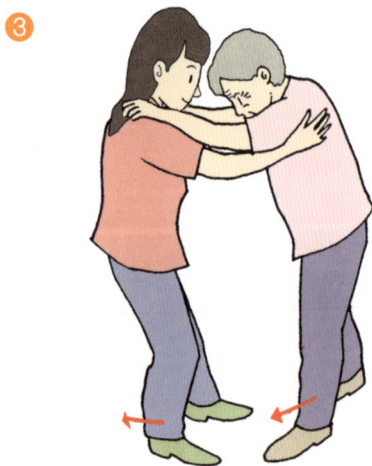

另一侧同侧腿进退，如此反复

照护个子较矮的长者

照护者稍屈腿，放低肩部，使长者从容抱扶照护者肩头，照护者仍抬扶长者腋下。

对个矮的长者，照护者放低身

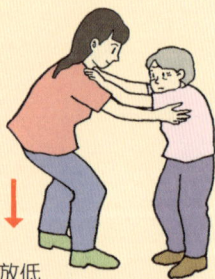

腰放低

体，双手扶着长者双手，或者照护者屈身与长者双臂相扶，同侧脚共进退步行。

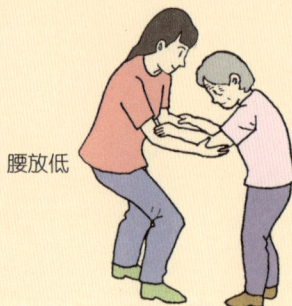

腰放低

上下台阶

- 基本健全者可一步一台阶，稍有残疾者可两步一台阶，较为安全。
- 独立上台阶时，健侧脚先行，下台阶时，患侧脚先行。
- 上下台阶时，照护者总在长者下方辅助其上下。

自理 上台阶

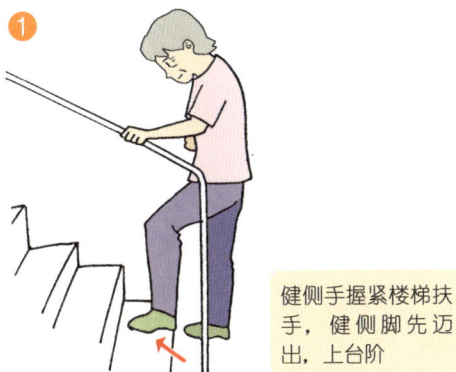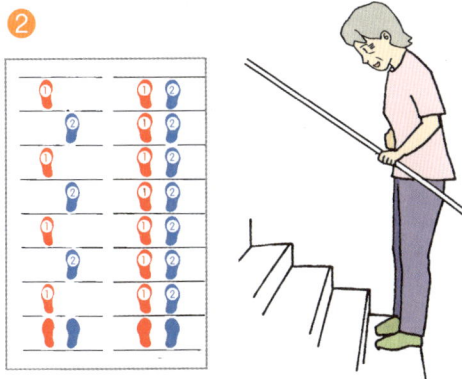

健侧手握紧楼梯扶手，健侧脚先迈出，上台阶

重心移向先迈出的健侧腿，患侧脚提起，与先迈出的健侧脚在台阶上并排。之后重复 ❶→❷→❶→❷ 的步骤，逐步上台阶

下台阶

有偏瘫的长者，下台阶时，如果麻痹足难以迈出，可将脚趾放在台阶边缘，以方便向下移动。

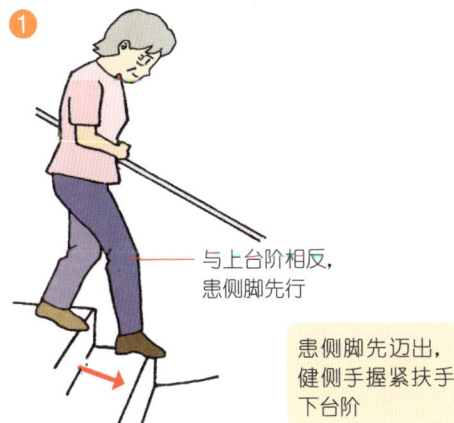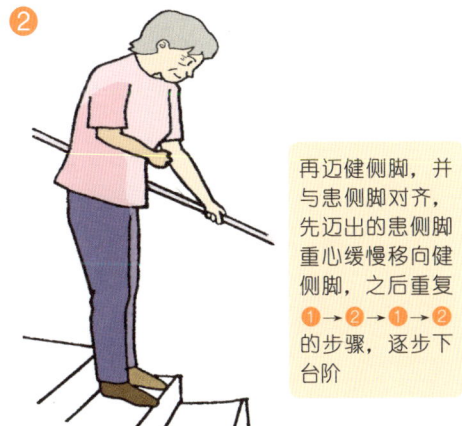

与上台阶相反，患侧脚先行

患侧脚先迈出，健侧手握紧扶手下台阶

再迈健侧脚，并与患侧脚对齐，先迈出的患侧脚重心缓慢移向健侧脚，之后重复 ❶→❷→❶→❷ 的步骤，逐步下台阶

163

半护理

上台阶

长者如独立上台阶，照护者应在后下方，双手托住对方腰部。长者双腿前后呈弓字步，才能有力支撑。

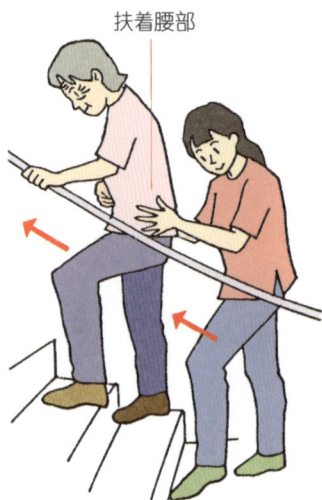

扶着腰部

下台阶

长者如独立下台阶，照护者在前下方，双手托住长者腋部，使其双腿前后呈弓字步，才能有力支撑。

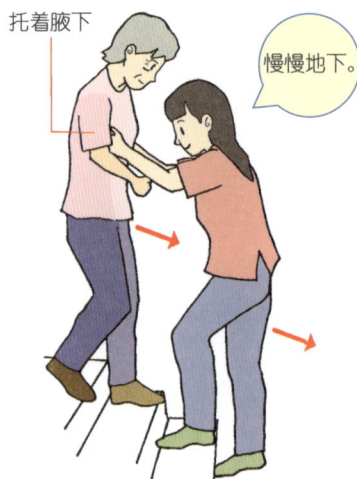

托着腋下

慢慢地下。

♥ 床、椅子与轮椅之间的移动

轮椅的基本操作

操作前须确认的事项

轮胎有气没气，轮闸、手闸灵不灵。

打开轮椅

启动两侧轮闸，握住两边扶手向两侧推开座椅，左右两侧向下压，使座椅面完全张开，放下踏脚板。

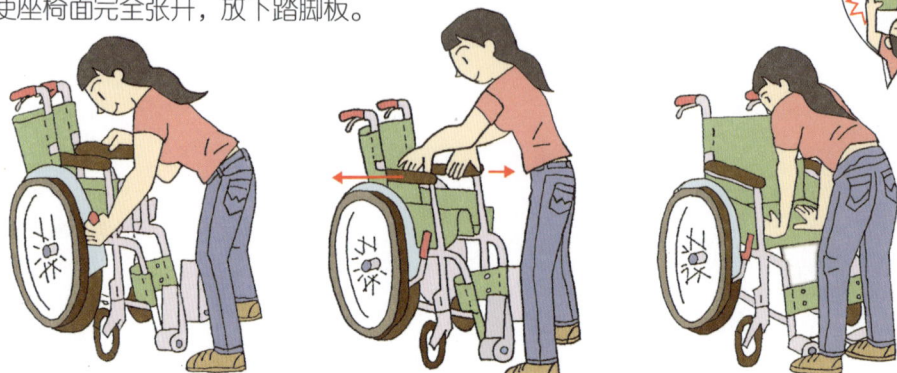

小心夹手

收起轮椅

启动两侧轮闸，向上收起踏脚板。提起座椅中间，两侧车轮会向中间收紧。将两侧扶手向中央合并，使轮椅处于收拢状态。

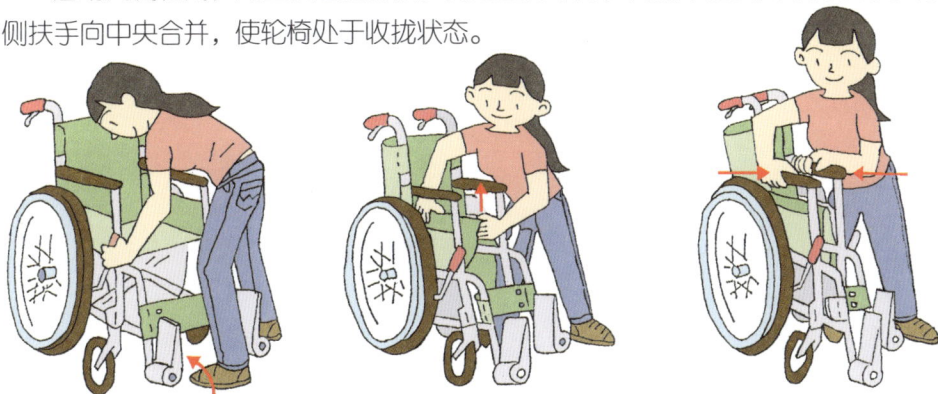

全 护理 操作要点

照护型轮椅

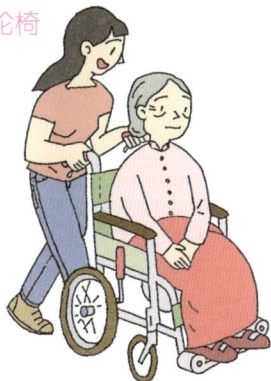

推轮椅时 两手握住把手，缓慢推动
转弯时 向右转时，右侧不动，轻推左侧，轮椅可转向；反之亦然

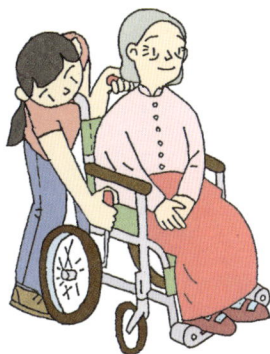

拉闸时 站在轮椅后方，一手扶住轮椅车把，另一手从后方拉闸。对侧亦然

自走式轮椅

长者身体深坐在轮椅上，使得双手从容接触手动轮圈，穿着衣袖不易卷进车轮的衣服

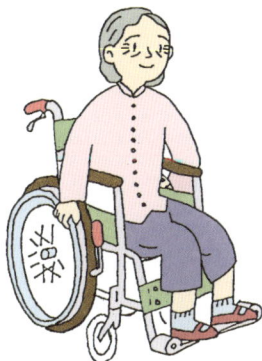

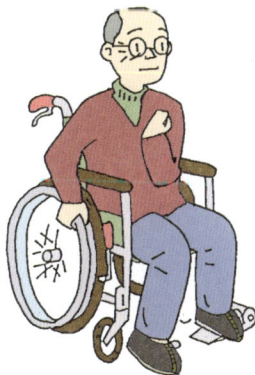

有偏瘫时，健侧手转动手动轮圈，健侧脚在地面滑动前进。转向时也靠健侧脚掌握方向。患侧脚放置在踏脚板上。健侧踏脚板收起，或卸下

轮椅和床间的移动

放置角度

　　床与轮椅间成30°角放置。

　　床边安装照护用扶手，则即使长者有偏瘫，也能独立在轮椅和床之间移动。

　　轮椅的脚垫抬起，必须合上轮闸，使轮椅不会轻易移动。

　　从床向轮椅移动时，轮椅与床间的放置方式在独立和有护理的情况下，都相同，即臀部移动的距离越短，越安全

平稳。轮椅放在床的正面时，臀部移动的距离较长，不方便。

　　轮椅平行紧贴床边时，轮椅的贴床侧车轮与床之间形成空隙，臀部移动时会有跌落的危险。最适宜的位置是床与轮椅成30°角靠近床边。此位置臀部的移动距离最短，也就最安全。

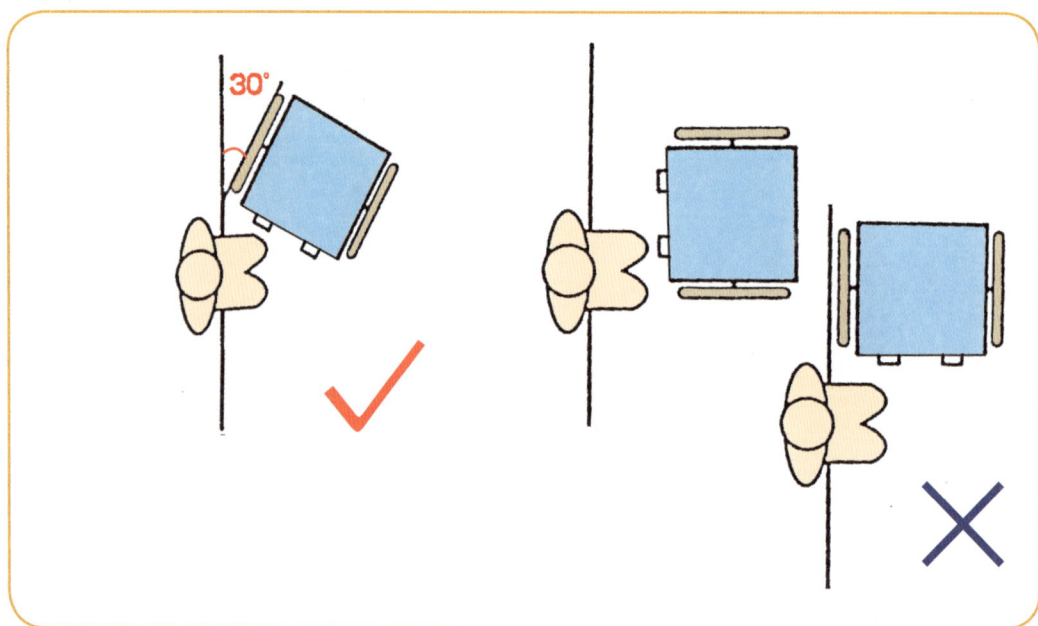

一般情况下的移动

　　从床上向轮椅移动时，由健侧向轮椅起身移动。由轮椅向床上移动时，也是健侧先向床边移动。

　　以长者右侧偏瘫为例，长者坐在床边时，轮椅置于长者左侧（健侧），从左

侧移动上轮椅。下轮椅时，也是左侧（健侧）靠近床边，再移动上床。在轮椅和床之间移动时，一定要收起垫脚踏板，拉紧轮闸，保证移动安全。

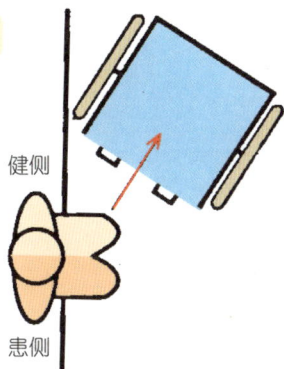

下床时

健侧

患侧

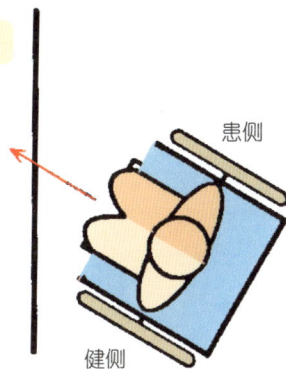

上床时

患侧

健侧

自理 乘轮椅时

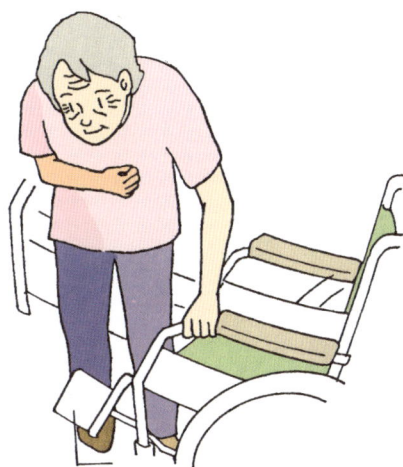

❶

健侧手握紧轮椅扶手，一旦站稳后，腿伸进垫脚踏板之间，健侧手握住轮椅的健侧扶手

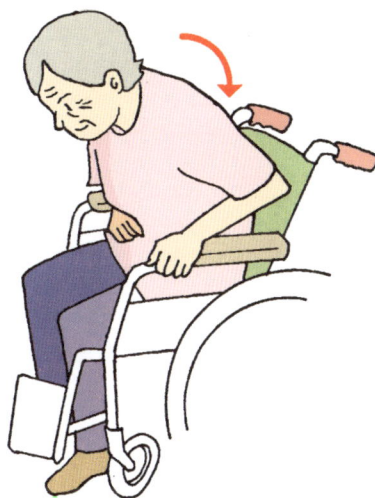

❷

转动腰部，臀部向座椅面坐下，此时健侧手握紧扶手不要放松

自理 下轮椅时

1

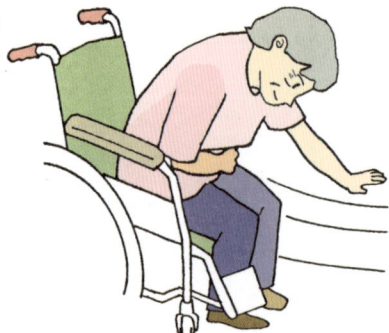

健侧手扶住床边。健侧靠近床边，如果床边有围栏，则手握紧围栏

2

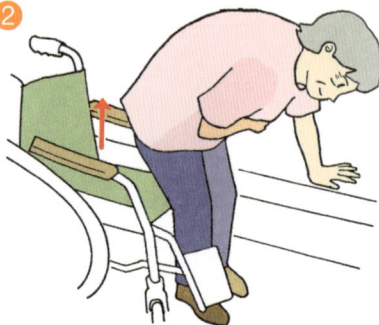

抬腰起身。健侧手支撑体重，腰部抬起

3

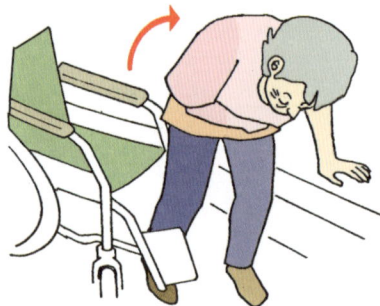

转体。一旦站稳后，臀部向床边转移，缓慢坐到床上

依托扶手，在轮椅和床间的移动

依照上图的方式轮椅和床之间需要较大的回旋空间。一般家庭空间较小时，可在床边设置照护扶手，如此可以将轮椅贴靠床边，长者在床和轮椅之间移动。

自理 下床乘轮椅时

1

照护扶手

患侧

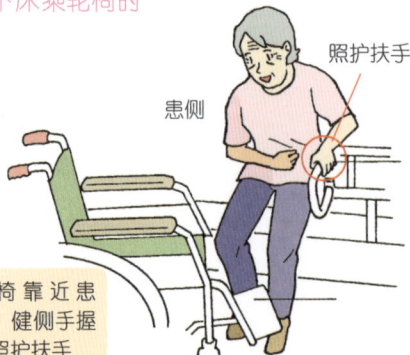

轮椅靠近患侧，健侧手握住照护扶手

2

抬腰

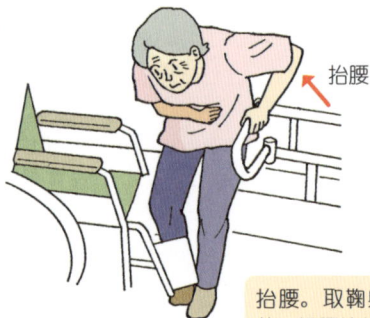

抬腰。取鞠躬姿势，提腰站起

③

坐下

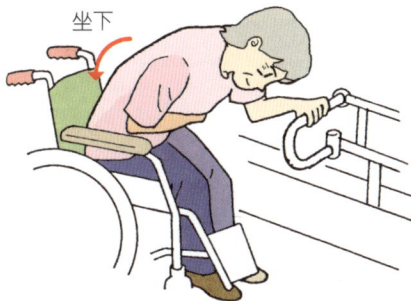

站稳后，转体，臀部缓慢坐在轮椅椅面上

理 **离开轮椅上床**

①

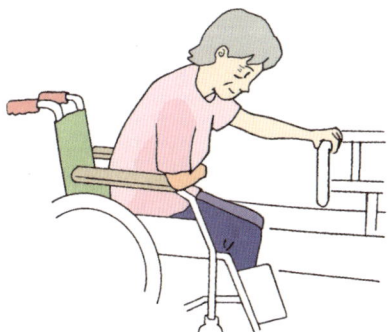

健侧贴近床边，健侧手握住照护扶手

②

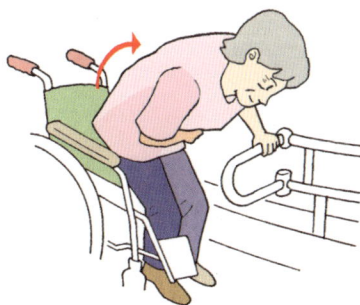

如鞠躬姿势，重心前倾，抬起臀部，直起腰

③

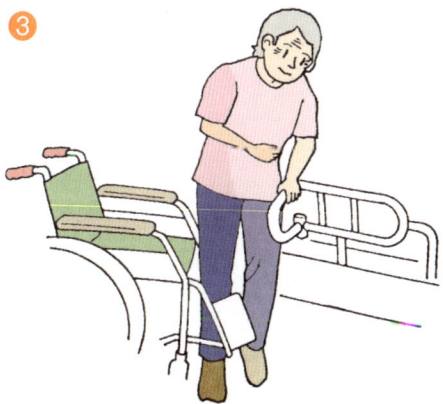

站稳后，转体，臀部转向床边，缓慢坐在床上

注意：

轮椅靠近床边，抬起靠床侧的轮椅扶手，轮椅椅面和床面在相同高度。健侧手握住照护扶手，腰部稍抬，臀部向床或轮椅滑动，移动完成。这样移动的前提是轮椅一定要落下轮闸，保证轮椅在长者移动时不动。

轮椅扶手可以拆卸时

①

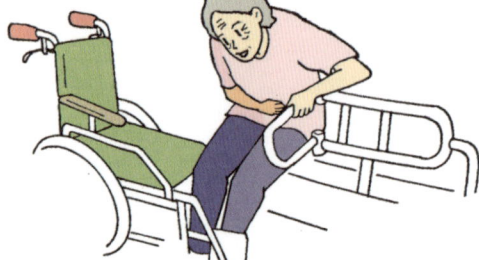

托肘扶手可以抬起的轮椅可使长者不用站起，即可在轮椅和床之间移动臀部

②

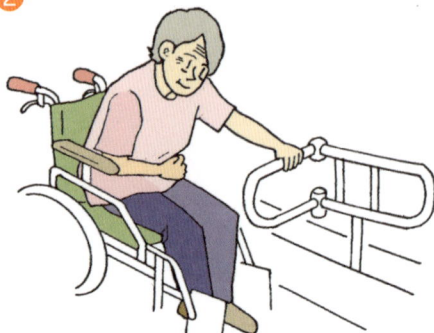

腰部转向轮椅或床面

全护理 在照护下轮椅和床之间的移动

下床乘轮椅

同独立移动一样，轮椅和床边角度为30°。乘轮椅时使轮椅靠近长者健侧的床边。从轮椅到床上时，健侧靠近床边。

①

1、2、3。

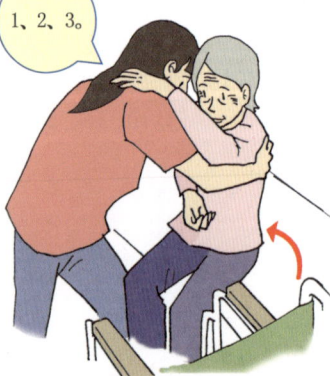

照护者摆好两脚位置。接近坐在床边的长者，如图一腿向前贴着长者患侧，另一腿在后成弓字步，这样双腿可以用上力。要尽量靠近长者，才不会加重腰部负荷

②

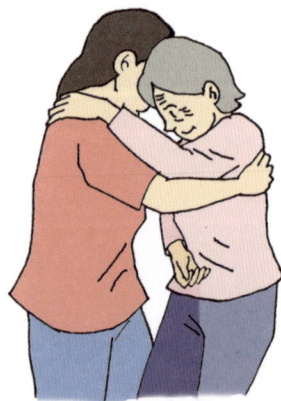

长者健侧手搭在照护者肩头，照护者用手托住其腋下，使长者呈鞠躬状前倾，借力站起

③ 鞠躬向前。

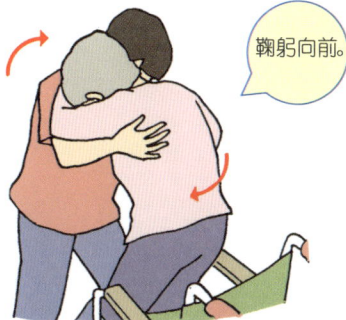

转体支撑着长者向轮椅转身

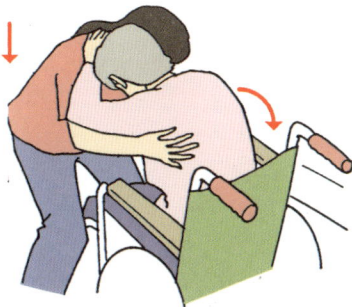

④ 保持紧贴长者的姿势，一同降低身体，使长者缓慢坐在轮椅上

下轮椅上床

① 1、2、3。

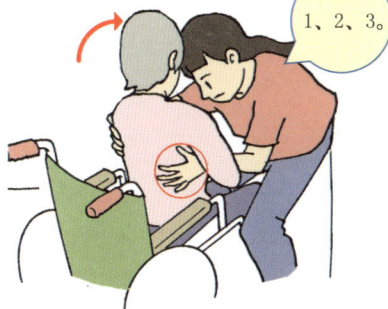

长者健侧靠近床边，与乘轮椅时相反，照护者放低腰身，双手托住长者两腋，紧靠长者，扶其站立

② 好，坐下了。

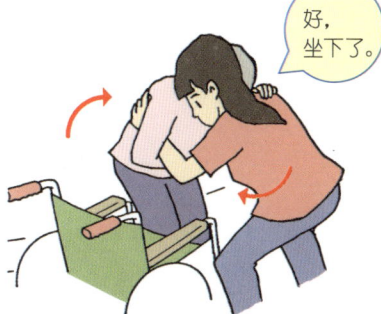

使长者转身背向床边，一同降低腰身，使长者缓慢坐在床上

注意：

移动前，调节床的高度。

照护者应贴近长者，以免用力时照护者扭伤腰部。照护者要先找好站的正确位置，再移动长者。

使长者站立时，照护者出声"1、2、3"来调整与长者的动作，使移动平稳顺利。

♥ 利用轮椅的移动

　　长者在乘轮椅移动时，常有不安感。照护者要设身处地地为长者着想，不时出声告知移动中的情况，使其放心。

全 护理 乘轮椅上下台阶

上台阶

1

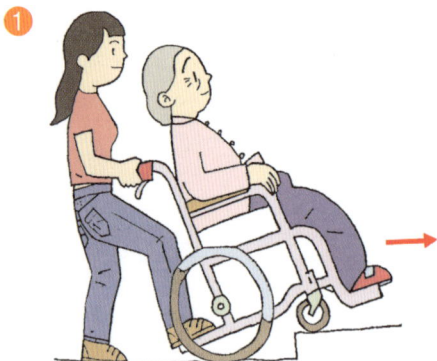

当轮椅的前轮触及台阶时，开始操作。双手握住轮椅把手向后轻拉。单足踏下轮椅翘板，同时向前推轮椅，轮椅前轮翘起。

2

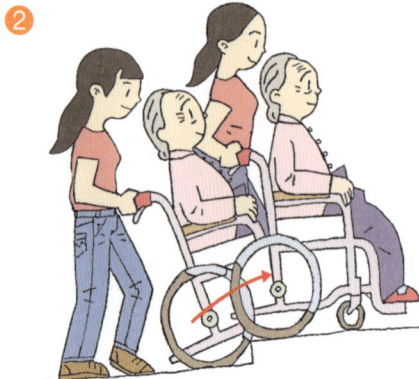

后轮抵达台阶时双手向上抬起后轮，同时向前推，使后轮跃上台阶

下台阶

1

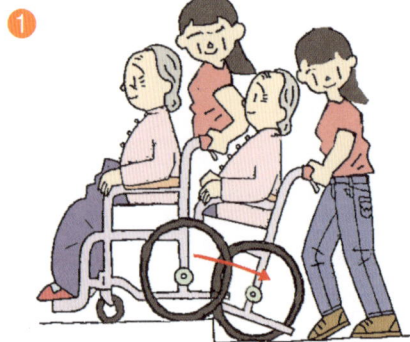

长者背朝下台阶方向，由后轮开始下台阶

2

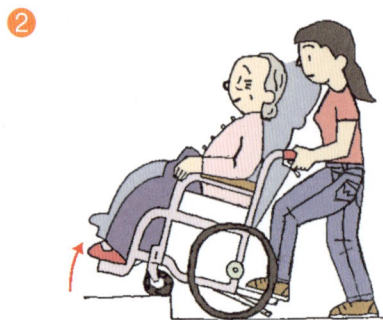

前轮抵达台阶边缘时，双手握住把手向后轻拉，单足踩下轮椅翘板，轮椅向前推，使得前轮翘起

3

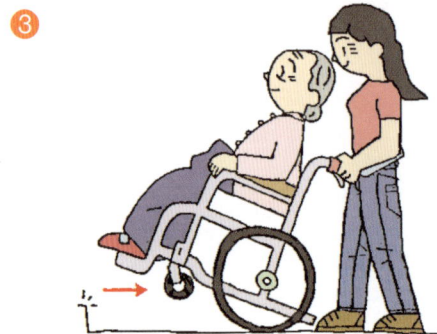

进一步向后拉轮椅，到长者脚不会触及台阶边缘时，缓慢放下前轮

注意：

❶

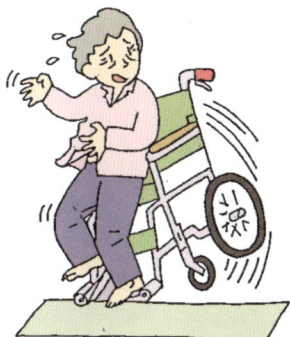

轮椅未收起踏脚板，长者就踩着踏板站起，很容易使后轮翘起而跌倒

❷

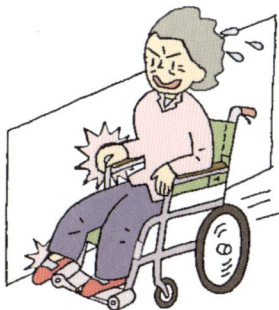

轮椅过于接近墙壁，有时会划伤长者的手脚

❸

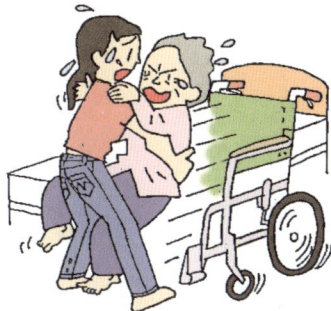

长者移动中轮椅因为轮闸未能刹紧而滚动，导致长者跌倒

❹

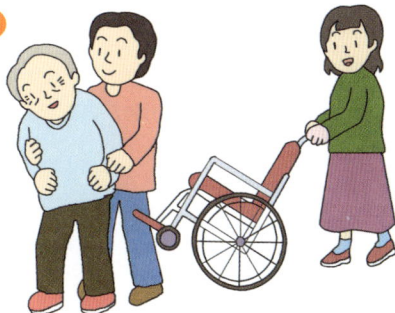

在有坡度的地方，如果不刹轮闸，就不能松手，以免载人的轮椅自由滑行，发生危险

全护理 乘轮椅上下坡

❶

上坡 照护者上半身前倾，以身体支撑轮椅，缓慢推进

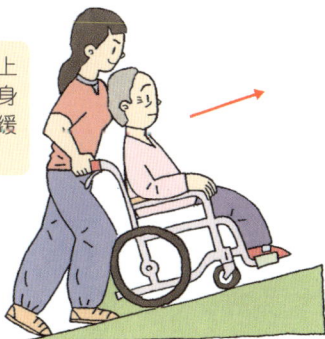

❷

下坡 双手拉住把手，缓慢下行。如果有安全带，可以给长者系上

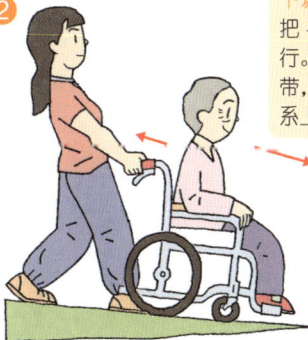

注意:

　　如果坡度较陡,可使轮椅掉头,长者背朝下坡方向。照护者双手握住把手,用身体顶住轮椅,或者轻刹手闸,缓慢倒退下行。

　　道路不平颠簸时,踩下轮椅翘板,使前轮抬起,以后轮前行,直到路面平整处,再放下前轮。

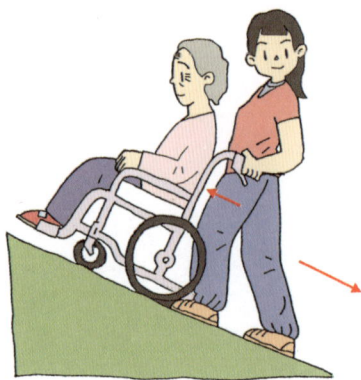

全护理 **越过浅沟**

1

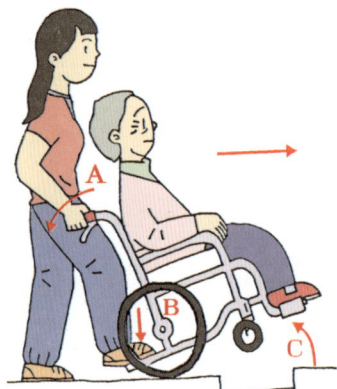

抬起前轮,前行

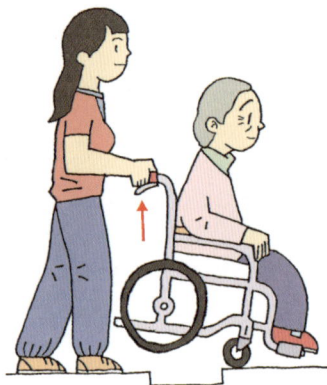

2

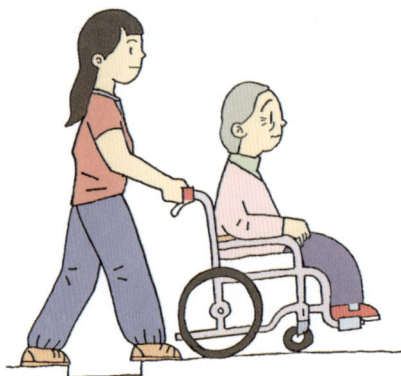

越过浅沟后,放下后轮

♥ 轮椅与汽车间的移动

自理 上车

轮椅和汽车间的移动，要求在车门全开，有较大空间时进行，并且周边不要有来往车辆。从轮椅到车内，长者要抓住车上的依托点，抬起腰身。一般以车门的把手或门框作为支点，站起身来。如果长者扶住车门，则要有人固定车门，并严防手被车门夹伤。

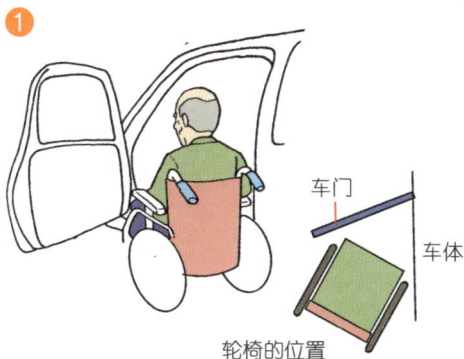

①

轮椅的位置

车门

车体

轮椅和车的角度以30°为宜。一定要刹住轮椅的轮闸

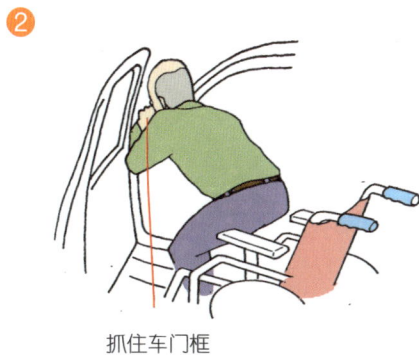

②

抓住车门框

为了方便起身，臀部向前挪动，双脚可触地时，手抓住车门框，起身

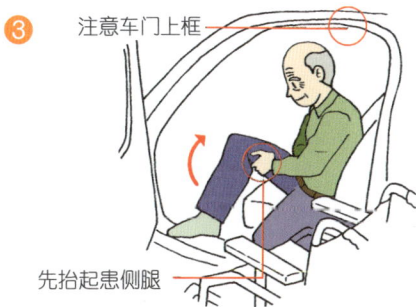

③

注意车门上框

先抬起患侧腿

缓慢坐在车座位上，注意头部不要碰撞到车门框。坐好后，如有瘫痪，用手把瘫痪的腿抬进车内

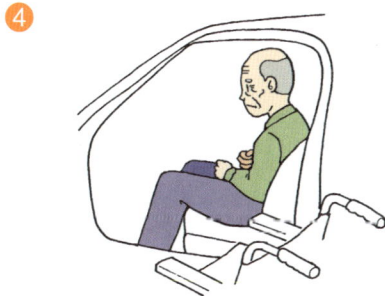

④

坐稳后，司机移去轮椅，帮长者系好安全带，确认长者肢体都已进入车内，缓慢关闭车门

自理 下车

①

放下患侧腿

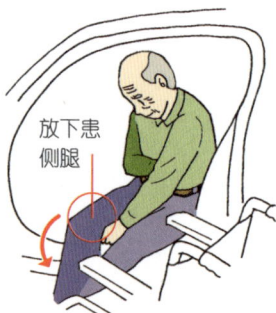

脚伸出车外。身体转向车外方，臀部挪动到座椅边缘，有偏瘫时，健侧手抬起患侧腿放到车外

②

取鞠躬的姿势

手扶住轮椅扶手

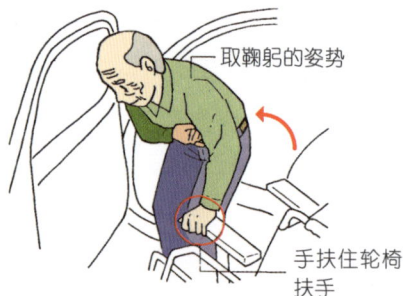

注意头部不要碰到车门框，右侧偏瘫者左手扶住轮椅扶手，左侧偏瘫者右手扶住车门把手，此时照护者固定车门。身体前倾起身，缓慢转体，臀部坐在轮椅上

注意：

上下车之前，首先停稳车，在车门可以开到最大限度的较宽敞的地方上下车，周边不要有来往车辆。

轮椅尽可能贴近汽车，确认轮椅的轮闸已经合上后，长者再从车里移到轮椅上。

下车时手抓住车门框，抬起腰，移动臀部坐到轮椅上。此时注意头不要碰到车门框。

全护理 上车

①

1、2、3。

抓住腰带

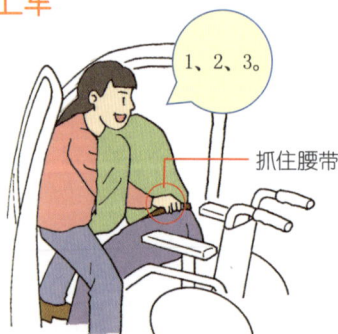

车门全打开。照护者推轮椅到车门与车身之间。照护者抓住长者后腰的腰带或裤腰，身体与长者紧贴，照护者起身同时带动长者起身

②

小心别碰着头。

手托着肩部

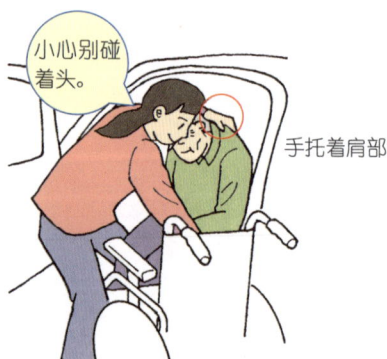

把长者放进汽车座位。护着长者的头顶，转体，将长者放在车座椅上

❸

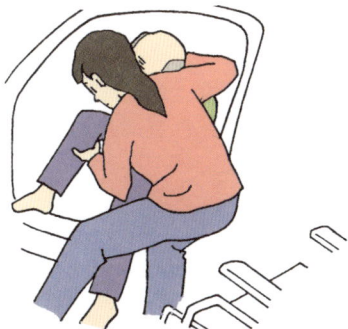

右手扶住长者肩部，左手抬起长者腿部，放进车内。坐稳后，给长者系紧安全带。确认长者手和头的位置后，轻关车门

❹

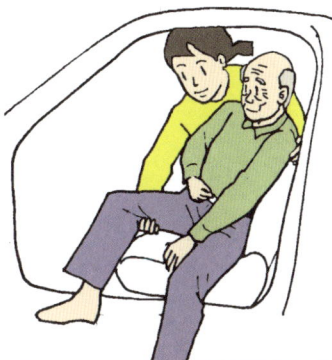

有两人照护时，一人将长者搬到车座椅上，另一人从驾驶座帮助把长者拉进车内

全 护理 下车

❶

一手抱肩，一手抓住腰带

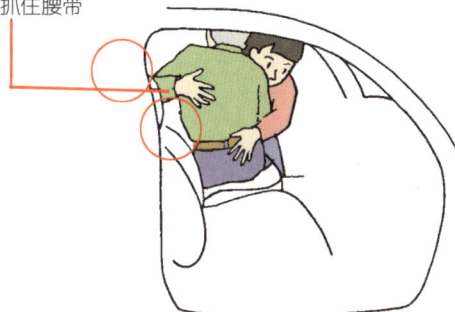

支撑身体。长者的手臂搭在照护者肩上，照护者同侧手扶紧长者肩头，另一手从下后方抓住长者背后的腰带，与长者紧贴

❷

抱紧肩部。

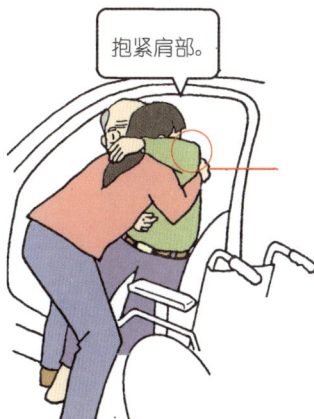

使长者立起身后坐进轮椅。注意长者头部不要碰到车门框，照护者缓慢起身带动长者起身，转体背向轮椅，使长者站起后，放进轮椅座位

❸

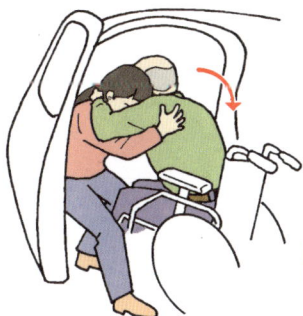

轻放在轮椅椅座上

注意:

长者需要完全照护时,尽可能两人照护,非迫不得已不要一个人照护。

此时需要更多的时间和更宽阔的空间,来完成操作。

给长者系上腰带,照护者通过腰带搬动长者会方便许多。

♥ 轮椅选择的原则

轮椅选择应视长者的状况、能力,使用场所而定。

- 长者能自立(自立型轮椅),或者要照护(照护型轮椅)。
- 每天使用时间长短。
- 轮椅搬运的次数。

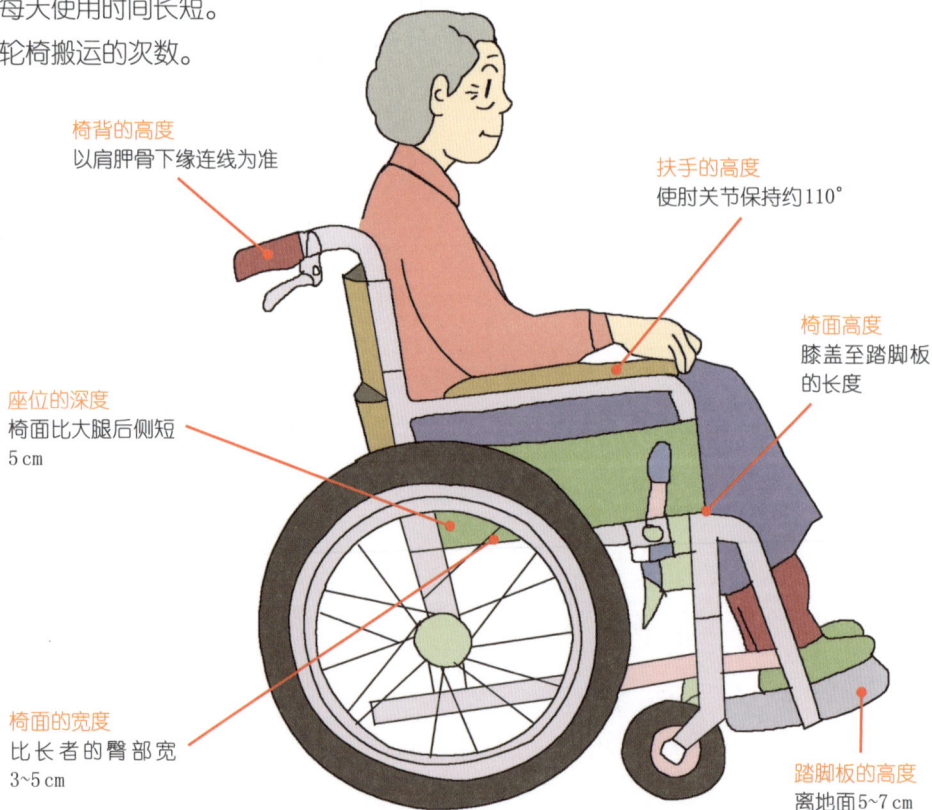

椅背的高度
以肩胛骨下缘连线为准

扶手的高度
使肘关节保持约110°

椅面高度
膝盖至踏脚板
的长度

座位的深度
椅面比大腿后侧短
5 cm

椅面的宽度
比长者的臀部宽
3~5 cm

踏脚板的高度
离地面5~7 cm

7 居家健康管理

希望居家养老的长者比例，在各国都超过80%。居家养老应当注意自主或在照护者帮助下的健康管理。

首先是对本人健康状况的观察记录，为自己在日常生活中的生命过程建立健康档案，以便早期发现身体异常情况，在就医时为医生提供诊治的重要参考依据。

其次是保持和增进身体健康水平，预防疾病的发生，即使得了常见病也病得轻，好得快。

♥ 身体情况的观察记录

呼吸、脉搏、血压、体温的测定对了解身体状况十分必要。每天在固定的时间测定，并将测得数值记录下来，对于了解身体状况的变化规律和发展趋势是必不可少的重要依据。

体温的测量

将腋下的汗擦拭干净后，把体温计前端抵住腋下中间，体温计向下倾斜约45°，夹紧大约10分钟后取出体温计观察。正常值为36~37℃。身体虚弱，卧床的长者，可用棉垫塞在腋下，帮助固定体温计，使其紧密接触身体，有偏瘫的长者可在健侧测量。

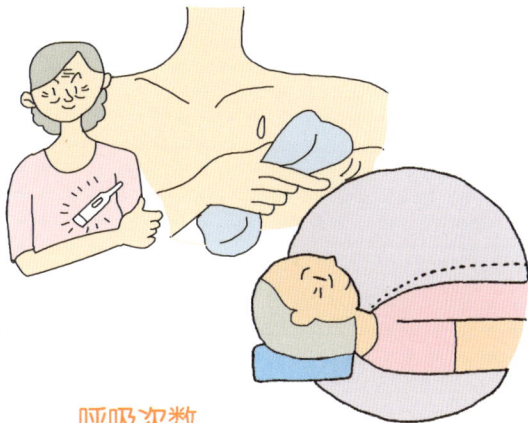

呼吸次数

观察长者胸部呼吸时的上下起伏，测量呼吸次数。正常范围是15~20次/分。

长者如果意识到被测量时，有时呼吸会加快，所以可以在测量脉搏时在长者不知不觉中顺便测量呼吸。同时注意呼吸音，有无哮鸣音或呼吸音粗重。

脉搏的测量

测量时手握长者腕部，食指、中指、无名指并排，轻按长者拇指根部一侧动脉，安静状态下至少计数半分钟到一分钟。注意长者脉搏的频率（一般在60~100次/分），感觉脉搏跳动的力度强弱、规律性（均匀或者不均匀，早搏、停顿）。

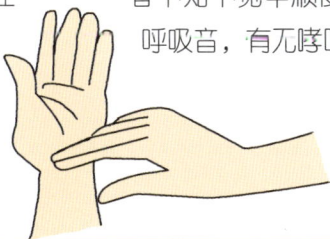

血压的测量

在安静放松的状态2~3分钟后测量。血压计袖带套在肘关节以上2~3cm，坐位时与心脏位置同高。一般每次测量3次，取最低值，或者测两次，取平均值为准。有偏瘫的长者，测量健侧。每天在同一时间，一般上午9时测量，必要时下午4时再测一次。

正常值范围：收缩压90~139 mmHg；舒张压60~89 mmHg。

测量血压要避开进食、沐浴和运动后1小时内，每天应当在同一时间测试。

尿便的观察

尿：尿量、尿色、排尿次数。正常的尿液呈淡黄色，清亮透明。

大便：便量、便色、形状、排便次数。正常大便呈土黄色，质地柔软，成形。

饮食的观察记录

包括进食量、食欲、饮水量。

每张表可记录一周的血压、脉搏、体温、呼吸的测量结果。各种数据分别以不同颜色的点表示，将点依次连接，可让一周的变化一目了然，包括进食情况、次数，进食量，食物性质种类，食欲，尿量、尿色、尿次数，便量、次数及形状。尿便的量用估计值，长者带有尿裤时，可测量尿裤重量。

身体状况观察记录表

血压 (mmHg)	脉搏 (次/分)	体温 (℃)	日/月 周一			日/月 周二			日/月 周三			日/月 周四			日/月 周五			日/月 周六			日/月 周日		
200	130	39	早	中	晚	早	中	晚	早	中	晚	早	中	晚	早	中	晚	早	中	晚	早	中	晚
180	120																							
160	110	38																						
140	100																							
120	90	37																						
100	80																							
80	70	36																						
60	60																							
40	50	35																						
体重 (kg)																							
进食量	多、中、少																						
饮水量																							
尿	次数、量、色																						
大便	次数、量、色																						
备注																							

一天中健康状况核查表

年　　月　　日

对人关系
□不听别人的意见
□听不懂别人讲的话
□自己的意见讲不出

排泄
□如厕次数多
□尿、便颜色改变
□尿、便失禁　　□便秘　□腹泻

咳嗽，痰
□咳嗽　　　□痰多　　□白色稀痰
□黄脓痰

意识状态
□不知怎么活着好
□不动脑子想事情
□健忘　　　　　□总重复讲过的事情
□言语少　　　　□易怒

面色
□面色发红，发烧
□苍白　　　　　□土灰

皮肤
□皮肤痒　　　　□干燥、无光泽
□浮肿，肿胀　　□外伤伤痕
□皮疹　　　　　□皮肤发红
□麻木　　　　　□疼痛

表情
□茫然冷漠　　　□无表情
□不会笑　　　　□表情阴暗

眼睛
□眼白发黄
□双目无光、无神
□眼睑眼袋浮肿
□眼屎多　　　　□怕见光，畏光
□流泪　　　　　□眼睛充血

腹部
□腹痛
□腹胀，放屁多或不放屁

语言，声音
□声音沙哑　　　□语音很弱
□口齿不清

耳朵
□耳朵对着说话人才听清
□耳屎，中耳炎流脓
□听不清楚
□耳鸣　　　　　□耳内疼痛

腿脚，步态
□站立或步行时摇晃
□不能站立　　　□小碎步

睡眠
□夜里睡不着　　□打鼾
□白天昏昏欲睡
□早醒，不能再睡
□睡眠质量差，没精神

鼻子
□鼻塞　　　　　□打喷嚏
□流鼻涕　　　　□嗅觉不灵
□流鼻血

关节
□肿胀　　　　　□疼痛
□强直　　　　　□不能动

动作，姿势
□反应迟钝，动作缓慢
□无精打采，不想动
□不安定

口腔
□有口臭，口气
□口腔炎　　　　□牙龈牙周炎
□嘴唇干燥　　　□舌苔薄白
□牙齿不洁　　　□义齿不合适

　　　　　　　　早　　　　　　晚
体温
脉搏
呼吸
血压
体重

食欲
□没有特别想吃的食物
□无食欲　　　　□吃饭不香
□进食中累了，不吃了

喉
□吞咽不好，易呛着
□咳嗽　　　　　□喉咙疼
□喉咙痒，异物感

备注

♥ 服药的方法与管理

正确服用方法

　　高龄者一般多病，服用的药物较多。由于他们常有视力减退，因而易服错药。认知障碍症者常会发生服药过量事故。即使对症服药，服用方法不对，也可加重毒副作用。为防止服药事故的发生，请注意以下事项：

- 看病开药时，一定告诉医生是否在服用其他药物，以免重复或药物冲突。

- 确认药物的种类和剂量。

- 服药时确认药物从包装取出，防止连包装服药引起不适。

- 忘记服药时，不要自作主张把忘记服的药物凑在一起补服，这样做可能因剂量过大而加重毒副作用。应当听医生的指导。

- 服药有效果时，不经医生同意不可擅自停药。

口服药医嘱缩略语含义对照表

缩 写	含 义	缩 写	含 义
qd	每天1次	qod	隔天1次
bid	每天2次	ac	饭前服
tid	每天3次	pc	饭后服
qid	每天4次	hs	睡前服
qh	每小时1次	am	上午服
q2h	每2小时1次	pm	下午服
q4h	每4小时1次	12n	中午12时服
q6h	每6小时1次	sos	有需要时服
qm	每天早晨1次	mn	午夜服
qn	每晚1次	po	经口服

遵守服药时间

- 隔一定时间服的药物。为了保持药物在血液中的浓度，每隔一定时间要服用，哪怕长者在睡觉，也要叫醒其服药。
- 顿服药，如抑制疼痛发作的药物，在有必要时服用。
- 饭前服药。饭前30分钟服药，胃空之时药效易于发挥的药，多是降低血糖值、止呕、增进食欲的药物。
- 饭后服用对胃有刺激的药物，饭后30分钟以内，胃中残留食物时服用。
- 饭间服用的药物，为防止胃内食物影响药物吸收，在饭后2~3小时服用。
- 睡前服用睡眠中或早晨生效的药物。便秘药如果夜间忘记服用，也可以清早空腹服用。

严守服药剂量

服药量并非越多越好，应当严守服药剂量。因为忘记服用后把漏服剂量追加一并服用，常引发危险，不可为之。

对于有吞咽困难的长者，与医师商量更改剂型，使用增稠剂，或使药物变成糊状，便于安全服用。

药物易于服用的窍门

口服液

加入增稠剂使之成糊状，和果冻、布丁混合。味苦的药可以混合白糖等减弱苦味。

粉剂

将药物包裹在米纸内或和布丁、果冻混合，或与增稠剂及少量水混合后置于舌后方。

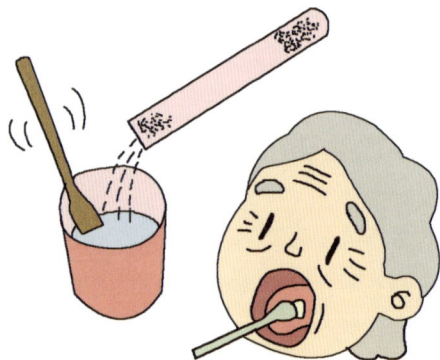

片剂、胶囊剂

如果难以吞咽胶囊或片剂，与医生商讨改变剂型（片剂改粉剂）。

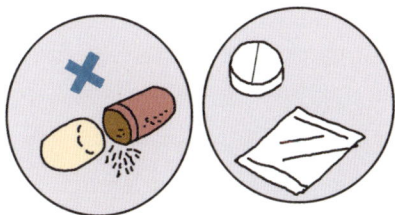

舌下含服的药物

舌下含服的药物是经过舌下静脉吸收的药物。药物放置于舌下，慢慢溶化吸收。注意不要使长者喝水或吞服。

数药同服时，要与医师商量。医院开出的药物和市售药物并用时，要先与医师商量。

出现副作用立即停药：如服药后出现面色改变、皮疹、食欲不振等异常现象，立即停药并找医生商量。

注意事项

服药过程

- 尽可能让长者坐起服药（防止误咽）。
- 服药前，喝些温水湿润口腔，防止口腔干燥，使药物黏附于口腔内，难以下咽。
- 服药时要多喝水，加快药物溶解吸收。否则药物附着于食道或胃内易引起溃疡。
- 药物进入口腔后，越深入喉咙，越易吞咽。
- 服药后，照护者要让长者张口检查，确认药物无残留。
- 服药后，保持坐位观察有无异常情况。

照护者的准备工作

- 服药前必须确认药物的种类和剂量。
- 对认知障碍症长者一定要将药物剥离包装后给其服用，以免长者连包装吞下。
- 对于不能正确掌握服药剂量的长者，事先将药物分离后按指定剂量分次分包，以便服用。

药物的正确保管方法

药物应在避光阴凉干燥处保存。内服药与外用药分开保管。要放在固定处，以便随时取用。

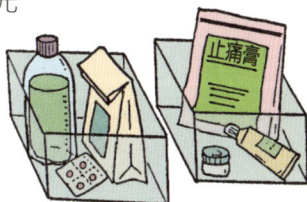

有些药物如栓剂、眼药、水剂等应当放冰箱保管。

要服用的药物，分日分时，按照每次服用的品种、剂量分别集中保管，以免错服、漏服。利用市面销售的防止漏服的药盒（或者自制），存入一周早、中、晚的药物。最好有两盒交替使用。

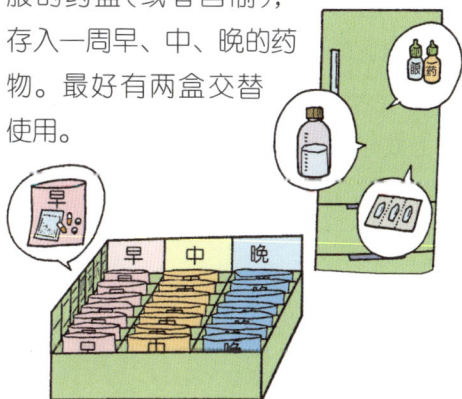

注意事项

药物由长者本人保管，服用当然最为方便。如果不行，则由照护者监管。

应保管好所服药物的说明书，最好连包装盒或瓶保存，保留药物相关信息。看病时告诉医生，以免开出药效重复或有冲突的药物，导致混淆或错服，增加毒副作用。

♥ 预防感染

长者多有免疫力减弱倾向，到了要照护状态时抵抗力更会低下，稍不注意，易发生细菌感染，进而诱发身体已有疾病的恶化，甚至威胁生命。所以，应当注意预防感染。

主要感染途径

飞沫感染，如咳嗽、打喷嚏等。

接触感染，如接触污染物等。

经口感染，如饮食不洁等。

经皮感染，如伤口，蚊虫、虱子、螨虫叮咬等。

媒介物感染，主要是污染水源、土壤、尿便、血液等。

特别是流行性感冒易于流行的冬季或出现褥疮时，更要警惕感染。因此照护者在照护操作过程中，应保持清洁，避免交叉感染十分重要。

预防感染的要点：保持清洁是基本原则。

洗手

照护操作前后，必须洗手，这是预防感染的基本原则。洗手时不能敷衍，要认真用消毒肥皂或洗手液，仔细清洗。在接触尿裤、尿垫及尿便的处理前，更要戴上塑胶手套。

❶ 冲洗手后，用洗手液充分揉擦手掌、手背至泡沫泛起。

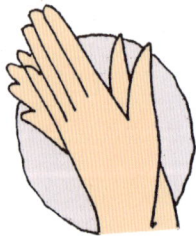

❷ 手指间及指甲也要洗到。

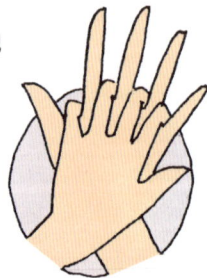

❸ 手指指腹、指尖也要认真搓擦。

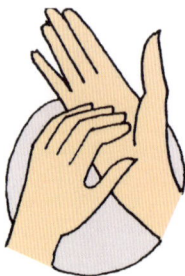

❹ 手腕部也不要放过。最后将泡沫充分冲洗干净。

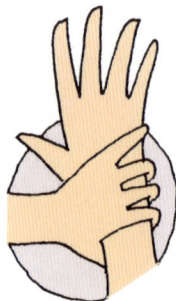

漱口

　　照护前后，外出回来后必须漱口。用茶水或乌龙茶漱口清洁效果更好。

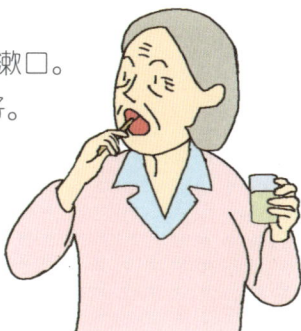

　　正确的漱口方法：

　　①含水后漱口腔 10~20 秒钟，1~2 遍。

　　②漱喉咙 10~20 秒钟，1~2 遍。

身体清洁

　　早起刷牙，饭后漱口，清洗假牙，勤洗手。排泄后清洗阴部，保持清洁干燥。室内清洁，空气流通。

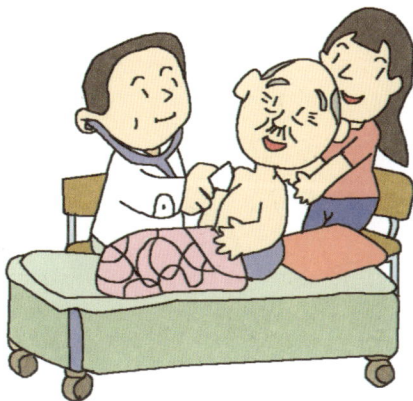

　　床周围要用专用抹布频繁清扫。污物、垃圾要用塑料口袋装好，扎紧袋口后，丢进专用的垃圾箱。

　　寝具、睡衣等经常清洗、晾晒。要保持营养平衡、睡眠充分，保持心情舒畅。

♥ 预防感染的 9 点注意事项

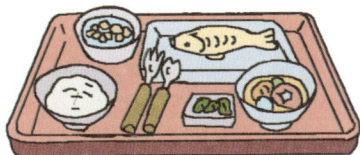

营养平衡的饮食

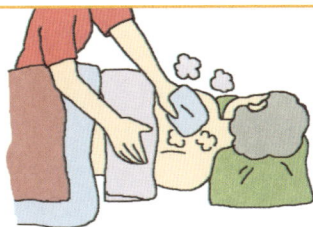

保持身体清洁

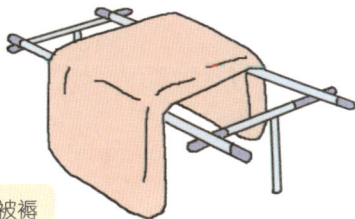

经常晾晒被褥

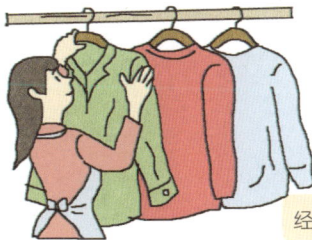

经常清洗衣物

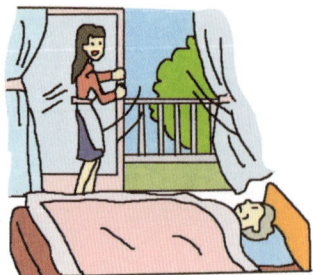

室内清洁，新鲜空气流通

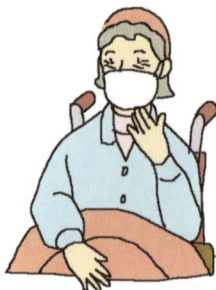

外出时戴口罩

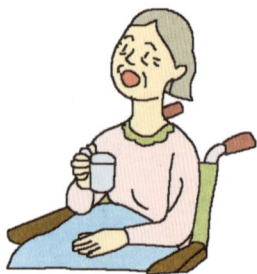

外出归家后认真漱口

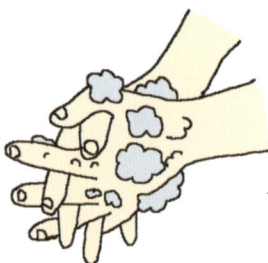

外出归家后及排泄后，用消毒肥皂认真洗手

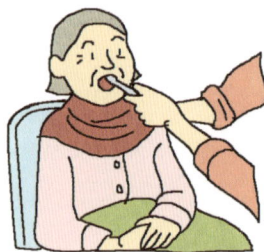

刷牙、刷舌保持口腔卫生

♥ 预防脱水

长者体内积蓄的水分减少，尿量增加，特别是长者感觉迟钝，不易感觉口干，因而饮水少，易发生脱水现象。对此照护者应当细心观察，防止脱水现象发生。

常见原因有四：

喉咙干燥的感知迟钝化。

吞咽困难造成回避饮水的倾向。

食欲不振，进食减少引起摄水不足。

不愿麻烦人照护解手而减少饮水。

高龄者的脱水症状如果不仔细观察难以及时发现，有时会危及生命。

脱水状态引起的疾病很多，如轻度意识障碍、幻觉、错觉等。血液浓缩易致心脏或脑血管栓塞，冬季与夏季多发病。

出现以下情况时易于发生脱水，应当严密注意：

• 在有发热、咳嗽、痰多时。

• 在服用利尿剂时。

• 有呕吐、腹泻时。

脱水的征兆

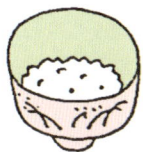

食量减少

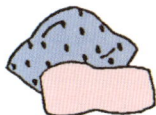

有褥疮

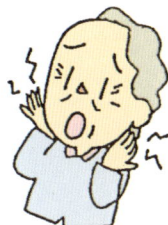

皮肤干燥

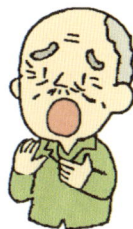

口干口黏

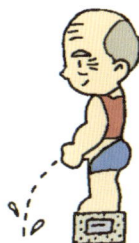

尿量减少

脱水的确定方法

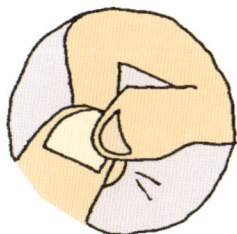

手指甲无血色 轻压长者手指甲，放开后2秒钟，指甲没有转变成红色

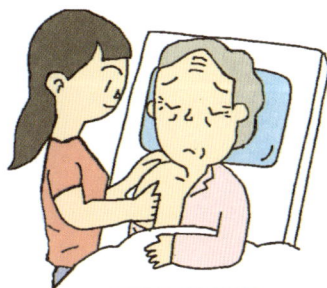

长者腋下干燥

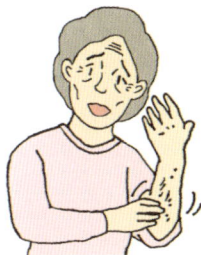

皮肤干燥皱缩 用手揪起皮肤，放松后迟迟不回弹

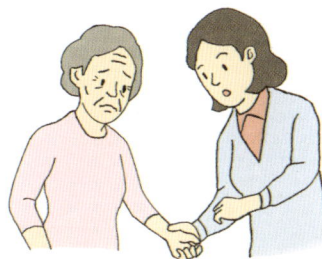

脉搏加快 如果每天早晨测脉搏，易于发现脉搏加快

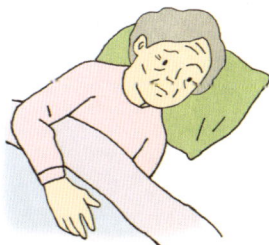

表情漠然 表情麻木，语言少而模糊

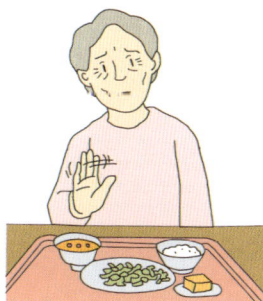

食欲全无 不进食，平时喜欢的饭菜也不想吃

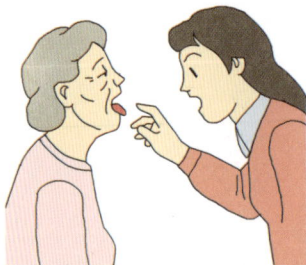

口舌干燥　口周干裂，舌头干燥

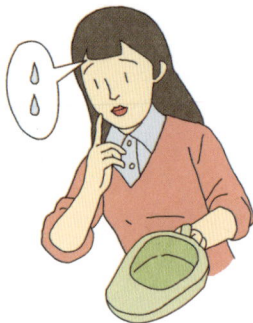

尿量减少　尿液浓缩，颜色呈茶褐色。排尿次数、量均减少

补水方法

　　高龄者每天摄水量应不少于2600 mL，其中1000 mL在进餐时补给，余下部分通过饮水获得。照护者应注意餐后及下午吃点心后让长者补充水分。如果长者饮水不方便，可采用果胶把茶水制成果冻状的茶冻，或加入增稠剂（如藕粉等淀粉类）补水。进餐时必补充水分。

　　一般来讲，正常饮食状态下，体内会产生约400 mL水分，故长者每天至少应当饮水1200 mL，约合150 mL一杯的杯子共8杯水。（1000+1200+400=2600 mL）

　　具体大概的补水量：每天应当补给1200~1500 mL，早、中、晚、睡前服药时喝一杯水（200 mL），加起来800 mL。此外上午10时，下午3时吃些茶点，以两杯计算，共（800 + 400=）1200 mL。但要注意：茶、咖啡等有利尿作用，喝进后尿量增加，反而导致补水不足。

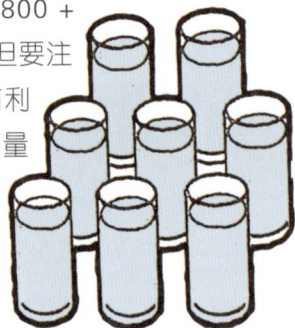

♥ 呕吐、腹泻的对策

　　呕吐、腹泻的事后处理很重要。特别是呕吐，很可能由于隐藏的疾病引起，重要的是观察呕吐物的性状，以供诊断。

让长者尽量吐出胃内容物，可让长者处于易于吐出的体位。如果长者呕吐物阻塞在口腔中，照护者要用手掏出，以免窒息

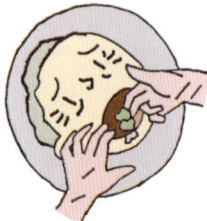

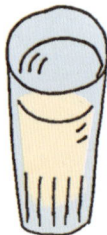

给长者喝少量凉水，使之镇静

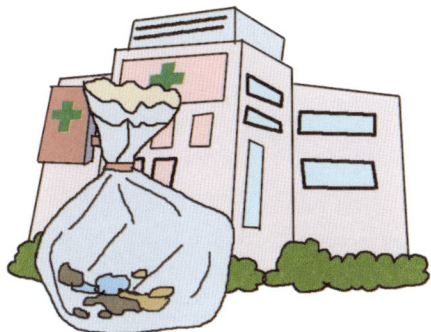

呕吐物是什么东西，何种颜色，有无臭味，何种气味，何时呕吐，吐了几次，这些情况应当记住，向医生报告。如果情况不明，可以将呕吐物带去给医生看

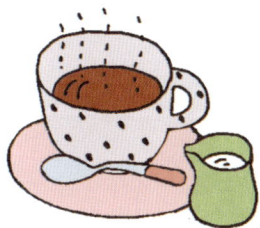

病情稳定后，给长者吃些易于消化不含油的食物

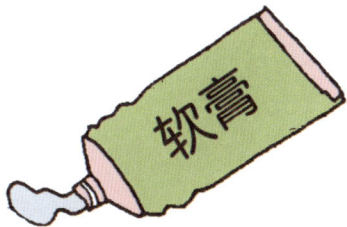

有腹泻时，先不要给长者食物，但要给长者补水。可以喝茶、酸梅汤等温热饮品

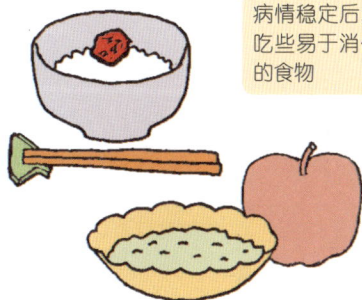

软膏

如果长者穿纸尿裤，排便后要清洗臀部，并要保持干燥。如果有皮肤发红，可涂些软膏、护肤霜。必要时请医生察看

注意：

有以下情况时应当去医院，不要擅自给长者服用止吐、止泻药物。

· 呕吐

定期呕吐、饭后呕吐，伴有头痛、恶心。

· 腹泻

长者大便与平常的黄软便性状不同，伴有恶臭，并有发热、腹泻或软便次数较多，这些均属异常，应当引起警觉，防止错漏较严重的疾病，延误治疗。

♥ 感冒的对策

对于长者，感冒是万病之源，应当时常小心预防。如果感冒了要积极处理，力争尽快治愈。此外感冒也可能是肺炎的先兆，恶化时甚至导致死亡，尤其要注意，不可掉以轻心。

- 保持安静，卧床静养，注意保暖，保持体力，减少消耗。如果有发热，应当先采取物理降温。
  体温在38℃以下时，可用冷毛巾或冰袋敷在头部、枕部。
- 保持20℃的室温和60%的湿度。用加湿器或室内挂湿毛巾加湿。
- 给长者多饮水。用淡盐水漱口，以便排出在喉咙附着的感冒病毒。
- 出汗多时，用热毛巾擦身，更换干燥的睡衣裤。为防止保温过度，影响身体散热，不提倡用或长时间用电热毯。
- 长者高热不退，持续24小时以上，应当看医生，之前不要擅自给长者服用退热或抗感冒药物。

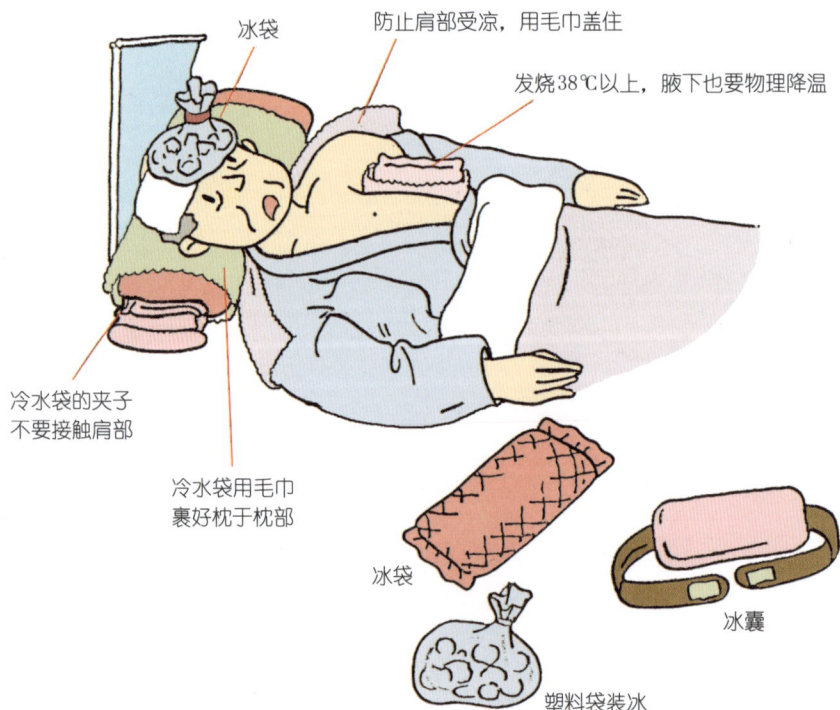

冰袋

防止肩部受凉，用毛巾盖住

发烧38℃以上，腋下也要物理降温

冷水袋的夹子不要接触肩部

冷水袋用毛巾裹好枕于枕部

冰袋

塑料袋装冰

冰囊

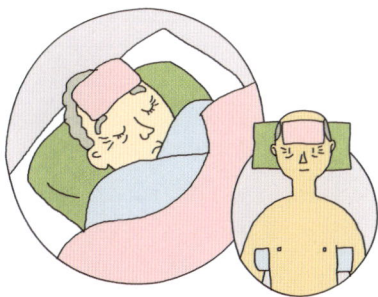

冰囊、冰枕的使用注意事项 不要漏水，冰冷的物品要包裹毛巾，不要直接接触皮肤，肩部要保暖

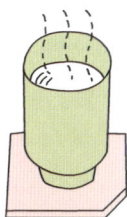

多饮水

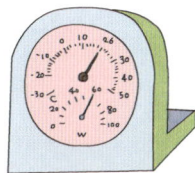

建议长者的室内设置温湿度计

💗 痰的预防和对策

排痰不畅会诱发肺炎和呼吸道阻塞、呼吸困难。预防排痰困难，首先要保持室内和喉部的湿度。

预防

经常补充水分，保持室内湿度在60%。用空调时，避免冷热风直接吹到长者，以免引起脱水。

对策

- 频繁用茶壶给长者饮水。
- 吸入蒸汽，湿润喉咙和呼吸道，以稀释痰液。

- 戴湿口罩。
- 在医生指导下用化痰药，可用吸引器吸痰。
- 长者坐起，照护者用手自下而上轻拍背部，促进排痰。
- 使长者取俯卧位，腹部用棉被或垫子抬高，上半身放低，使痰易于排至喉咙吐出。

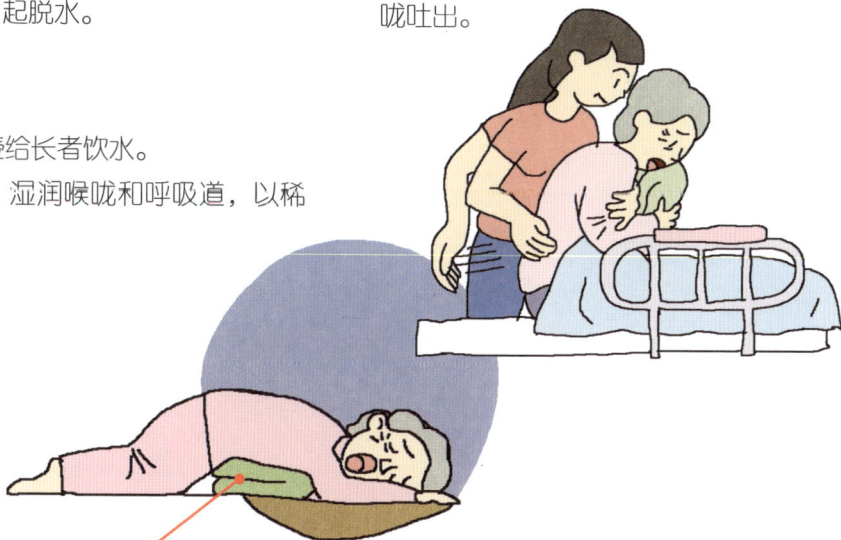

垫子

♥ 防止跌倒

跌倒，是长者的大忌。长者的心脑血管和血压调节功能弱化，体位的快速变化会导致体位性低血压、脑缺血引起眩晕，加之平衡机能的衰退，极易跌倒造成头部外伤、骨折、心脑血管意外，引起严重后果甚至死亡。所以必须在日常生活中防止跌倒。平时要有所防备，使得万一跌倒时，长者懂得自我保护，以减少损伤。

家中

室内的无障碍化改造，减少地面的堆积物和障碍物，消除高度差和不平整。室内地板、走廊、卫生间、浴室地面、浴盆要有防滑处理。

走廊、楼梯、卫生间等

设置扶手、栏杆并加强照明。

起居习惯的注意

- 不要起床过猛，不要起身过猛。
- 不要回头过猛。
- 不要站立穿脱裤子。
- 不要快速上下楼梯。

- 不要登高取物。
- 根据体力，行动时在室内扶着栏杆扶手，在室外用拐杖。
- 调整床、椅高度，使得坐位时双脚平稳着地。
- 尤其在夜晚提倡男性长者坐着小便，防止一过性低血压、脑缺血，引发晕厥跌倒致伤。

适当进行体育运动

锻炼强化四肢和腰背肌肉力量、伸展性以及平衡机能。太极拳是一项值得推荐的体能训练运动。它集柔韧、平缓、力量、伸展、平衡、灵活于一身，能全面锻炼身体肌肉关节，对防跌倒有益。但是长者要注意在练习时，适当抬高身体重心，减轻膝关节的过大负荷，减少膝关节劳损。

跌倒时的注意事项

万一不慎要跌倒时，尽量屈膝，降低身体重心，可能时选侧身倒地或前扑着地，避免仰面朝天头后部碰撞。这样有可能降低跌倒损伤的危险程度。

第 3 章

老年常见疾病对策

1 认知障碍症（老年性痴呆／脑退化症）

认知障碍症几年前还被称为"老年性痴呆"。近年来，为了维护老年患者的尊严，使用了认知障碍症的病名。认知障碍症是以记忆障碍，判断力、计算力、理解力等智力减退，性格、人格改变，社交能力、生活能力逐渐丧失为主要特征的长者特有的一类脑部疾病，是一种病症持续进行性发展的疾病。这种疾病对长者的健康威胁在逐年增大。据世界卫生组织的估计，全世界60岁以上的人口中约3%患有此病。全球现在约有3500万名患者，并且此病有发病率增加和低龄化倾向。因此，普及正确对待认知障碍症长者的知识，刻不容缓。

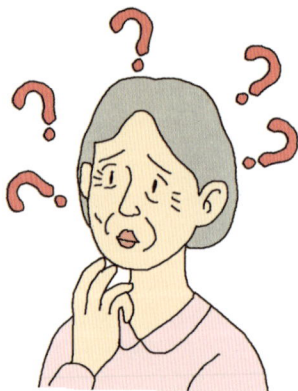

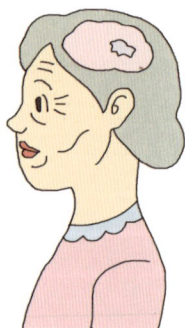

♥ 什么是认知障碍症

认知障碍症

因为各种原因引起的脑损伤，导致后天性的记忆力、判断力等发生障碍，无法进行正常生活的状态，统称为认知障碍症。

健忘症

久违的熟人相见却想不起对方名字，一周前和友人约定的事情记不住了……这类的记忆力减退，和年纪增长的老化现象有关，称为健忘症。

认知障碍症与健忘症的区别

认知障碍症	健忘症
认知障碍症的早期症状	衰老引起的健忘
是病态	不是病态
病症多呈进行性发展	发展缓慢
忘记亲身经历的事情	部分记不清亲身经历的事情
不只记忆力，对时间、地点的判断能力和理解力也有障碍	只有记忆力减退
不知道自己身在何处	能分清自己在哪儿
日常生活有困难	不影响日常生活
常伴有健忘以外的精神症状和人格改变	不伴有健忘之外的精神症状和人格改变
自己常常意识不到自己健忘	自己知道有健忘症

♥ 认知障碍症的病因

脑血管病

　　是中风（脑出血、脑梗死）后遗症等脑血管障碍引起的，即有中风病史，并有健忘、眩晕、头痛、耳鸣、肢体麻木等症状，随中风的再发作而症状加重。此外，虽然脑机能低下，但各种大脑能力衰退却不同步。即使记忆力严重衰退，但人格与判断力仍可保持为其特征。早期患者有治愈可能。

阿尔茨海默病

　　病因尚未确定，预防及治疗手段也不明确。是以脑组织萎缩、脑细胞坏死为病理表现的认知障碍症。常由健忘开始，计算能力低下，长者渐进会对自己的年龄、现在的位置都记不住，逐渐有性格变化，判断力丧失，生活不能自理，至此在家中照护长者会有困难。50~60岁即可发病，80岁以上者为多。

其他脑疾患

　　脑外伤、慢性硬脑膜下血肿、癫痫、脑炎等。

心理因素

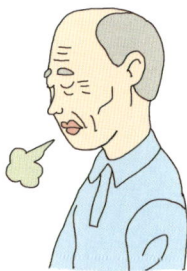

孤独、不安、抑郁等

全身状况因素

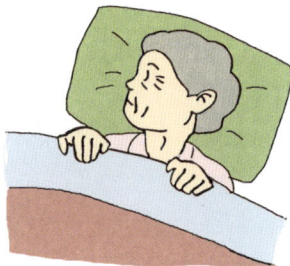

卧床不起，脱水，听觉、视觉能力衰退，营养不良，有害金属如铜、汞、铝等积蓄，甲状腺功能低下症、帕金森病等

环境急剧变化因素

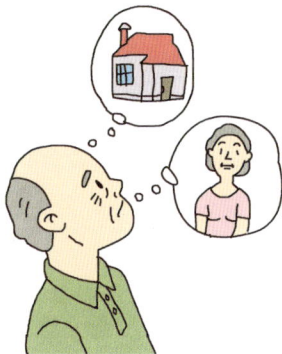

迁居搬家，亲人死别，入院，退休退职等

　　以上的病因中，脑血管性及阿尔茨海默病的认知障碍症的治疗很困难，而慢性硬脑膜下血肿或甲状腺功能低下引起的认知障碍症是可以治疗的。因此判断病因可以决定治疗方针，对于可治疗的，及早针对病因治疗，有可能治愈。有近七成的长者是由阿尔茨海默病和脑血管性疾患引起的认知障碍症。

♥ 认知障碍症类型的鉴别

认知障碍症类型的鉴别

	阿尔茨海默病	脑血管障碍型
发病过程	进程缓慢，但是不会停顿	发病急速，可呈阶段性发展
智力状况	智力全面衰退	一般不会全面衰退，智力减退不同步
人格、感情	人格崩溃，常识丧失	人格保持，有疾病意识，有感情失控
身体症状	无自觉症状	头痛、眩晕、肢体麻木等
精神状态	易出现幻觉、谵妄	有疾病意识，悲观、抑郁症状

♥ 认知障碍症的七大规律

认知障碍症的出现有些规律。了解此类规律对于照护者很重要。但是这些规律的出现因人而异，照护者应当灵活理解和把握。

认知障碍症的七大规律

记忆障碍	新近发生的事情记不住，曾经历的事情也会完全忘记
在越亲近的人面前症状越明显	在照护者等经常接触的人面前症状很明显，在不常见的人面前反而症状不很明显。往往使照护者产生"病情比自己接触到的要轻"的错觉
总认为自己没错	忘记钱包放在何处了，其实没丢，也会认为一定是被人偷走。而且本人会坚信自己的判断没错
正常状态与认知障碍症状态交互出现	特别在发病早期，正常状态和认知障碍症状态交互出现。有时会发生态度突变的情况，让周围的人感到困惑
对于一件事拘泥不放	注意一件事后，总也不能从中解脱。比如有尿便失禁后，心里总也放不下，反而加重失禁；只穿一件衣服，不愿更换等
忘记了事实本身，只剩感情残留不忘	发生的事很快忘记，事发当时的感情却残留在心里。因失败而自责的感情会长时间存在，不信任感会越来越强烈
症状的出现方式没有规律	症状的出现方式并无一定程式，表现出的行为往往反映了长者的人生经历

♥ 认知障碍症的发病进程

认知障碍症的发病进程

第一阶段（早期）健忘期	第二阶段（中期）混乱期	第三阶段（晚期）痴呆期
健忘，说话忘词，中断。同样的问题如对人名、事物名称等反复提问、唠叨，刚发生的事情很快就忘记，如烧水烧干，出门忘记是否锁门	忘记家人的名字，出现妄想与幻觉，时间与空间感缺失，不知几点、自己在何处，多疑、小气，语无伦次，"无耻好色"，智力低下，易怒，急躁	不知如何进食、排泄，忘记家庭成员，生活不能自理，大脑机能全面衰退

认知障碍症的发展进程漫长（数年到十数年），早期发现很重要。多数人错误地认为认知障碍症是"老糊涂"，是自然现象，不必治疗，没有引起足够的重视。

因此认知障碍症长者在家人"不知不觉"中发病，到就诊时，往往病情已到中晚期，耽误了治疗。

♥ 认知障碍症的治疗

认知障碍症并非全都治不好

慢性硬脑膜下血肿以及甲状腺功能低下引起的认知障碍症在病因去除后可以治愈，因此，早期发现及确定病因十分重要。脑血管性障碍引起的认知障碍症，重要的是防止中风再发导致病情加重，因此适当运动，良好的生活习惯很重要。

早期发现的重要性

长者的亲属感情上难以接受，但是这不应成为耽误早期发现的理由。早期发现、及早治疗、及早应对，是认知障碍症长者家庭最明智的选择。

现阶段对于阿尔茨海默病和脑血管障碍引起的多数认知障碍症尚无特效药物和治疗法，完全治愈尚有极大难度，但可以延缓病程的发展。通过活化大脑机能的康复训练和适当营养，可在一定程度上改善长者症状，减轻照护负担，改善长者生活质量。

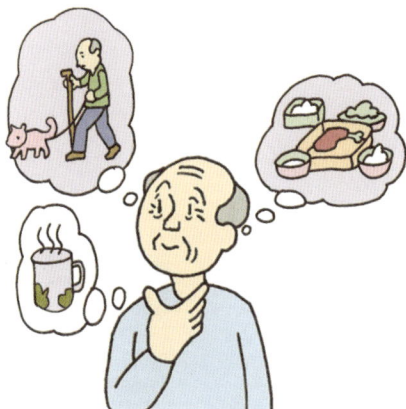

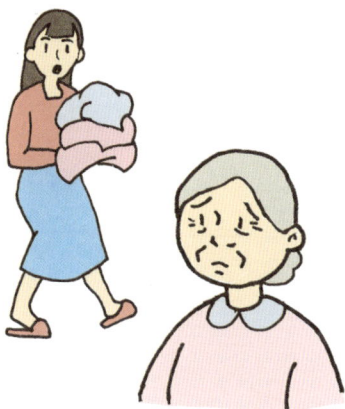

认知障碍症的护理与治疗方法

玩偶疗法

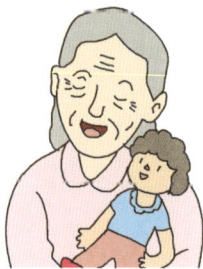

特别适合女性长者。让长者照顾形似婴儿的玩偶，回归女人的角色

音乐疗法

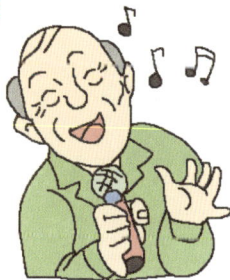

麻木无欲的长者有了节奏感，唱起了歌，也可演奏简单的乐器。这样的例子不少

计算、音读疗法

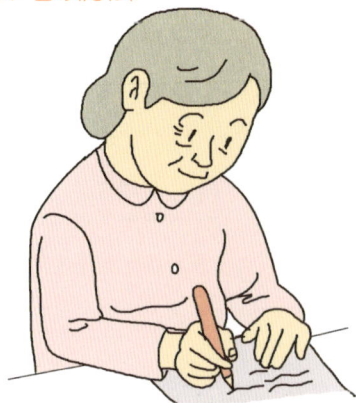

宠物疗法

可激活脑功能，改善症状

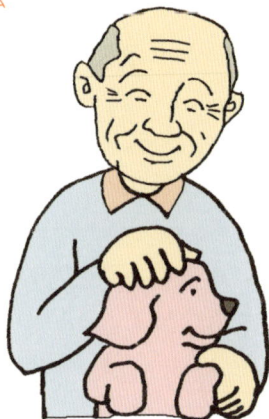

定期让长者与猫、狗等动物接触，通过动物调节长者的情绪

♥ 康复运动

康复运动训练不仅有助运动机能的恢复，还可活化大脑功能。

卧床不起加重认知障碍症

卧床不起使长者生活意欲低下，加速长者脑和精神活动的衰退。因此，家人可簇拥在餐桌旁进食，陪同散步，尽量减少长者一个人在卧室的时间。

良好的生活习惯

低盐、营养平衡、高蛋白、高纤维素饮食和适当运动，对有脑血管性障碍的长者特别有益。

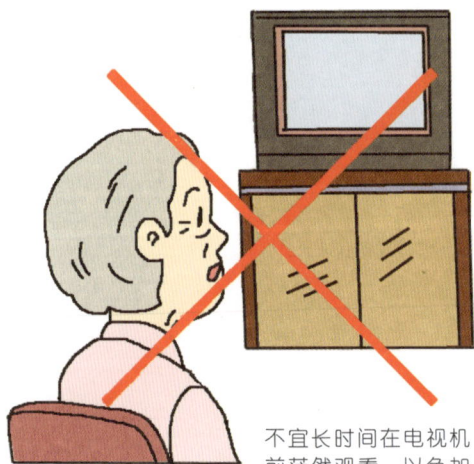

不宜长时间在电视机前茫然观看，以免加速脑功能衰退

♥ 认知障碍症患者的照护原则

取得认知障碍症长者的信任，使长者安心、放心、信赖和接受照护者的照顾是最重要的原则。

注意事项

尊重长者的人格、自尊心。哪怕是至亲的亲属，也要注意说话言辞，避免有意无意地伤害长者。不要以为认知障碍症长者"老糊涂"了，可以无所顾忌地在长者前后讲话，要知道有时这种无心的伤害，会加重病情的发展。

接触的原则

不可无视

高龄者都有对漫长而丰富的人生经验的自豪感。当他与照护者或身边人讲话得不到及时回应时，会认为被无视。因为认知障碍的症状而被笑话，被以命令口气应答，使长者感到被人当作傻瓜。这些都会严重伤害长者的自尊心，由此加重病情。长者周围的照护者、亲属要统一认识，齐心协力避免不伤害长者的言行。

不要催促

高龄者有他们的行动节奏，扰乱他们的节奏，会引起他们突然间的发怒，或者陷入恐慌状态。因此不论他们动作多么缓慢，都不要催促。照护者要配合他们的节奏进行护理。

说明方式具体易懂

不要指望说服长者，要用长者易懂的方式说明解释，使长者明白，更不要简单命令。长者的精神活动范围狭窄，不会引申思考，所以说明要尽量具体、形象。例如让长者穿睡衣，拿来睡衣示意后，正常长者会穿好上下睡衣；认知障碍症长者则需要照护者具体示意穿上衣，再示意穿睡裤，否则往往不会主动穿衣。

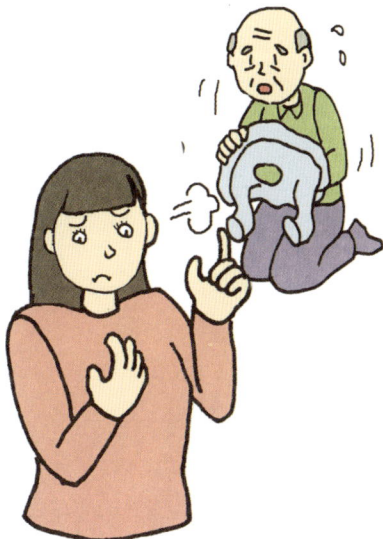

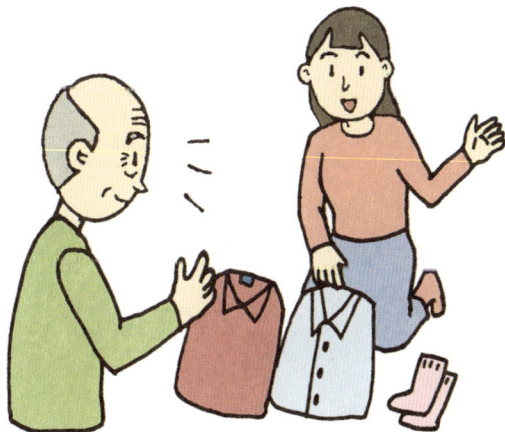

不要否定

照护者特别是长者亲属要充分认识长者的状态，不要有心理抵触，接受长者的状态，不要否定长者的所作所为，采取适当方式引导长者。

不要责备

指责是禁忌。不要使长者因此产生紧张感和对照护者的抵触。

让长者安心

常用如同对婴幼儿的抚摸与肌肤亲昵接触，使长者安心放心，效果很好。与长者说话时，视线居高临下会使人感到威严压力，所以要平视，加上亲昵抚摸长者的手或肩膀，拉近与长者的距离，使长者安心放心。

要有准备

照护者要有足够的精神准备，要有家人或者照护团队和亲密友人的协助，否则坚持下去会很痛苦。照护者独自硬撑，往往引发本人的照护抑郁症，进而使照护者和长者都受到伤害。

♥ 如何对待认知障碍症长者

接受事实

许多人难以接受家中有亲人罹患认知障碍症的事实，所以带长者看医生时，往往病情已经发展多时，这种情况很能理解，但是这改变不了长者的病情。冷静地接受现实，与医务人员一起理智地思考对策并实行之，才是正确的决定。家庭成员应当学习有关认知障碍症的知识，大家共同配合应对长者带来的问题。

充分理解认知障碍症

人老了并非一定会"糊涂""痴呆"。认知障碍症以前更多被称作"老年性痴呆"，为了表达对长者的尊重，近些年改称为脑退化症或认知障碍症。

近年来的研究证明认知障碍症是长者脑部有特定的病理改变和临床特征的疾病。此外，认知障碍症的临床表现有较大的个人差异。长者的表现、病症的发展进程没有统一的规律，因此要分别对待处理。为此被确诊为认知障碍症患者的家属、照护者应当与医生很好地交流，充分认识疾病的可能发展倾向，以便从容应对。

把照护当作治疗

认知障碍症是人类特有的疾病，目前尚无特效药物。但是家里人的亲切接触，会给长者带来安心感，使得症状减轻、进展延缓，因此好的、理性的照护也有一定的治疗作用。

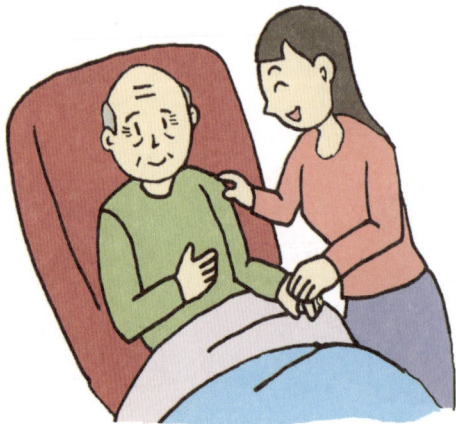

理解熟悉长者的性格特点

罹患认知障碍症后，长者的原先性格中的有些部分会残留凸显。比如原来很自立的人，随病情加重，会变得和家人撒娇，过度依赖。有认知障碍症的长者都有自己的个性和人生经历形成的人格特征。尽管认知障碍症使得长者理解力下降，但其个性往往会残存。如果照护者能了解与熟悉长者的病前性格特征，就会理解长者病情的发展现状和趋向，也就会减轻照护者的心理负担。

制作记录

照护者为了了解认知障碍症长者，给长者制作人生记录是有效的方式。即使长者是自己的父母，我们也未必熟悉他们有怎样的童年，青春时代的梦想，新婚时期的生活。我们可以耐心地向他们提问，一点一滴地记录下来。如果长者愿意讲述，让他们慢慢道来，不要催促，有时可平缓地随声附和，引导鼓励他们讲下去。如果他们讲到养过的宠物狗，可以问出狗的名字、种类、大小，每天遛狗的路线等。长者对什么事挂心，常常可以推测他们认知障碍症的症状发生方式，对于长者特定的病症理解很有帮助。

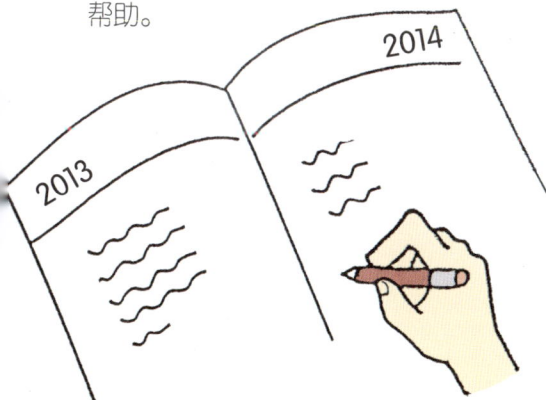

共同分担照护工作

全家人都要理解认知障碍症和家中长者的病情特征，常交流情况，共同配合照护好长者，减轻主要照护者的负担和压力。

结交可交流的朋友

照护认知障碍症长者是很累人的事。照护者必须有机会释放自己的紧张情绪与压力。有一个或几个可以无话不谈的朋友非常必要。发发牢骚，吐吐苦水，述说烦恼，往往可以缓解压力，使照护者重新恢复精神斗志。

♥ 认知障碍症症状的对策

原则

认知障碍症长者会特有种种异常行为。因为长者本人并不自认为是病态，所以，对他指责、批评、抱怨不会有效果，有时还适得其反，加重病情进展。重要的是应心平气和地解释，让长者接受。如果一个人应付不了，可借助家人和近邻的协助。因此事先要把家有认知障碍症长者的情况告诉亲戚和近邻，使大家有精神准备并配合。

被害妄想

患者可能会有"隔壁着火了""有人放火了"等被害妄想，"亲近的人偷了我的东西或钱财"或者"好几天也没让我（长者）吃饭了"等被害妄想。本人信以为真，并且感到很害怕。

对策 因为长者不是有意说谎，所以照护者如果简单否定长者，反而使他越发激动。应当首先使长者安静下来，让他安心；要表现出认真倾听他的叙述，采取肯定的态度安慰他；帮助长者一起找到他以为被偷的物品，有助于长者冷静下来。如果这样也不能使长者安静，反而更加激动，则要请医生来处理。

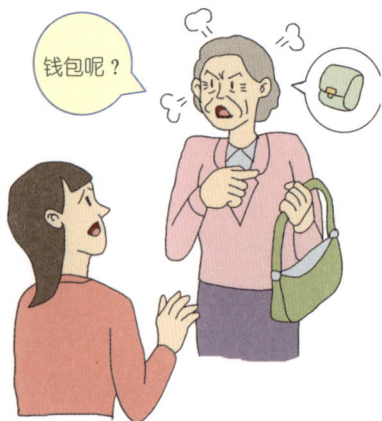

钱包呢？

幻觉

听见现实并不存在的人在呼叫长者，看见了并不在现场的人。有时长者说这些人是来加害他的，则是幻觉加被害妄想。

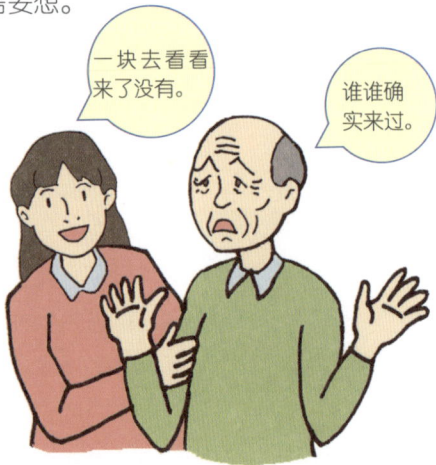

一块去看看来了没有。

谁谁确实来过。

对策 首先平和地倾听长者的诉说，先肯定他的说法，再带他去验证，让长者确认他讲的人并不存在，让他接受事实，平息他的幻觉和妄想。

夜间谵妄

一到夜间，长者会产生妄想和幻觉，大声叫喊，或者突然跑出去，这样的表现被称作夜间谵妄。夜间谵妄常见于昼夜生活节奏混乱的情况。长者希望夜间有人陪伴在侧，频繁地起身如厕。

对策 夜间谵妄最使照护者家人困惑和负担加重。夜里让长者熟睡是最理想的，可在白天让长者适度运动、散步，使其夜里感到适度疲惫。如果长者夜里兴奋起来，照护者可按摩其手足，抚摸背部，让长者平静下来，也可以给长者些温热的饮品，使之冷静下来。

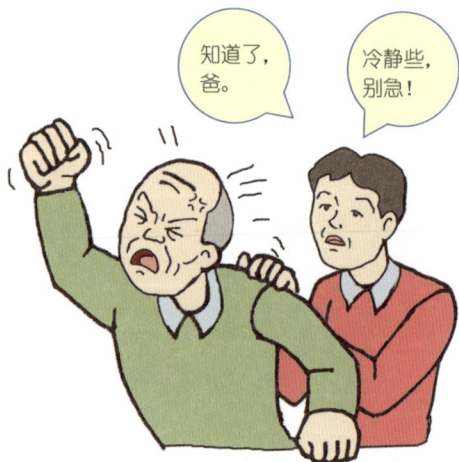

知道了，爸。

冷静些，别急！

时空意识障碍

长者对于时间、日期、地点分辨不清。自己在家里却以为在外面，要回家。

对策 关于人际关系、现在的位置，照护者要很平和地予以说明，使长者安心。但是症状加重后往往解释也不奏效，此时要非常耐心地，反复解释，看情况顺着长者的话题应和。如果强行讲事实，硬要长者明白，反而使长者更加不安。

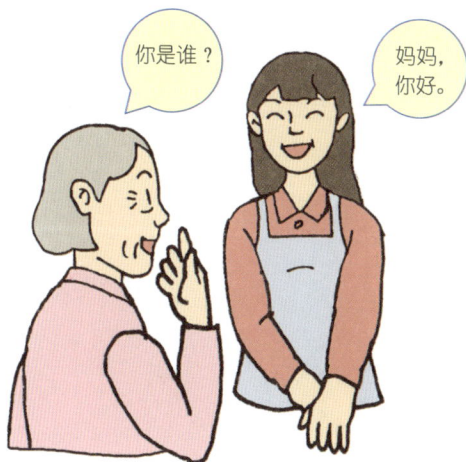

人物误认

不认识或分不清家人、亲戚、平常很熟悉的人，理解不了人际关系（亲缘、长幼），对于熟悉的人见面如初见，对于亲密关系的人无理由地疏远。

对策 被误认不要反复更正，被无视也不要太在意，被长者讨厌的人可以暂时不出现在他面前。

徘徊

长者不告知目的地就出家门，漫无目的地行走，不分场所、时间，心中似有朦胧的目标，找到目标也不想回去，或者回去后又出来，多次反复。

对策 徘徊很难制止，解释常无效

果。长者常不知不觉中独自出门。为了把握长者的行动，出入口设置感知器。长者徘徊时可以与之同行，或在其后跟踪。在长者行走一段时间后，上前打招呼，耐心诱导长者返回。

为防止长者走失迷路，可将写有长者的名字、住所、联系人、电话等的布片缝在衣服的较显眼处。和近邻及附近的派出所说明长者情况，获得协助。最近也有照护者给长者佩戴有GPS功能的定位器，防止长者走失。

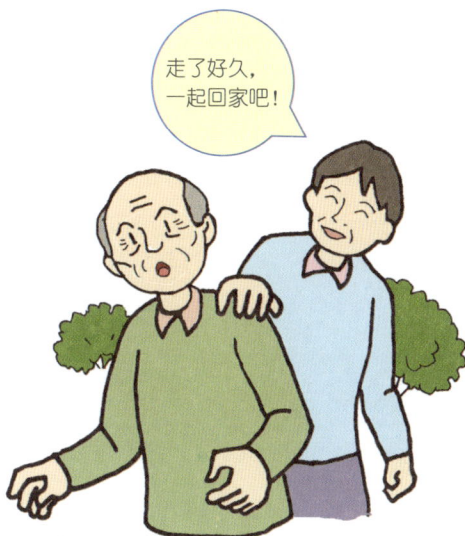

过食

不知饥饱，不停地吃东西。长者常忘记已经吃过饭，刚吃完又要吃。

对策 每次吃饭时，拉长进食时间，让长者知道"正在吃饭"。将饭、菜盛在小碟小碗内，多次反复加深吃饭的印象。当长者吃过不久又要吃饭时，可以给他看正在准备做饭的情况，平和地告之要等一段时间才能做好。此时如果有第三者亲切地和长者说话，往往可以转移其注意力，使得情绪稳定下来。

异食

无法判断什么可吃，什么不可吃，常把香烟、肥皂、纽扣、纸张、石块等放进嘴里。

对策　此时不要大惊小怪地声张、责备，应和长者平静地说话，取出异物。如果长者不愿交出，可以用可吃的食物交换。发现长者吃下危险品，要及时看医生。平时有危险的物品要放在有异食倾向的长者拿不到的地方保管。

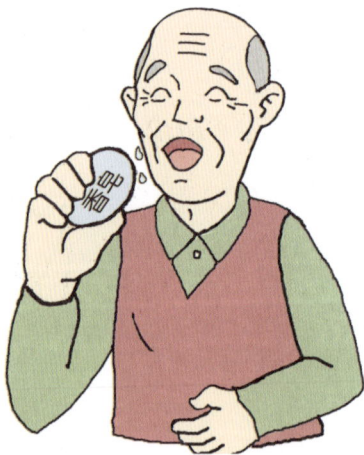

对策　不是盛夏出汗很多的季节，长者并非要每天洗澡，一周一两次足矣。洗澡前让长者高兴，引导他自然地接受洗浴，不能强行，免得以后长者更加拒绝。照护者、家人要表现得很高兴看到长者沐浴，告诉长者洗完澡后有长者喜欢的事物在等待他，如啤酒、小零食或者按摩等。如此解除长者对沐浴的抗拒心。

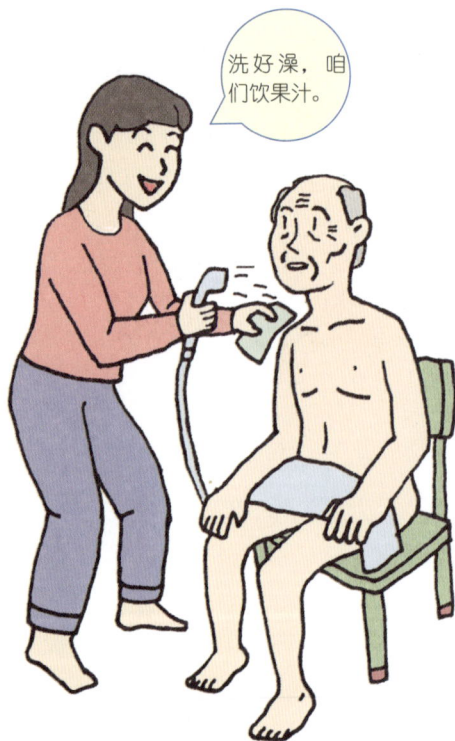

洗好澡，咱们饮果汁。

拒绝沐浴

健康时喜欢洗澡的人，也会变得拒绝洗澡，拒绝脱光衣服，脱光衣服后也拒绝进浴室，进了浴室也不进浴缸。有时还会暴躁地拒绝沐浴。

拒绝照护

不喜欢被照护，见到照护者就想逃跑。多数原因是由于照护和自己的生活节奏不合拍，如照护者强迫去厕所，催促快进食，非让穿自己不喜欢的衣服等，加强了长者对照护的抵触。

对策 尊重长者的节奏，让长者按照本人习惯的方式生活是基本原则。如果长者不喜欢，不要惊动他，可以暂时观察，或者临时换人，或者如果事不急，就改日再干。拒绝照护也说明长者有积极的意愿表达，照护者与其强行照护，不如思考改变照护的方式方法，重新获得长者的配合。

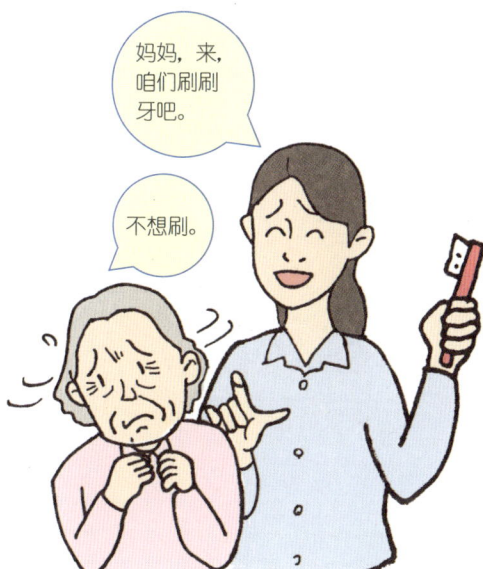

> 幸好装了塑料地板。

> 妈妈，来，咱们刷刷牙吧。

> 不想刷。

失禁

来不及去厕所，忘记厕所的位置，憋不住，找到厕所但是忘记如何如厕等原因导致尿便失禁、尿床。

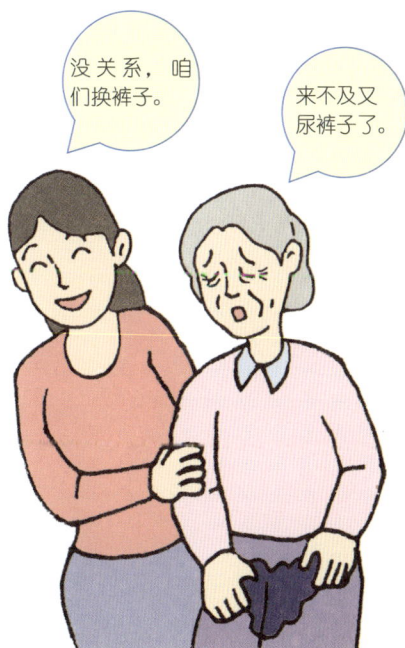

弄便

是指玩弄自己大便的异常行为。因为丧失了大便是污浊物的意识，长者会用大便在自己身上、被褥、地上、墙上涂抹，有时是想要把从尿裤漏出的大便隐藏起来，有时甚至会吃自己的大便。

对策 虽然听起来很可怕，但这是认知障碍症后期的长者可能发生的。如果发现长者弄便，要尽快处置，因弄便而发生的恶臭，可用宠物（猫用）消臭剂消除气味。尿裤有漏时，重新穿好，使之不漏。指责往往使症状加重。

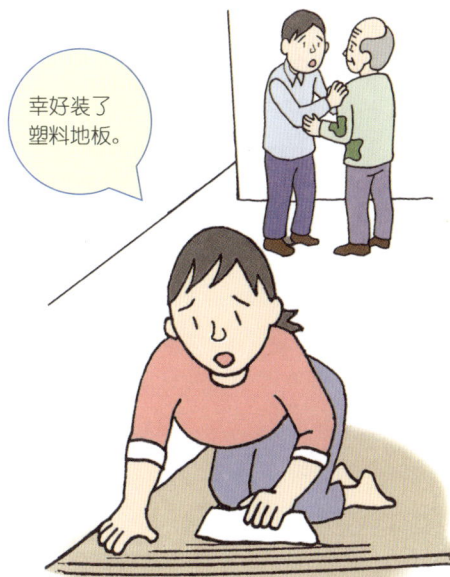

> 没关系，咱们换裤子。

> 来不及又尿裤子了。

对策 对于憋不住、来不及的长者可以提早提醒并带他去厕所。冬天穿得厚，几层衣服来不及脱也可造成失禁，可改进衣服便于脱穿。改进厕所使之方便安全（便器高度、位置、障碍物、扶手、开闭迅速的门等改造事项）。

玩火、放水

长者无意识地玩煤气灶、火柴、打火机或者开水龙头放水。

对策 随手关闭煤气总阀和改换水龙头为自动关闭式。不要让长者接触到打火机、火柴等，暖房用的电器，避免用明火式的。不要让长者轻易触摸到电器开关，防止触电。

涉及性的异常行为

这是认知障碍症的特征性症状。进行性人格崩溃导致患者在人前说猥亵的脏话，做出疑似性骚扰动作，见到异性会无所顾忌地抓摸，不拘场所地赤身裸体，常令照护者和家人困惑为难。这是病态，而非品德品行问题。

对策 性的欲望是人类最原始的欲望。人即使罹患认知障碍症，也常会有性的欲望残存。在长者认知正常时，性的意识被私密性掩盖，发病后仅剩的原始欲望不加掩饰地暴露。此时家人和照护者不要惊恐，不要责备，要宽容对待长者，不要大惊小怪，更不要以为这是道德品质的问题，要大度从容面对。被长者触摸后，可以通过触摸长者的肩膀、与长者握手等肌肤接触使长者沉静下来。

如果长者突然在人前裸体，不要慌张，不要大惊小怪地喧哗，应迅速把长者带离人前，像任何事都没有发生一样，给长者穿上衣服。如果在家里，也可以顺便给长者洗澡。如果发作频繁，可试着给长者穿上一个人难以脱下的衣服。

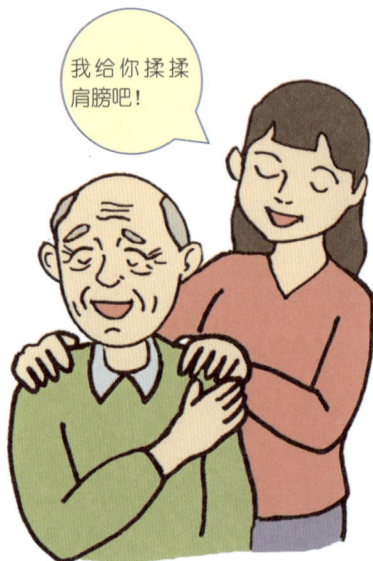

我给你揉揉肩膀吧！

暴力行为

指长者稍有不顺心的事，或不能很好地表达自己的意思，会突然对照护者或身边的人施暴力，或者骂人，有明显的攻击性。

对策 周围的人没有危险时，不要与亢奋的长者正面对抗，而要平和冷静地对应。即使长者的主张没有道理，也要安静地倾听，退一步，让长者有时间冷静下来。长者周围不要放置刀具或尖锐的器物。这样的亢奋也可能由妄想和幻觉引起，如果发作频繁，最好去看医生。

♥ 认知障碍症的预防

尽管阿尔茨海默病等引发认知障碍症的致病因素尚未明确，但以下的方式方法对于预防认知障碍症公认是有效的。

避免孤立和被孤立

长者活动范围减少后易产生孤独感。特别是独居长者的孤独感及脱离人群的被孤立感，增加了对生活的消极态度，长者便更减少了社交活动，如此陷入恶性循环。长此以往，长者易生悲观、厌世的消极情绪，懒于主动面对生活、社会，懒于动脑学习思考。这样大脑缺乏良性刺激可能诱发认知障碍症。家人、周围的人应有意亲近长者，使之不被孤立非常重要，长者自身也要积极与社会接触，与年轻人交往，增加活力。

分担家务事和轻度工作

使长者感到自身价值和存在感。作为家庭的一员，分担哪怕一件事情，使大家都意识到自己的存在。例如即使高龄，仍能取邮箱的报纸、信件；把洗好的衣服叠整齐等。

增加与社会接触的机会

建立自己的社交圈子，经常进行交流活动。培养个人的兴趣爱好，并坚持下去。如没有，每天读读报纸也好，令精神有所寄托。

与近邻或老同学、老同事，有共同兴趣爱好者成为好朋友，经常交流交往。与家庭成员、亲戚晚辈能经常团聚、欢谈。远离在外的亲属晚辈常回家看看，至少常通电话问候。

与老年性健忘做斗争

养成反复确认自己的存在，习惯使用的物品的位置，亲友的联系方式、地址、电话号码等的习惯，增强自己的存在感。

配备合适的交流工具

配备眼镜、助听器等工具，便于和外界交流。

促进大脑功能的练习和训练

可以玩游戏、搓麻将，也可利用电脑游戏。可以单独训练也可群体训练，

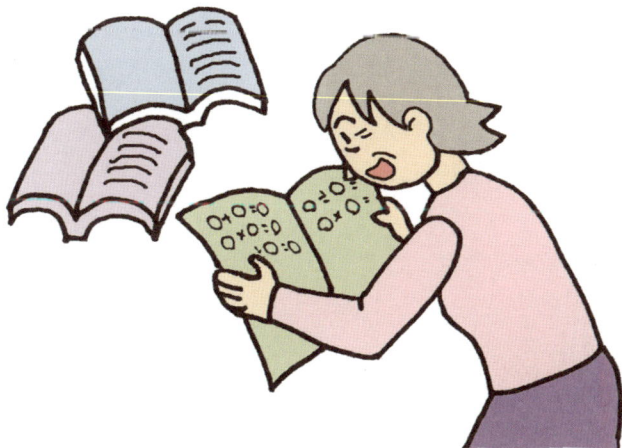

每天做些能训练手指灵活的事，如编织、绘画、书法、拼图、手工和弹奏乐器等，同时还可以健脑。

科学合理的健身活动

每天至少一次不少于15分钟的户外运动，如散步等。

良好的生活习惯

包括合理饮食、有规律的起居作息、运动、清洁等良好习惯。

注重仪表，振作生活

自己找事做。如果有一天没有目标，可以发动周围的人一起做事情。

避免使用否定意思的话语

如"××的事情不能干""真脏呀"等，这些否定意思的话语，对于自己及其他长者都会有负面暗示的影响。

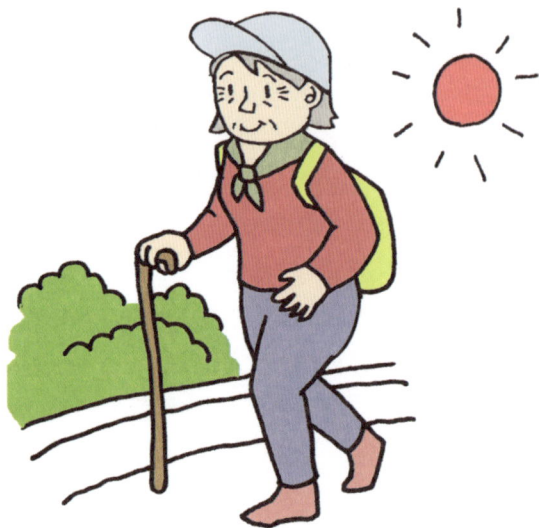

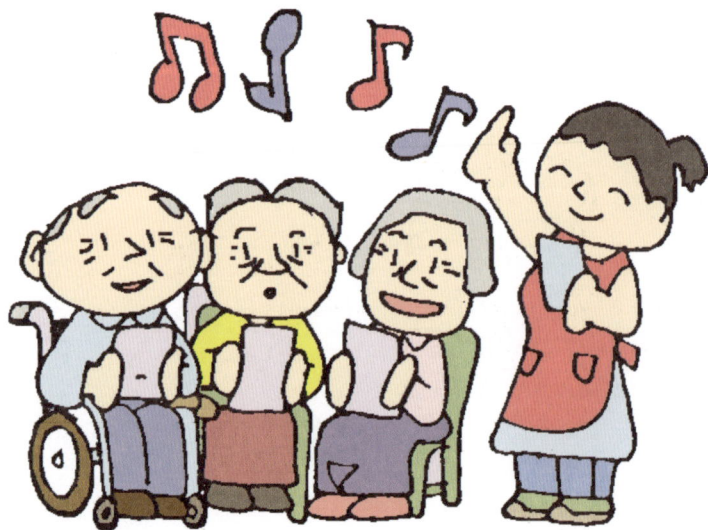

其他

保证必要的营养供给以及坚持自身的健康管理也能帮助预防认知障碍症。

2 抑郁症

♥ 抑郁症的症状

如果出现以下的现象，照护者应警惕长者有抑郁症状。

"干什么也提不起兴趣""很早醒来就再也睡不着""没有食欲""自己真没有用""活着也没意思，早些死掉算了"，如果长者经常这样自言自语，应当引起照护者和周围人的警惕。或者，对以前的兴趣爱好不再感到有兴趣，不看书报电视，焦虑急躁，食量减少，即使没有言语表示，也要考虑有抑郁症的可能。这些都是抑郁长者最常见的表现。

如果长者的抑郁症状反复出现，要带其去看保健医生或精神科医生。

♥ 抑郁症的诱因

随着年龄的增加，长者会经历许许多多的"丧失体验"。如果长者处于病残而需要照护的状态，这些丧失体验都有可能成为抑郁的诱因。

此外，高龄者的动脉硬化倾向，可能发生但并没造成明显残障的脑内微小动脉的栓塞，也可能成为抑郁的原因。

认知障碍症的早期表现也可能以抑郁症的形态出现。照护者也要知道，长者只要意识到"自己是高龄者，需要照护了"，就可能诱发抑郁症。

抑郁症的诱因

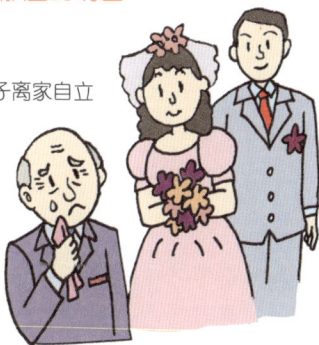
孩子离家自立

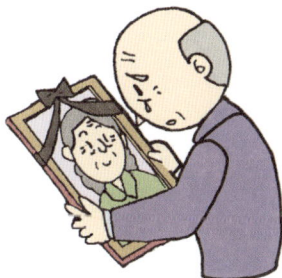
与亲友死别

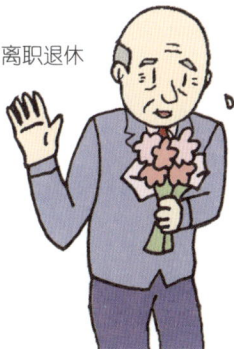
离职退休

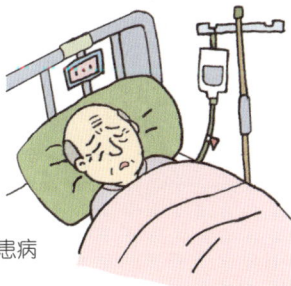
患病

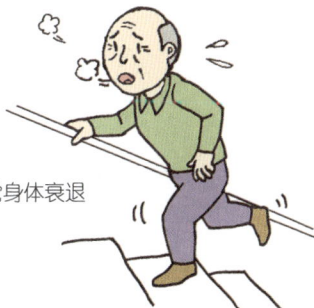
感觉身体衰退

♥ 抑郁症的预防与照护

预防

丧失生活体验的累积容易使人感到孤独，自我评价降低，抑郁倾向加强。使长者不感到孤独，对其人生经历、希望、爱好表示尊重，照护者以此与有抑郁倾向的长者建立亲密关系是预防抑郁症的关键。让长者多与社会接触交流，培养可增加生活乐趣的兴趣爱好，并参加共同爱好者的聚会活动，减少长者的独处时间与孤独感，鼓励长者参与力所能及的社会活动，增强长者的自信，让长者体会人生价值与责任感。

对于照护者来说，重要的是自我放松。照护者不要勉强自己，要保重自己，在可能的范围内从容应对护理工作。有时可借助周围的人和环境形成比较轻松愉快的氛围，照护者的良好情绪有利于缓解长者的紧张、焦虑，增加安全感，从而减少抑郁心情。

有抑郁症的长者常常会感到痛苦，却因不愿麻烦别人而不向人诉说。因此周围的人应当细心观察，发现有抑郁的迹象时，要向长者询问情况，表示关心。

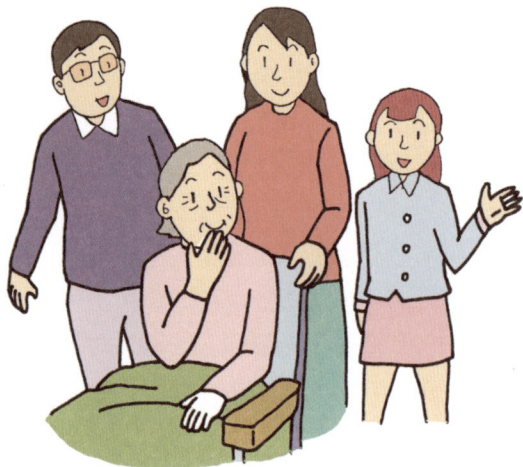

照护

确诊为抑郁症的长者也会有笑脸，有时也会身手敏捷地活动。见到此情况，周围的人会感到放心，会夸奖鼓励长者。但是这往往是假象，是长者为减少别人担心强装出来的。抑郁症长者的病情会反反复复，严重时会有自杀倾向，照护者不要放松警惕。

抑郁症有对症的药物，长者可在医生指导下服药，大家应安慰长者不要焦躁，病情会慢慢好起来。

对于抑郁症长者的照护要点，是要"宽松"。照护者不要一个人承担，要充分调动周围的人，共同关心和帮助长者，逐渐克服抑郁状态。

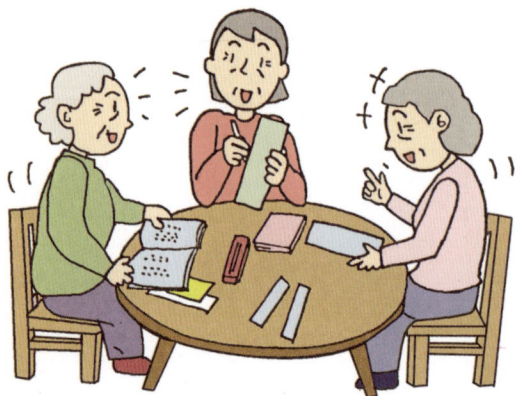

3 偏瘫

♥ 左右侧偏瘫的区别

偏瘫由脑的病变引起，右侧偏瘫是由于左侧大脑病变，左侧偏瘫则多由右侧大脑病变引起。偏瘫一侧除有肢体运动机能丧失、感觉低下、发声障碍等共同的症状之外，还有仅仅出现在右侧偏瘫或者左侧偏瘫的病症，照护者应当了解，以便于更好地应对偏瘫长者的照护。

中风（脑出血、脑梗死）等原因造成半边身体手足的运动机能和感觉障碍称为偏瘫。偏瘫不仅是半侧肢体无力，症状越严重，越多见发生麻痹侧手足的连带运动。

♥ 左右侧偏瘫的特征

右侧偏瘫

左侧大脑损害

右侧偏瘫独有的症状

失语症
除左侧大脑病变引起右侧偏瘫外，常伴有语言中枢相关病症

左侧偏瘫

右侧大脑损害

左侧偏瘫独有的症状

身体失认
在知觉与运动方面，感觉自己身体的左半侧如同不存在一样

注意力障碍
注意力不能集中，处于注意力涣散状态

左半侧空间感缺失
左半侧的空间感缺失，对左侧的物体视而不见

病情失认
长者往往不理解自己的病情，常认为病得很轻。即使病情很重的长者，被问到病情时，会回答说"只是因为腰痛躺下了，还能走路"。其实已经偏瘫，行动不便

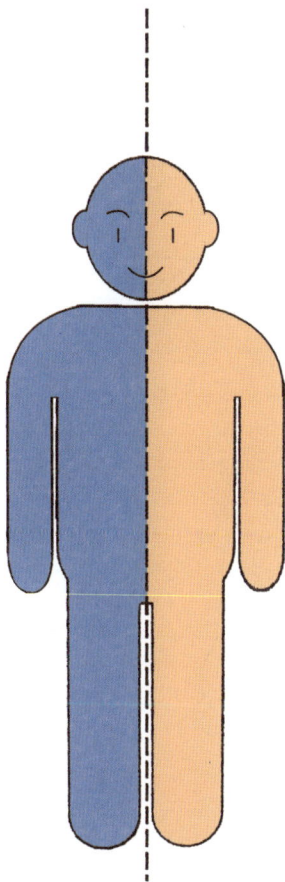

♥ 左侧偏瘫长者的表现

- 意识不到自己的病情。
- 意识不到自己的左侧手足的存在。
- 常会对周围的障碍物视而不见。

左侧偏瘫长者的照护注意要点 从照护者的角度看，左侧偏瘫长者似乎"性格变了""智力有问题，变傻了"，其实这都是左侧偏瘫特有的症状。照护者了解病情后，要努力引导长者注意左侧的肢体和身外之物。特别是障碍物，因为左侧偏瘫长者的身体失认和注意涣散，常会发生碰撞跌倒而受伤，这也是照护者要特别注意防止发生的事。

左半侧空间失认的实例

看整个托盘的食物时看不见左侧水果　看鱼时，左侧部分看不见

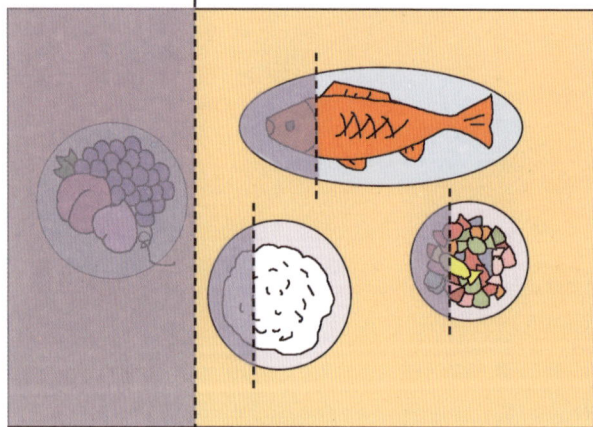

看碗与盘子时，碗与盘子里的食物左侧部分看不见

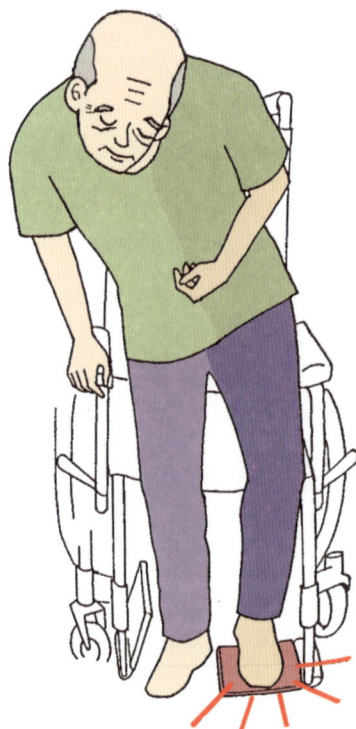

常会对周围的障碍物视而不见

♥ 改善偏瘫的康复训练

诀窍

- 对抗重力作用，缓慢进行。停止时间为3~5秒。
- 洗澡后练习翻身，对腹肌和臀部肌肉的肌力有增强效果。
- 坐在床边，利用椅子做站立训练的效果好。

翻身练习

以右侧偏瘫为例，是全身机能恢复训练的重要一环。

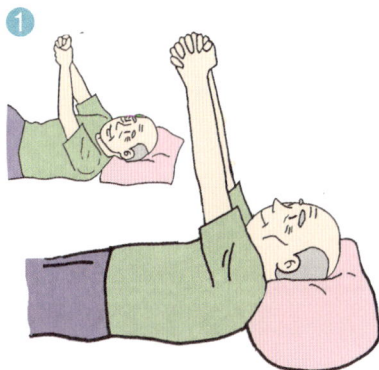

①

手臂前伸在胸前上方，两手扣紧，有偏瘫时，健侧手握住患侧手腕

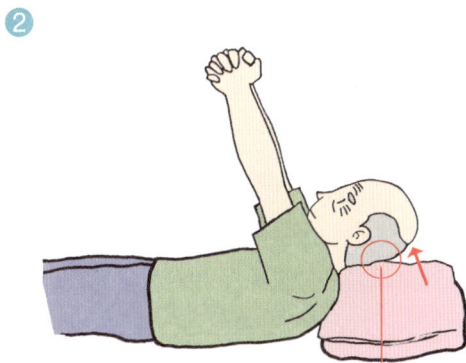

②

抬头　不利用杠杆作用，缓慢抬头，停止 3~5 秒。可以锻炼颈部和腹肌

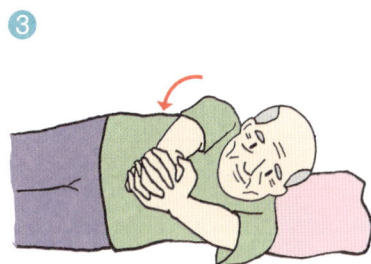

③

身体向健侧扭转　翻身向健侧（非麻痹侧）扭转，侧翻，静止 3~5 秒钟，然后返回原来的姿势

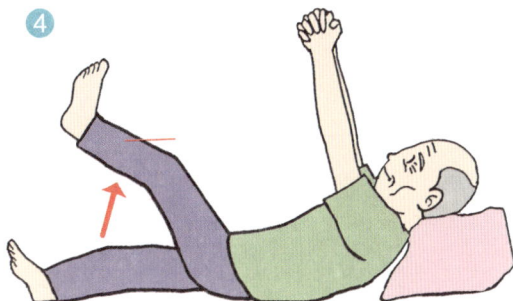

④

抬起健侧足　健侧脚抬起，向患侧转身

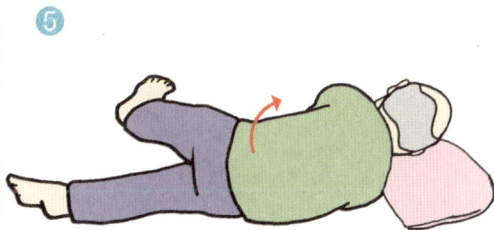

⑤

转身向患侧侧卧　转身后静止 5 秒，手再恢复向上如前的姿势

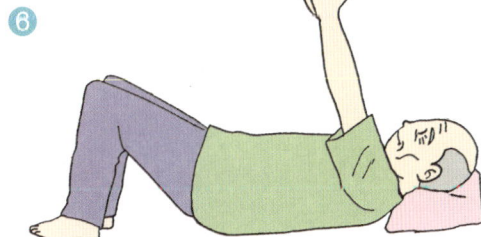

⑥

抬腰训练　双足内收，屈腿。稍抬起腰部，停止 3~5 秒

站立训练

偏瘫长者利用椅子也可以顺利从床边站起。椅子如图放置，双手扣紧，放于座椅上，双手用力抵住椅子，抬腰。双手无法扣紧时，借用健侧手之力，抬腰，站立。

抵住椅面

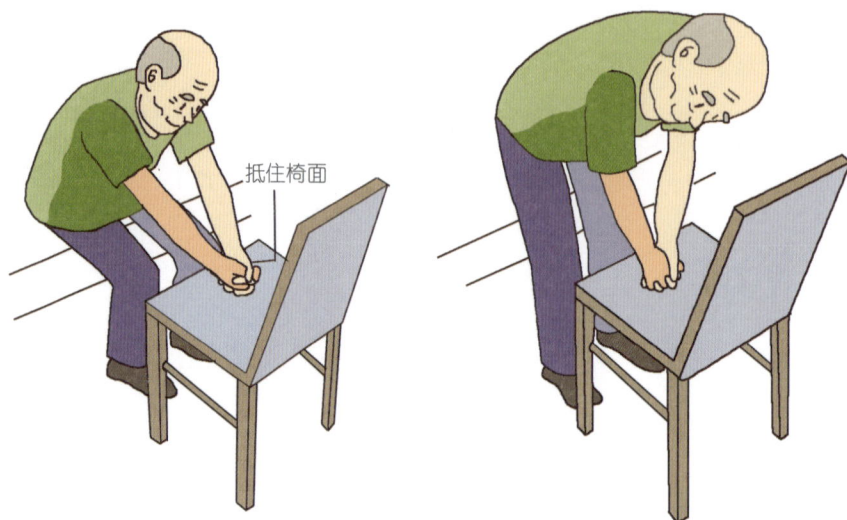

♥ 偏瘫长者的家庭康复

一般规律是偏瘫的恢复期在发病后4~6个月。对于生活能力的恢复，只要长者自己努力，自己进行躯干练习，更好的机能恢复也是可以期待的。

此外，生活空间的扩大很有必要，这对恢复是良性刺激。应减少卧床时间，延长乘轮椅的时间。卧床时抬高床头，扩大视野。总之，逐渐提高自己力所能及的日常生活能力也是康复的重要内容。

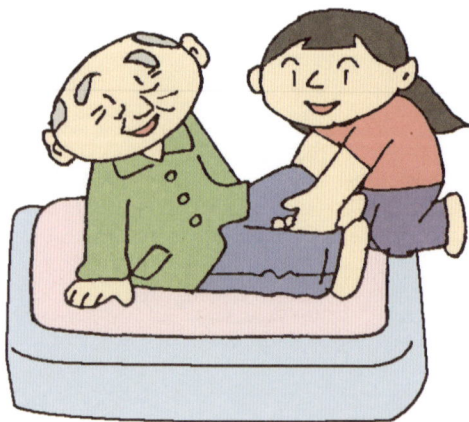

4 褥疮

♥ 褥疮的成因及预防

长时间保持同一姿势，使得被压迫的部位血液循环不良，其皮肤组织坏死，形成褥疮。褥疮一旦发生很难治愈，严重时褥疮部位皮下组织经常有渗出液，导致血液中蛋白质流失。长此以往，身体逐渐衰弱，抵抗力下降，易于发生细菌感染、化脓，引起败血症，威胁生命。对褥疮照护者应足够重视，积极预防。如果早期发现，要在医师、护士等专业人士指导下实施对策。

♥ 造成褥疮的诱因

最大的原因是压迫。床垫、椅垫太硬，床单因上浆发硬，睡衣质地偏硬，床单、衣服的褶皱，床单上的食物残渣、垃圾颗粒等都可以成为褥疮的诱因。

压迫 不能自己翻身的卧床或者久坐轮椅的长者，长时间保持同一姿势，使得身体骨隆突的部位承受压力，血液流动受阻，血液循环不良，导致褥疮。此外床单、睡衣等的小褶皱，较粗大的接缝也可使压迫其上的皮肤生褥疮

摩擦 身体位置移动时不当心形成的擦伤也可引发褥疮

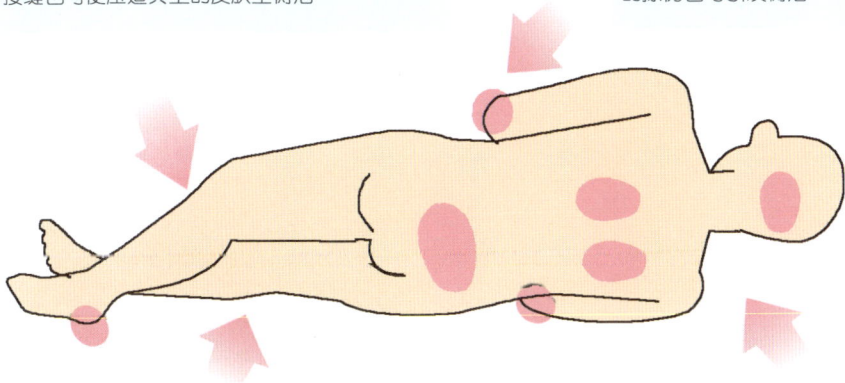

湿气 不洁、汗液、尿液、粪便沾身，使得皮肤被真菌感染、化脓导致褥疮

营养不良 营养不良状态下，身体抵抗力下降，皮肤易于损伤形成褥疮

♥ 褥疮的发生过程

早期症状

局部皮肤发红，发热，有压痛，有麻木感。此阶段的症状尚属可逆阶段，处理得当可以恢复正常。

水疱及浅表炎症

受压部位皮肤呈暗红色，出现水疱。

水疱已溃破

皮下组织呈鲜红色的炎症表现，可有疼痛感。

形成浅层溃疡

溃破，溃烂，有淡黄色渗出液，易感染化脓。

形成深层溃疡坏死

坏死达深层组织，甚至达骨头及肌肉，坏死组织发黑，脓性渗出结痂，有恶臭。

♥ 褥疮易感人群

- 有麻痹和肢体挛缩，自己不能翻身者。
- 知觉迟钝者。
- 营养状况不良者。
- 有浮肿者。
- 消瘦者。
- 常被汗、尿、便浸泡者。
- 极度衰弱者。
- 糖尿病患者。

♥ 容易发生褥疮的部位

骨头突出部位易生褥疮，如枕部、耳朵、肩部、肩胛部、肘部、骨盆突出部、尾骶骨上部、手腕关节、膝部、脚后跟、脚踝。

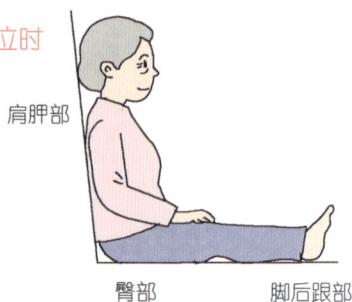

坐位时

肩胛部

臀部　　脚后跟部

仰卧时（背面）

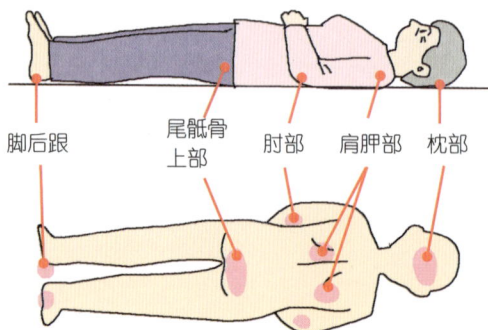

脚后跟　　尾骶骨上部　　肘部　　肩胛部　　枕部

侧卧时

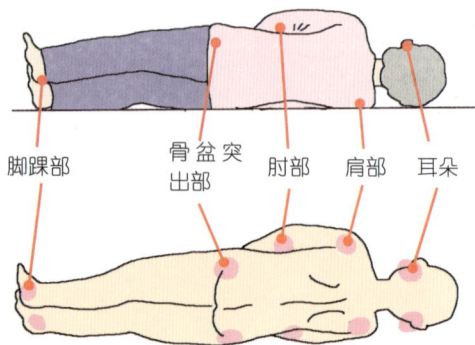

脚踝部　　骨盆突出部　　肘部　　肩部　　耳朵

♥ 褥疮预防用具

各种预防褥疮的用具，依长者具体情况选择。

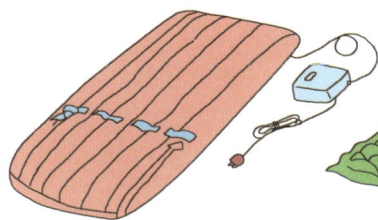

充气床垫

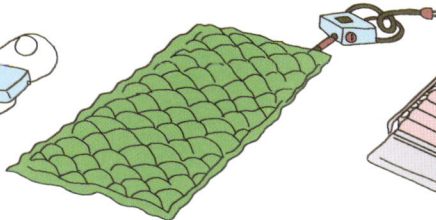

充水床垫

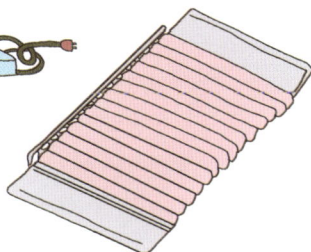

海绵床垫

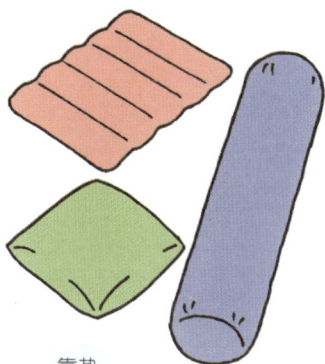

靠垫

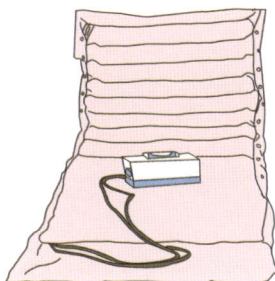

充气靠垫

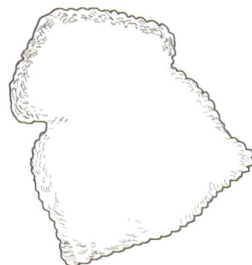

吸水性、透气性好
的整张羊皮褥

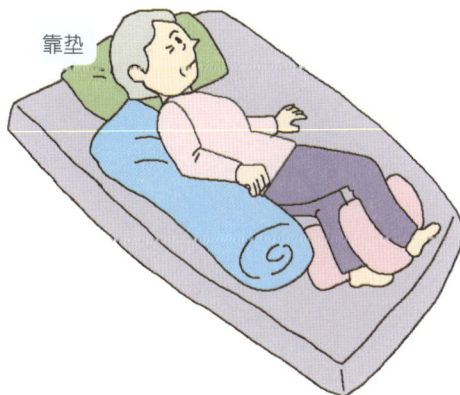

靠垫

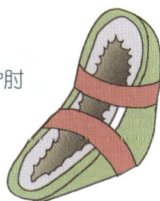

褥疮防护肘

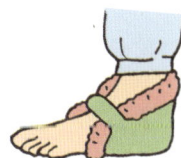

足跟护垫

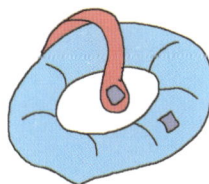

面包圈形充水垫

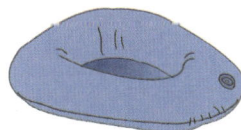

充气便盆

♥ 褥疮预防措施

不让褥疮发生的要点

避免长时间保持同一体位。卧床时每隔2小时要变换体位，能够坐起时尽量取坐位。坐位时要经常提腰、抬臀，做前倾活动。

避免骨头突出部位受压

用各种垫子减轻压迫。

避免皮肤摩擦

坐在床上，后背抬起超过30°时，身体易下滑，此时易发生摩擦，因此应抬高膝部。

长者在床上改变体位或位置时操作不当也会导致皮肤摩擦，因此要注意用靠垫保持姿势稳定。

上身抬起45°以上时，先将长者背部扳离靠背，调整靠垫和枕头的位置。坐位时也不可疏忽，要时不时让长者变换姿势。改换姿势时，抬起长者身体，减少长者与床单等的摩擦，防止皮肤擦伤。

清洁

除长者身体之外，睡衣、寝具也应保持清洁、干燥。常扫除床上的垃圾颗粒。

经常检查

抚平床单、衣服的褶皱。

使用软垫

体质虚弱长者是褥疮高危人群，要尽早使用各种软垫，提早预防褥疮发生。

保持干燥

床上用具、被褥、床垫、床单等定期晒太阳或用其他方法保持干燥。

经常按摩

经常对压迫处进行按摩，促进血液循环。

♥ 褥疮护理对策

要经常检查长者皮肤，发现早期症状要及早通知医师，尽快采取对策，阻止褥疮形成和发展。一般局部皮肤发红预示褥疮开始形成，此时不要让皮肤破损，用垫子抬起或悬空发红处，减少压迫。如果发生水疱，不要弄破，应减压并保持干燥、清洁。只要不破，水疱会自然被吸收、干燥。减压措施无效时要请医师，不要擅自使用药店的皮肤贴药。对于发红处的按摩有效还是无效要由医师判断，不可擅自为之，以免情况恶化。

注意：破溃化脓如果发绿，说明有绿脓杆菌感染，换药后的纱布和沾染上绿脓的敷料应全部烧毁，严防交叉感染。有褥疮长者的房间要经常消毒，保持清洁。照护者也应在操作前后严格洗手消毒。

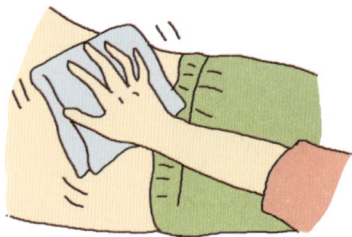

为防止病情恶化，没有医生指导，禁止对发红皮肤进行局部按摩

5 骨关节病

♥ 骨质疏松症

病因与症状

骨骼总是不断地新陈代谢，由破骨细胞吸收老化的骨组织，由成骨细胞形成新的骨组织。如果出现骨组织的吸收大于生成的负平衡状态，虽然骨骼的外形变化不大，可是骨骼内部的钙、磷的含量会减少，使得骨骼变得脆弱，脊柱、大腿、手腕的骨骼很容易发生骨折，这种状态即是"骨质疏松症"。

长者随年龄增加都会发现骨质密度减低，消瘦且平时运动较少的老年女性尤其高发骨质疏松症。绝经后，女性激素分泌减少也是诱发因素之一。

骨质疏松症平常并无明显症状，多在发生骨折后才引起注意。此外也有在发觉身高减低，背驼了时才意识到此病。不知不觉中脊椎骨发生"压缩性骨折"也是由于骨质疏松症引起的。

总之，如果怀疑有骨质疏松症，应当做骨密度检查和骨骼的X线检查，依其结果可以确诊。高龄者很有必要尽早接受诊治。

骨质疏松症的对策

药物疗法

可服用抑制破骨细胞功能的药物。

服用钙剂

服用合适剂量的钙剂。

适量运动

运动可促进身体对钙的吸收，因为腰背疼痛而减少运动只会加重骨质疏松。在发生新的压缩性骨折，并有剧烈疼痛时必须卧床，其后服用镇痛药抑制疼痛，佩戴护腰，增加活动次数。疼痛缓解后，可以坐起，在屋内走动、外出散步，逐渐扩大活动范围。

勤晒太阳

钙的吸收有赖于维生素D。维生素D则产生于日光照射。日常生活中的室外

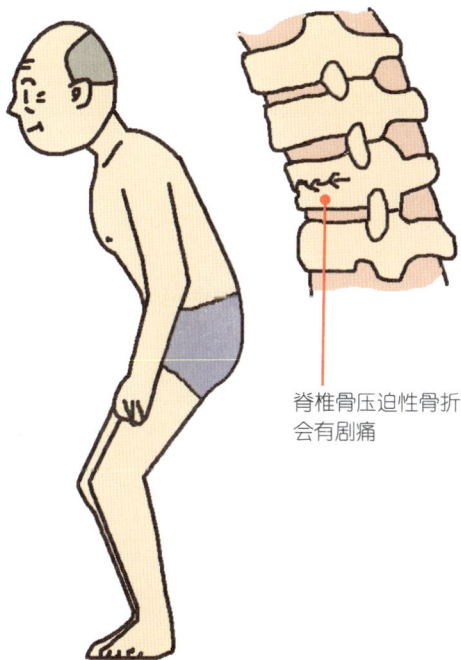

脊椎骨压迫性骨折会有剧痛

活动即可解决问题。不能去室外时，打开窗户晒太阳也好。

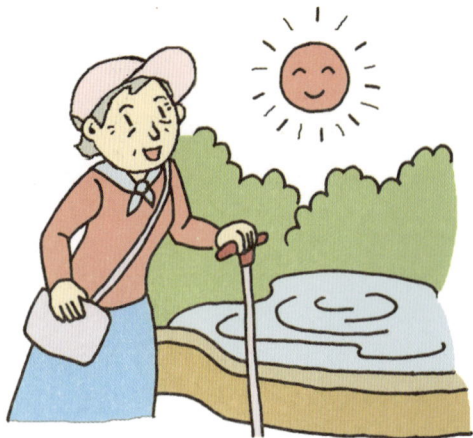

防止跌倒

骨质疏松使得骨骼轻度受力也会骨折。因此防止跌倒，家中设置扶手、进行无障碍化改造、增加照明等很必要。

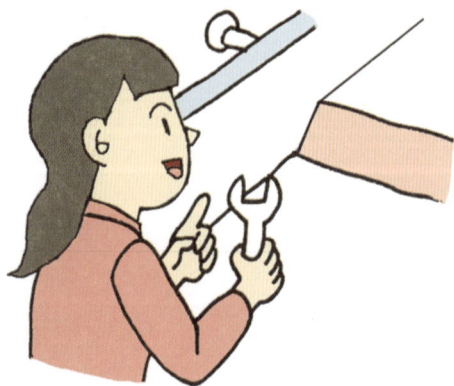

锻炼肌肉

锻炼肌肉，有利于保持身体平衡，即使跌倒也不易骨折。锻炼肌肉靠适量运动。

♥ 类风湿性关节炎

病因与症状

类风湿性关节炎的典型症状是全身关节的红、肿、热、痛。该病是由于自身免疫功能异常引起的一种疾病。关节的受累程度及病情进程因人而异。女性发病率高于男性。长者早起时关节僵直，活动困难，疼痛，肿胀。关节活动范围受限，有关节变形。病情进展可有低热、眼及口干燥症状，颈椎变形时可能出现麻木和力弱。

应注意区别风湿性关节炎和老年性关节疼痛。在有"1小时以上持续疼痛伴有早晨关节僵直""3处以上的关节疼痛""疼痛肿胀左右对称出现"的特征时，应当怀疑是类风湿病引起，应当尽早就诊。

对策

生活对策

类风湿性关节炎患者早上活动困难，关节疼痛因季节、天气而变化。长者及照护者应认识关节病的特征，利用好病痛间隙。

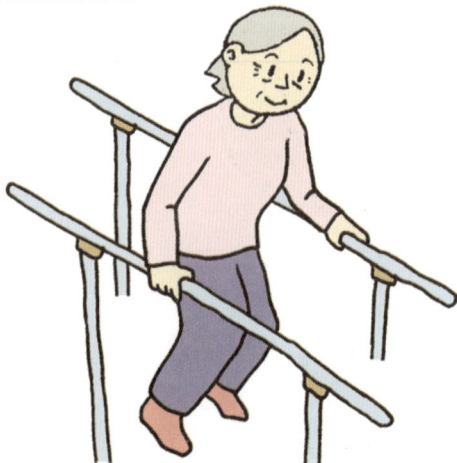

类风湿性关节炎的病痛变化很有规律，应在间隙期抓紧办优先要办的事：

- 早起前在床上缓慢做充分的准备运动。
- 使用护套、辅助餐具等保持病情稳定。
- 活动全身关节。温热水浴后，缓慢活动全身关节，避免关节僵直。
- 日常生活中避免关节过度负重。

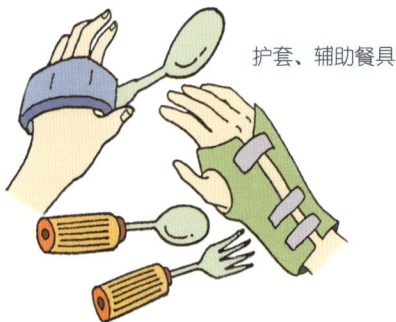

护套、辅助餐具

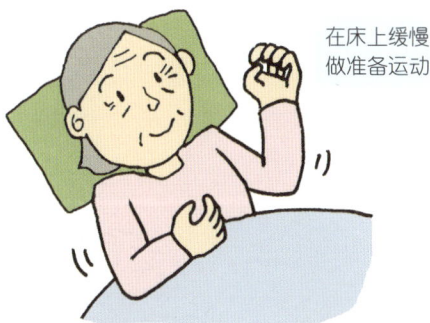

在床上缓慢做准备运动

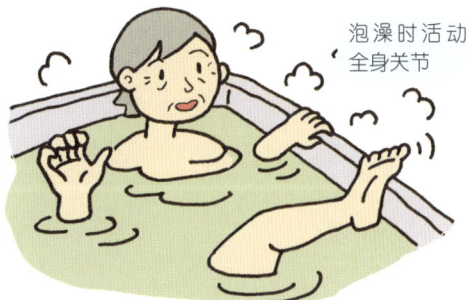

泡澡时活动全身关节

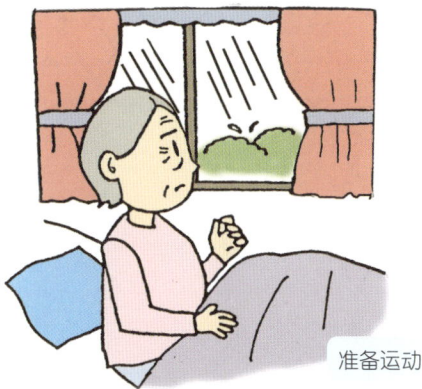

准备运动

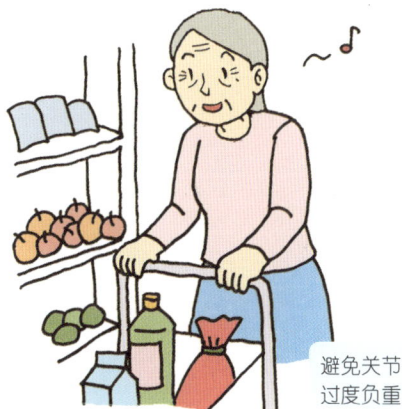

避免关节过度负重

康复治疗

把握自己的病情，尽可能保持关节的机能，维持自己的生活能力。在医生指导下，学会保护关节的方法、维持关节机能和增强肌肉的体操。为了减少关节的损害，合理使用拐杖及阻止变形进展的护套等。

药物疗法

在医生指导下服用镇痛剂、消炎药以及抑制自身免疫反应的药物。

手术疗法

有包裹关节的滑膜异常时，可做"滑膜切除术"，在关节机能丧失时可做人工关节置换术。

♥ 骨性膝关节炎（骨刺）

病因与症状

膝关节的老化和过度使用导致关节组织损伤，膝盖肿痛，称为"骨性膝关节炎"，俗称膝关节骨刺（又称变形性膝关节炎）。60岁以上，体重超重的女性多发此病。主要症状是在疾病初期站起来或走起路来感到膝盖疼痛，膝盖不灵活，有时肿起，病情进一步发展可见"O形"腿。如有以上症状应尽早去骨科、整形外科就诊。

对策

药物疗法

内服的对症药物，如止痛药、增加关节内软骨再生和维生素类的营养药物、舒筋活络的中药及调理身体内部各器官机能综合平衡的药物。还有外用药物，如外用贴药、外敷药物。

物理疗法

有红外线、远红外线照射，推拿、按摩，用或不用辅助器械的康复运动训练等。

康复训练

使用橡胶带的运动训练

弹力适中的康复用橡胶带，套在膝关节上部的大腿上，大腿做开合运动，锻炼大腿肌肉。

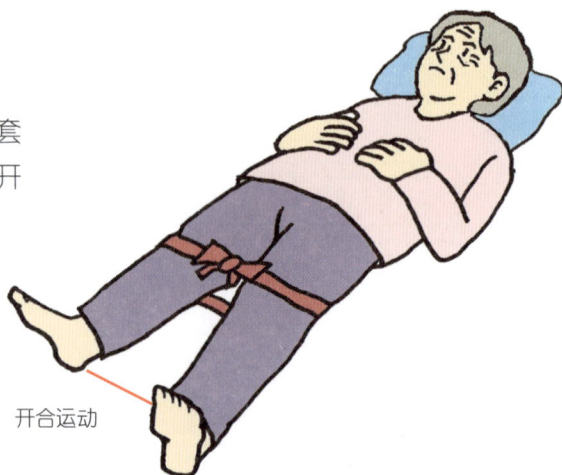

开合运动

负重抬腿

· 平躺

一侧足部绑上0.5~2 kg的沙袋或重物，抬高负重足部，停留10秒钟后放下。两腿交换进行。原则是只要膝关节感到疼痛就立即停止。

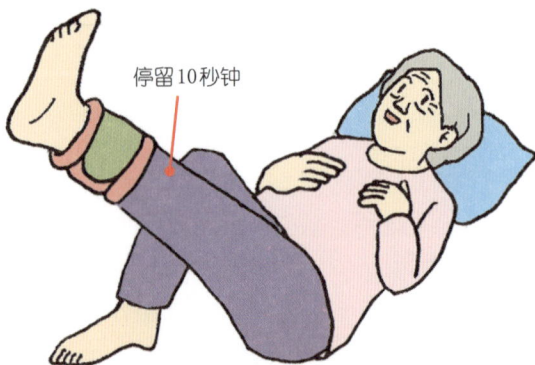

停留10秒钟

· 坐位

如前节负重抬腿，停10秒钟后放下。

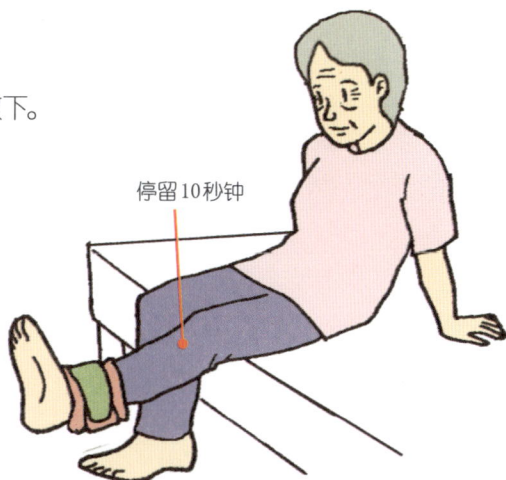

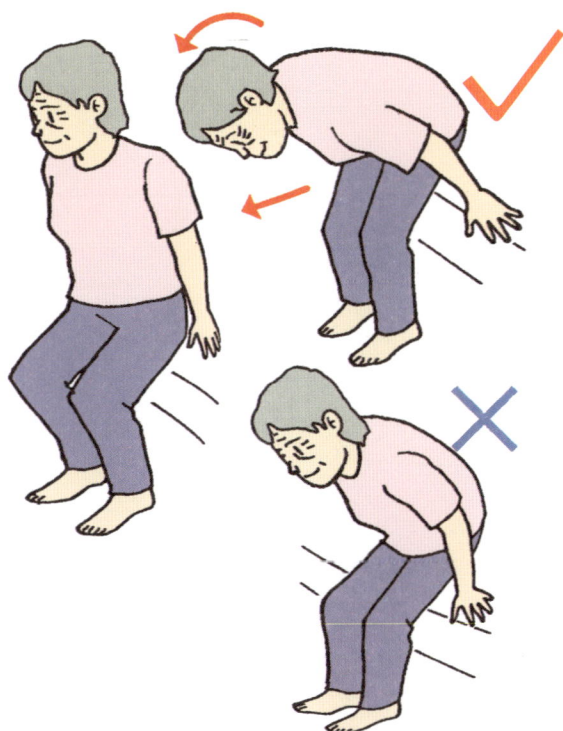

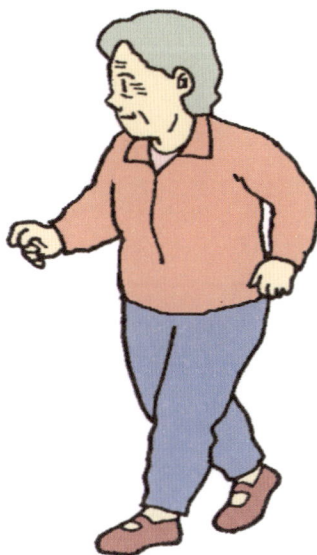

停留10秒钟

从座位起立的练习

先要如鞠躬样上身前倾，再站起来。这样做可使膝关节的疼痛较少发生。

注意：

行走时腰部的晃动会增加膝关节的负担。进行增强膝关节、髋关节周围肌肉的训练，可使腰部稳定，减轻膝关节负担和疼痛。康复训练的强度和时间应当在医生指导下确定，其原则是只要出现膝关节的疼痛就立即停止，以免造成进一步的损伤。

减轻膝关节负担的方法

- 调整床、座椅、沙发的高度，不要过低，软硬度适中，减轻起身时腰部与膝盖部的负担。改正席地而坐和蹲着的习惯。
- 家中将蹲坑式便器改造为坐式马桶，而且不要太低。
- 减轻体重，最好接近标准体重：身高（m）× 身高（m）× 22 = 标准体重（kg）
- 做加强腰部和膝盖部肌肉的体操和康复训练。减少会增加膝关节负担的动作和运动，例如太极拳、跑步、跳绳、登山、上下楼梯等。可以改为步行、游泳。
- 使用合适的拐杖。既可减轻腿和膝盖的负担，也可减轻膝关节的疼痛。
- 使用"特制鞋垫"。使用外侧厚度高于内侧厚度的特制鞋垫，调整膝关节受力及变形，可减轻膝关节疼痛。
- 使用护膝、护腰，分别支撑膝盖和腰椎，保护关节。

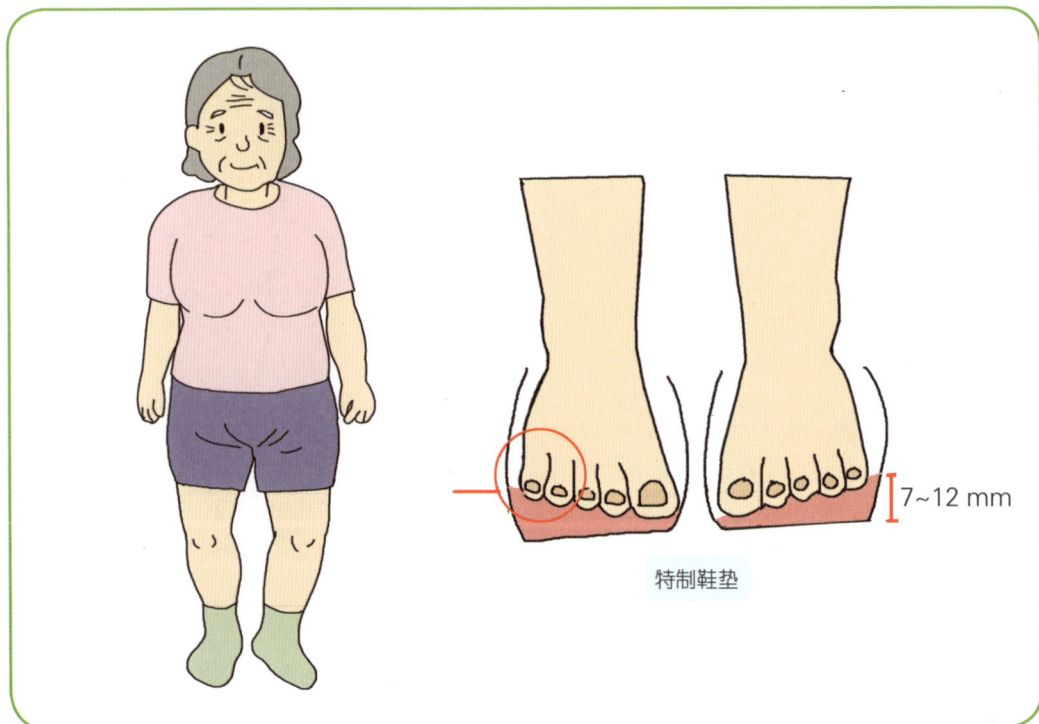

7~12 mm

特制鞋垫

? 小知识

膝关节保健的原则

基本原则是减轻膝盖负担。如果做某个动作时感到膝盖疼痛，就要避免做相同的动作，以免加重膝盖损伤。

6 帕金森病（震颤麻痹）

♥ 何谓帕金森病

脑细胞之间有多种化学物质参与信息交换的过程，其中有一种叫作"多巴胺"的物质不足而引起的疾病，称作帕金森病。帕金森病多在中年以后发病，长者居多。这是一种脑组织和功能的退行性病变，尚无根治方法，但是可以通过服用药物及照护维持和改善长者的生活质量。

有以下症状表现的长者应当考虑患有帕金森病。

- 在安静的时候，手不由自主地抖动。

- 睡觉时感到翻身困难。
- 面部缺乏表情。
- 站立时上身前倾，行走时呈小碎步缓慢前行。

此外可能有的症状：

- 便秘。
- 站立眩晕。
- 吞咽困难。

此病往往先由单侧手抖开始，抖动渐渐向下肢扩展，再向对侧发展，进而行动不便，转身不稳定，最终卧床不起。

♥ 帕金森病的四大症状

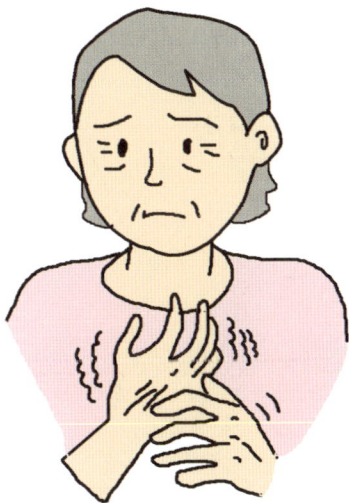

震颤

不止身体运动时，安静状态时手足也在抖动（小幅度抖动）。意识到抖动或身体活动时抖动会减轻。精神紧张时抖动加重

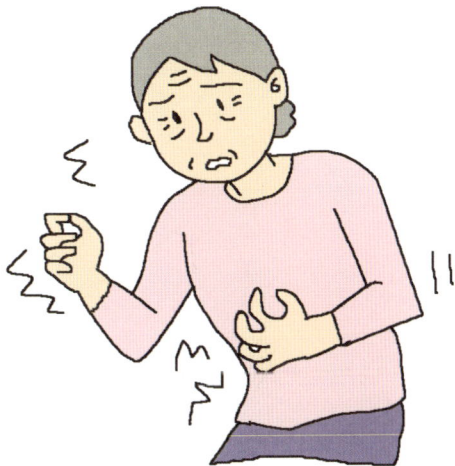

挛缩

健康人由于肌肉放松、协调性好，手足屈伸时动作流畅准确。患帕金森病的长者肌肉张力高，紧张，手足运动时有阻力。扳动长者手足时感到像齿轮样分段放松、拉伸。发病初期此症状多见于手足，渐渐在颈部活动时也会出现

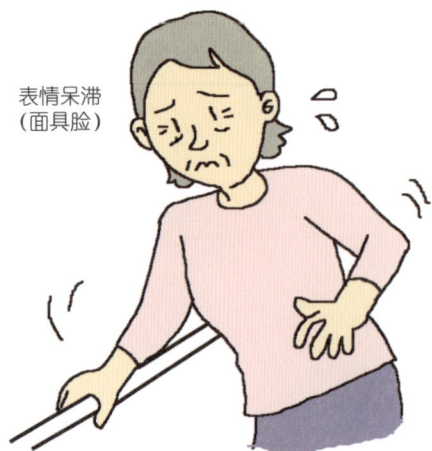

表情呆滞
(面具脸)

少动（动作迟缓）

肌肉的挛缩使得身体的动作迟缓。动作初起时启动缓慢、困难，如要行走时很难迈出第一步。表情也会减少，眨眼也少了

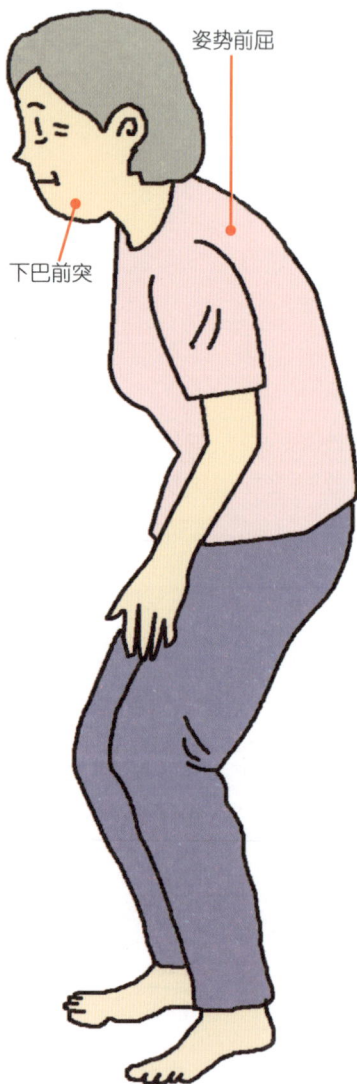

姿势前屈

下巴前突

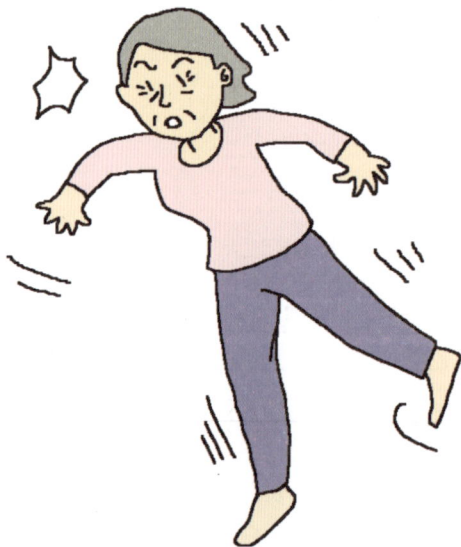

保持身体平衡有困难

病情加重后，保持身体的姿势渐感困难。站立时上身前倾，难以保持平衡，常跌倒，会摔得较重，甚至重伤。迈出第一步困难，渐渐地停止行走和转向也会发生困难

♥ 帕金森病的治疗与护理

积极外出活动

患帕金森病的长者都有因病而减少外出的倾向，这样反而加重病情。积极外出活动有利于疾病治疗和延缓病情发展，要尽可能外出活动，接触他人。

治疗以药物为主

帕金森病的治疗以药物治疗为主，只要按医生指导持续服用近年开发的药物，能够改善病情症状。此病症状可通过药物控制，因此应当早就医，早治疗。

药物的服用要点

服用多种类药物配合治疗

随病情的进展，治疗需多类药物配合。对同样的症状治疗，效果也有个人差异，有效者有，效果不显者也有，因此医生会根据长者病情及药物反应情况调整给药，找到对长者最适合的药物组合。

药物的毒副作用

药物会有不同程度的毒副作用，具体因人而异。此外长者往往有其他科的疾病而服用其他科医生开的药物。就医时应当向医生声明，以防药物作用有冲突或加重毒副作用。

不要随便停药

药物治疗的最大禁忌，就是长者因为药效不显或副作用而擅自停药。突然的停药很危险，有时会导致高热，病情急剧恶化。因此一定要接受医生指导。

❓ 小知识

帕金森病的护理标准

此病的进展可能持续10年以上。对此病患者的护理，按病情轻重，可分为5个等级的临床分级标准，即Hoehn-Yahr分级（简称H-Y分级）。

- 1级：单侧身体受影响，功能减退很少或没有减退。
- 2级：身体双侧或中线受影响，但没有出现平衡功能障碍。
- 3级：受损害的第一个症状是直立位反射，当转动身体时出现明显站立不稳或当患者两脚并立，身体被推动时不能保持平衡。功能方面，患者的活动稍受影响，有某些工作能力的损害，但患者能完全独立生活。
- 4级：无活动能力，但患者仍可自己走路和站立。
- 5级：除非得到帮助，不然只能卧床或坐轮椅。

照护要领

改造环境、预防长者跌倒尤为重要。病情会导致长者摔得很重，造成外伤，故室内外的环境必须要改造以适应长者。

消除落差

长者步伐细碎、步态拖曳，故要求室内地面平坦无障碍、无突起。除台阶外，地毯的接缝、褶子都要注意消除。

无法消除的落差，要使其更醒目，如增加照明。台阶及地面不要放置物品，以免成为障碍物。

设置扶手

在走廊、厕所、浴室等设置扶手。

家具合理摆放

当病情发展到需要扶靠周围的物体移步行走时，室内的家具要合理摆放，以便扶靠。

日常照护

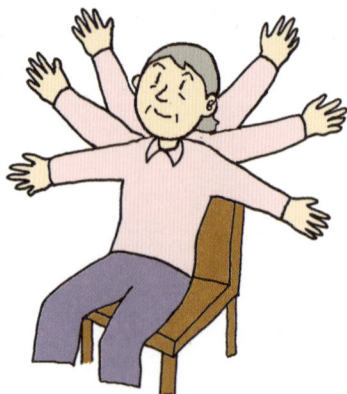

体操　防止肌肉僵直的体操

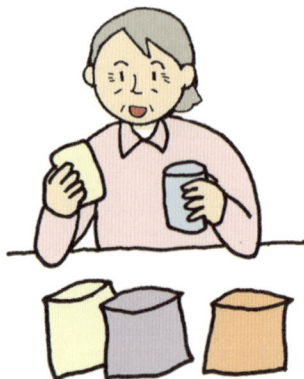

药物不可缺少　定期去医院看病取药

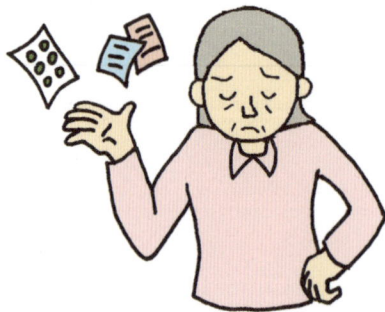

不可擅自停药　药物效果不理想，也不可擅自停药，应由医生判断做决定

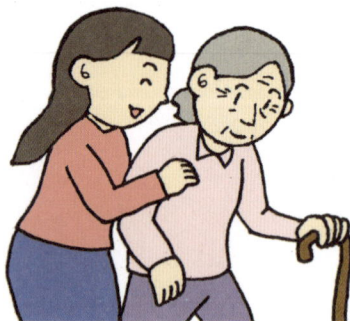

不可催促　长者动作迟缓也不可催促

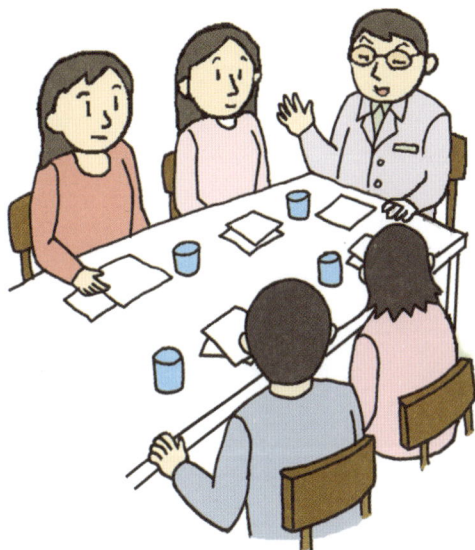

带长者参加患者互助会，多与外界接触

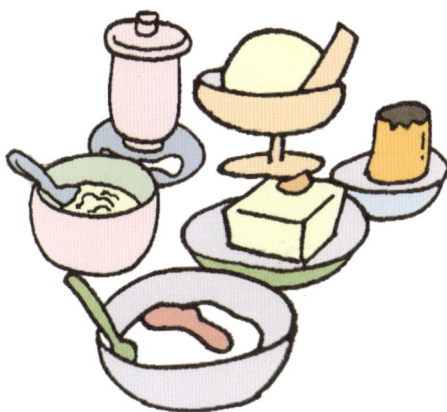

吞咽困难的对策 (参见第87~88页
"易吃的食物烹饪法")

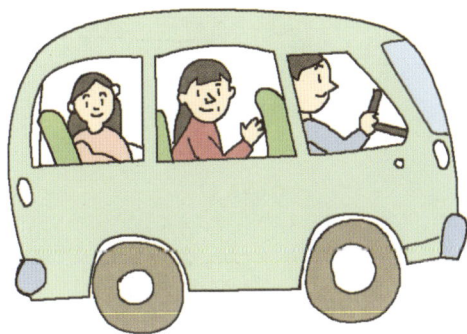

利用长者日间护理中心，在
治疗、交友、照护方面争取
帮助

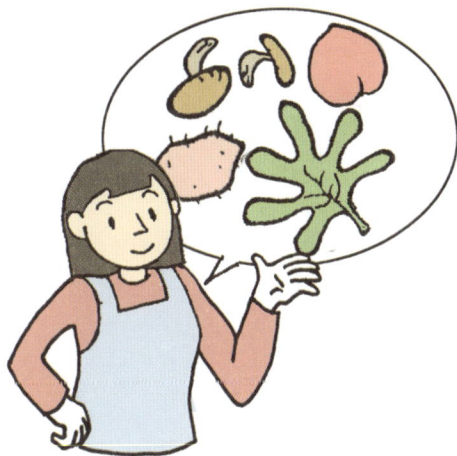

便秘对策　给长者多进食富含纤维素的
食物、蔬菜等。另外，给长者按摩腹部，
促进肠蠕动

7 言语及视听障碍

♥ 言语障碍患者的照护

言语障碍的机理

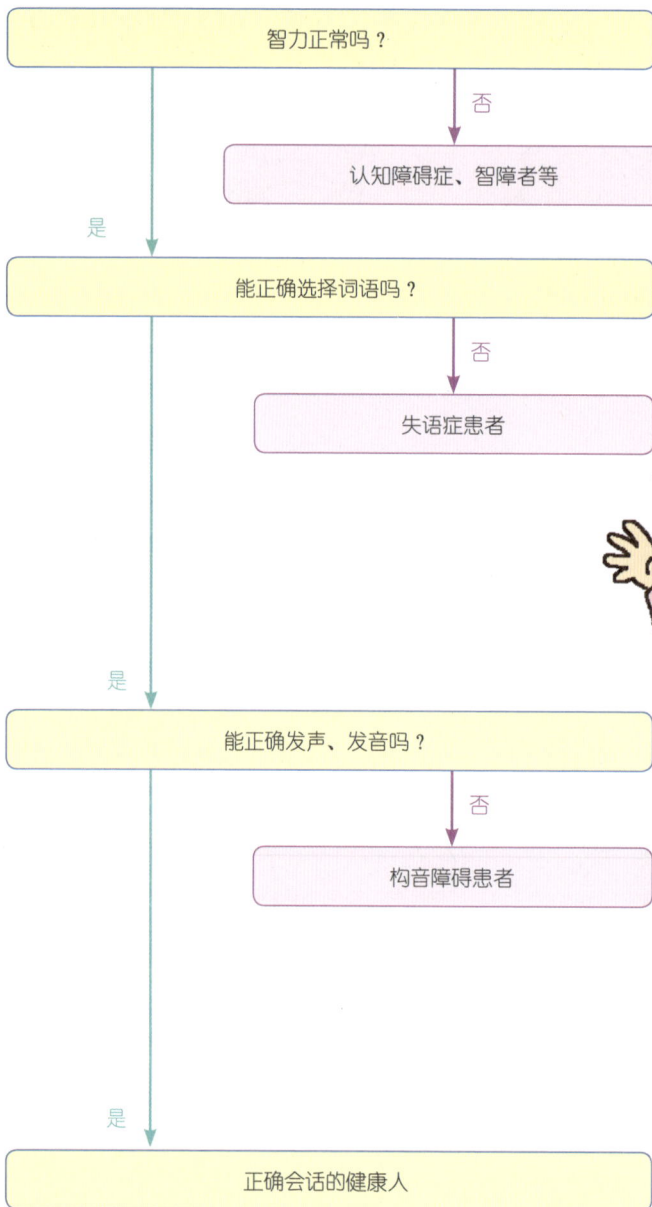

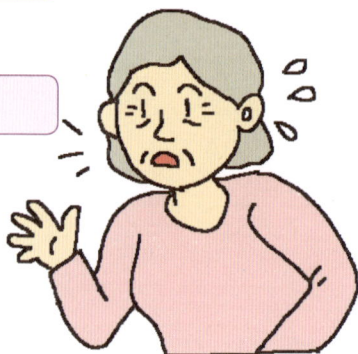

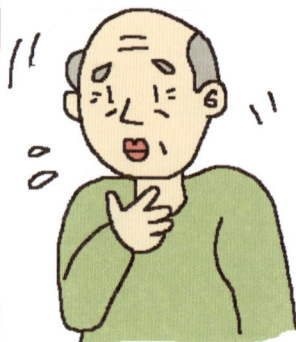

智力正常吗？

否 → 认知障碍症、智障者等

是 ↓

能正确选择词语吗？

否 → 失语症患者

是 ↓

能正确发声、发音吗？

否 → 构音障碍患者

是 ↓

正确会话的健康人

言语障碍的类型

中风后遗症引起的言语障碍分为"构音障碍"和"失语症"。无法进行语言交流是共性，但是其表现不同。

构音障碍时，可以讲话（正确选择要说的词语），但是发声不对、口齿不清，不能正确发音发声，无法向对方表达想说的意思。

失语症和构音障碍不同，无法选择正确的词语，因而不会说话。听不懂、读不懂、不会写是失语症的特征。由于无法用语言交流，常常被当作智力障碍症长者对待。但是失语症长者保留有一定程度的智力，不同于认知障碍症长者。

与构音障碍长者的接触方法

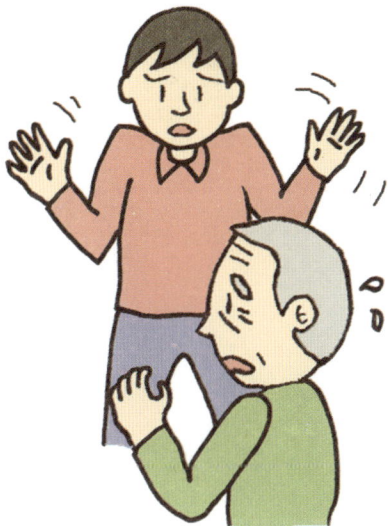

由于构音障碍的长者能理解别人说话的意思，只是不能清晰表达自己的意思，所以照护者要明白病情，注意言语，防止伤害长者的尊严。要富有同情心，给长者温暖，不使其陷入孤独和自闭状态，加重病情。要多与长者交流，想方设法，如利用发声辅助工具与长者沟通。

与构音障碍长者的接触方法

- 不要把长者当小孩子对待
- 不要催促，使长者紧张
- 不要让长者重复自己讲的话
- 长者讲错了不要去纠正他
- 长者讲的话不要听不懂装懂

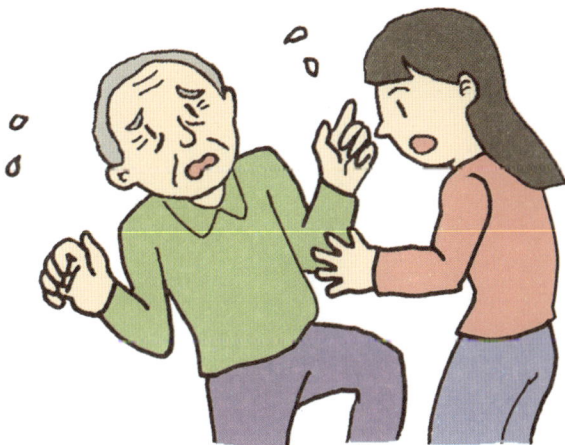

与失语症长者的接触方法

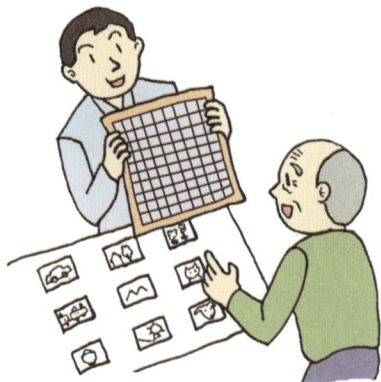

　　照护者要理解失语症、构音障碍和认知障碍症之间的区别，只有这样才能正确护理此类长者。失语症长者可以正确地思考，这是与智力障碍症的区别。但是自己想要说的话不能正确选择词语来表达，这是与构音障碍的区别。

　　因此构音障碍的长者可以笔谈，而失语症长者由于对文字失认，多无法笔谈。与失语症长者交流更要有耐心，不可急躁。

- 用简单的词语与长者交流。
- 用辅助工具帮助长者理解并交流，如文字卡片、照片、手势。
- 让长者用"对""好"以及"不"这样的简单答案来回答问题。
- 不要不懂装懂，长者的意思听不懂可以缓缓再说。
- 交流时频繁地确认长者是否明白。
- 让长者自由放松地讲话，即使听不懂也不要催促。
- 长者听不懂时，可以改变表达方式，反复讲。

与失语症长者的接触方法

- 用辅助工具帮助长者理解并交流，如文字卡片、照片、手势

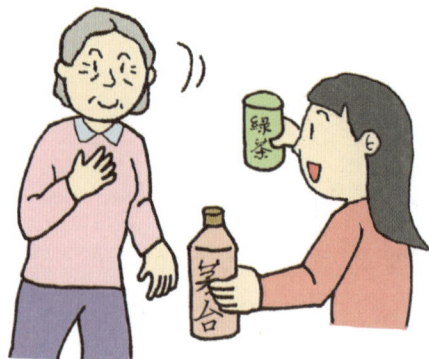

- 让长者用"对""好"以及"不"这样的简单回答来回答问题

- 交流时频繁地确认长者是否明白

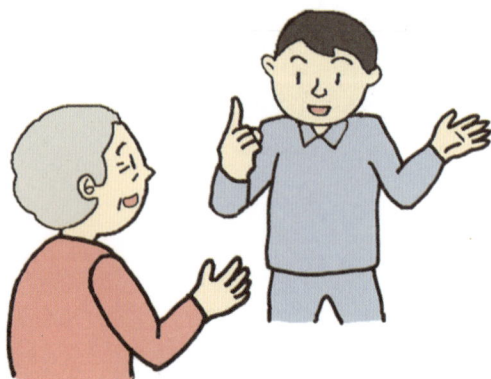

♥ 同向偏盲的应对方法

各种脑疾病影响到脑内视神经传导通路或视觉中枢（枕叶），都可引起不同程度的视野缺损。中风后遗症除了偏瘫、半身麻痹外，偏盲也很多见。右侧脑受损时左侧视野缺损，称之为左侧同向偏盲（看不见右眼的鼻侧和左眼的颞侧物体）；反之则为右侧同向偏盲。

以右侧同向偏盲为例，长者头向着正前方时，看不见右半侧的物体。如果长者了解自己的病症，头转向右侧，可以看见刚才没有看到的右侧物体。

长者有偏盲症状时，可看眼科医生，评估偏盲的视野缺损范围和视力。但是当前对于偏盲尚无有效治疗手段，主要靠长者通过对病情的了解，调整头向，弥补视野缺损的不便。此外要对因看不见偏盲侧的物体和环境，可能引起的危险（碰撞、跌倒等）有足够的心理准备，小心预防。

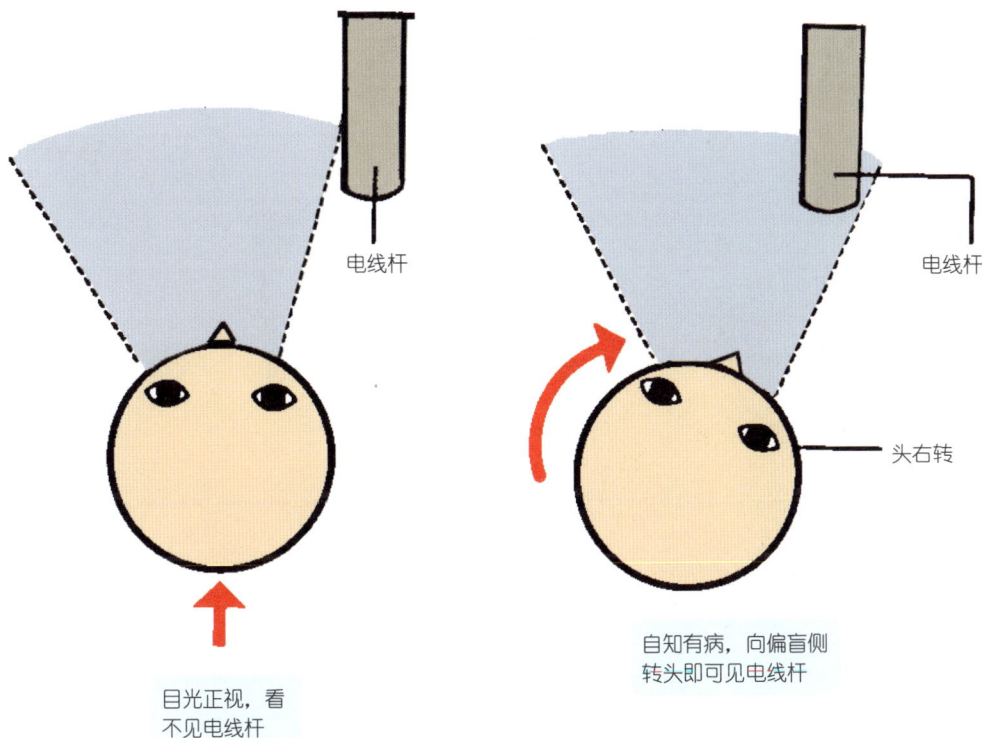

电线杆

目光正视，看不见电线杆

电线杆

头右转

自知有病，向偏盲侧转头即可见电线杆

♥ 老年性听力障碍的应对方法

　　长者易发生听力减退。听力减退往往从高频率（高音）部分开始听不清楚，渐渐地即使听见说话声音也难于分辨意思，因此常常让说话者重复先前讲过的话语。

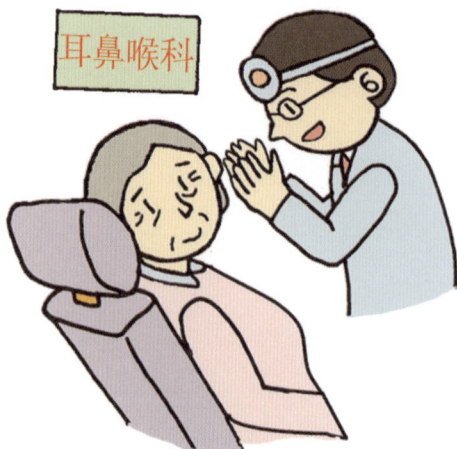

先带长者看耳科医生，判断听力减退的原因和程度［有时耵聍（俗称耳屎）堵塞也可妨碍听力］

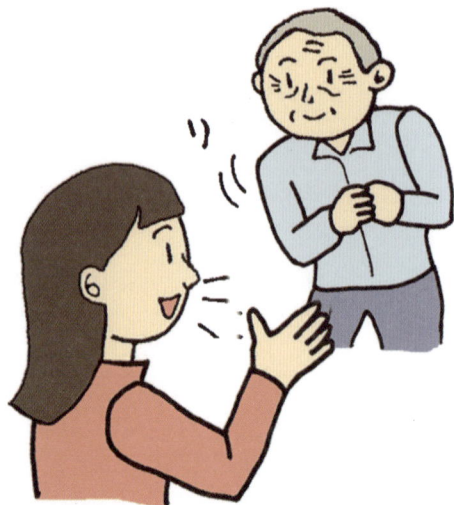

照护者和周围的人在与高龄长者交谈时，语速放慢、咬字清晰，使听者易于听清楚

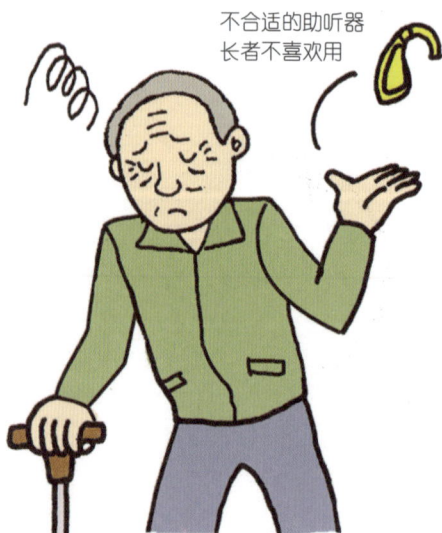

不合适的助听器长者不喜欢用

在医生和其他专业人员的指导下，配备合适的助听器

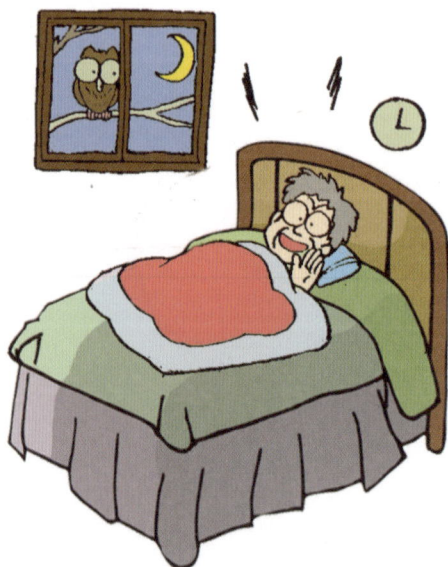

8 便秘

♥ 便秘的判断

这里主要指长者常见的习惯性便秘，主要表现为大便次数减少、大便干燥、排便困难。一般来讲，长者每天有一次并且与进食量相称的大便量，最为理想，如果3天没有大便，就可称为便秘。

引起便秘的原因很多。老化引起的肠蠕动和排便反射机能减弱、运动不足是主要原因。此外进食的量和质、蛀牙、牙周炎、齿槽脓肿、精神紧张都可以诱发便秘。

♥ 便秘的危害

便秘对于中风后和有心脏病的长者很危险，屏气用力排便可以诱发心脑血管病突然发作，坐在马桶上心脑疾病发作致死的案例屡见不鲜。

硬结的大便诱发的痔疮，反复出血，甚至导致贫血。

便秘还会引起食欲不振、腹痛腹胀、精神紧张。

♥ 便秘的预防

饮食注意事项

- 多饮水，不要等口渴时再饮水。
- 多吃富含纤维素的蔬菜、海藻类食品。
- 多饮牛奶、酸牛奶。
- 烹制食物时不破坏纤维素。
- 脂肪及砂糖可以软化大便，食量少而

无糖尿病的长者，可饮用浓度不高的糖水。

生活习惯

定时排便，养成起床后或早餐后排便的习惯后，到时会习惯性产生便意。排便要从容，有了便意尽量及时排便，不要因顾虑环境等因素，强忍久憋不便，久之会对便意不再敏感。

清早起床后喝一杯温开水或牛奶，可以刺激肠蠕动。

适量运动，增加内脏特别是肠蠕动，腹部按摩也可增强腹部肌力，增加腹压。

卧床长者在床上排便时，抬高上身以便增加腹压。

尽量增加日间活动，使得生活有一定张力。

♥ 便秘的对策

原则上尽量鼓励和促使长者自己排便。上述的预防措施应当有效，如果无效，可在医生指导下服用润肠通便、促进排便的药物。仍然无效时可用灌肠，使用栓剂、开塞露等物理措施促进排便，在大便硬结时可采用掏便措施。

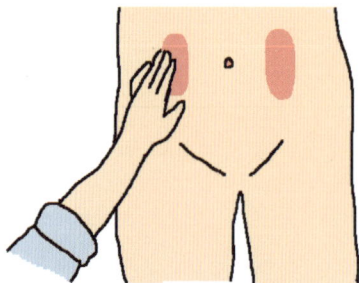

以肚脐为中心顺时针用手掌按摩腹部，增加肠蠕动。按压髂骨与肚脐之间的腹部，如果触摸到硬块状物，可将其揉碎。揉压尾骶骨也可诱发便意

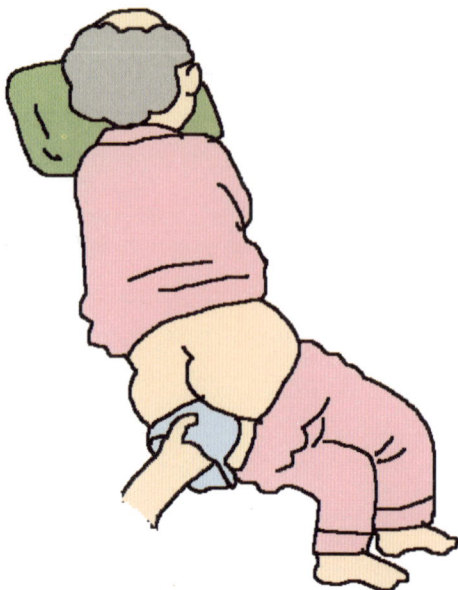

用卫生纸或旧毛巾按压肛门都会促发便意

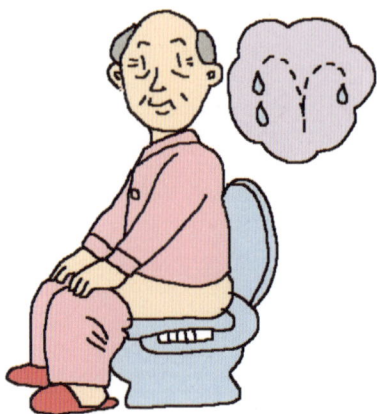

电动温水冲洗便座对肛门的喷洗，可达到刺激排便的作用

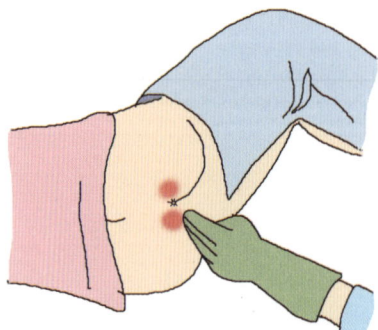

刺激肛门两侧。紧邻肛门两侧的部位有激发便意的刺激区。大便蓄积时肛门周围可见到鼓胀，温热与按压往往有效

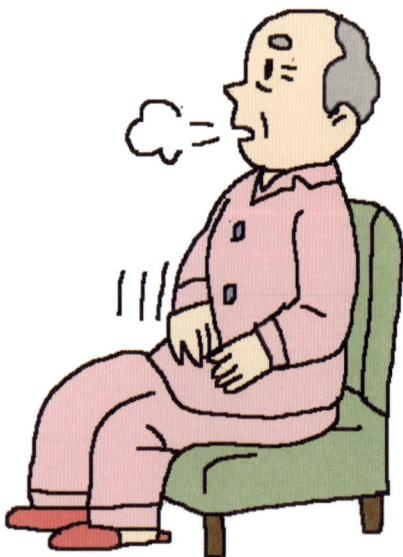

坐位吸气鼓起肚皮，再呼气瘪下肚皮的运动，可促进肠蠕动，有利排便

第 4 章

紧急情况的
知识与对策

紧急情况的知识与对策

照护者应当随时做好准备以应对长者出现紧急情况。由于长者全身机能衰退，日常生活中稍有磕碰跌倒就会发生外伤，或者使原有病情突然恶化。

照护者一般不是医生、护士，因此不要求其进行只有医务人员才有资质进行的救治行为。但如果照护者具备基本急救知识和技能，发生紧急情况时就不会慌张，能沉着应对、分秒必争，赢得最好的抢救效果。对于急性外伤和心脑血管意外长者的救治，最初10分钟和1小时内，处置对错是决定抢救是否成功的关键。

♥ 病情判断

长者突然倒地，双目紧闭，面色异常（苍白或涨红）时，照护者首先应当迅速判断病情轻重，初步判断其是否有生命危险，是否需要立即叫救护车，并且在救护车到来之前采取可行的措施，争

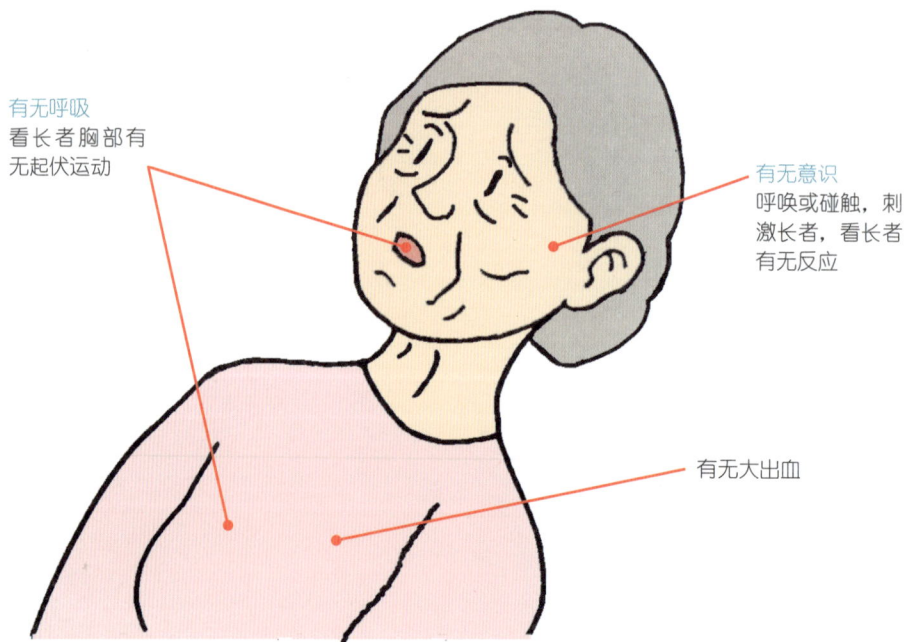

有无呼吸
看长者胸部有无起伏运动

有无意识
呼唤或碰触，刺激长者，看长者有无反应

有无大出血

注意：
上述3项指标任一项出现问题，都应当紧急呼叫救护车。

取时间，挽救生命。

在呼救之后，还应注意以下状况，以便在救护车来前采取对策：

- 面色有无变化。
- 嘴唇颜色有无变化。
- 喉咙内有无血块或异物堵塞。
- 心脏有无跳动，耳朵贴近长者胸部可否听到心脏跳动的心音，胸部是否上下起伏运动。

- 手腕部和颈部动脉处可否摸到脉搏，脉搏速率多少，是否均匀、规律。也可以测量血压，顺便测脉搏。
- 有无出血，出血部位。
- 手脚有无感觉，可否主动运动。
- 肢体有无肿胀，触痛。
- 刺激手脚有无反应。
- 有无呕吐，呕吐何物。

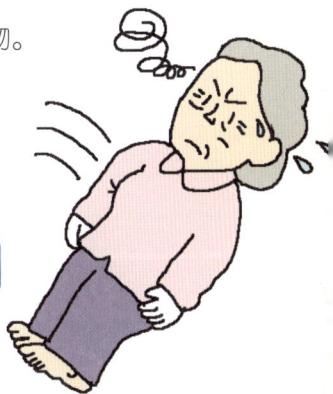

紧急情况判断流程图

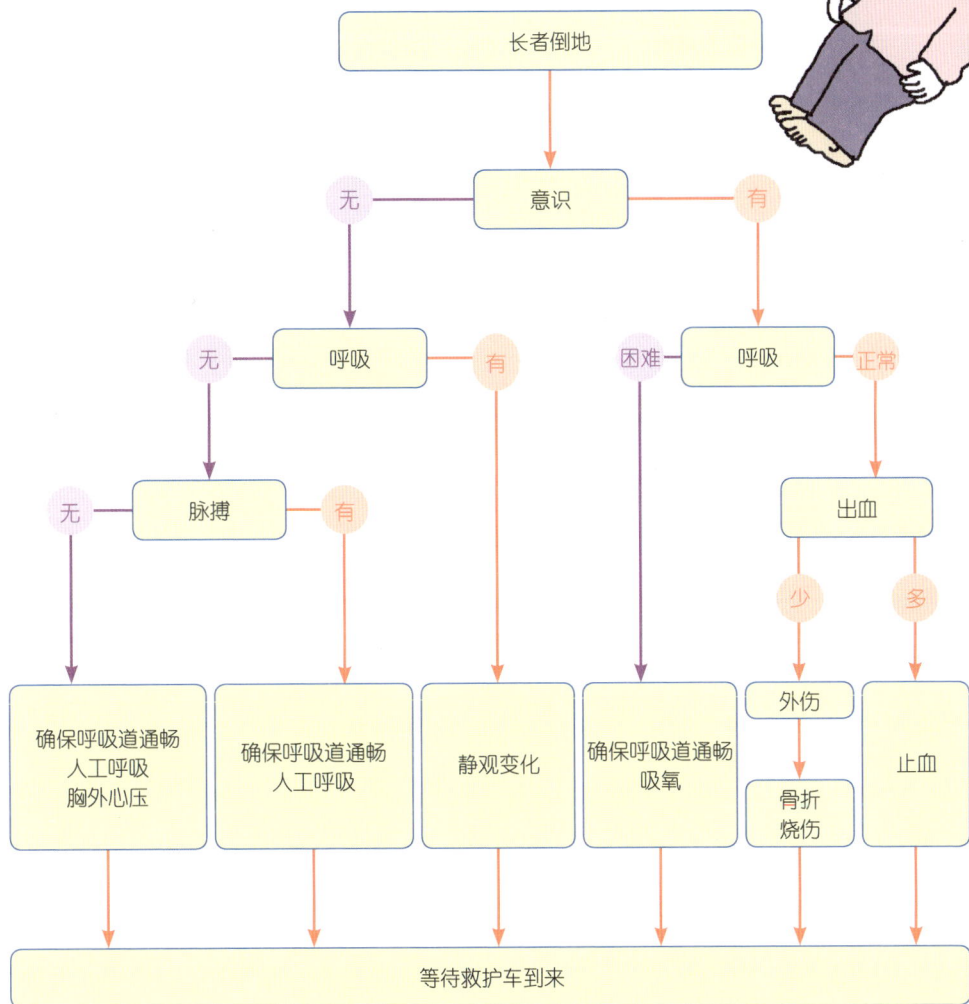

长者倒地

意识 —— 无 / 有

无：呼吸 —— 无 / 有
有：呼吸 —— 困难 / 正常

无呼吸 → 脉搏 —— 无 / 有

正常呼吸 → 出血 —— 少 / 多

- 确保呼吸道通畅 人工呼吸 胸外心压
- 确保呼吸道通畅 人工呼吸
- 静观变化
- 确保呼吸道通畅 吸氧
- 少：外伤 → 骨折 烧伤
- 多：止血

等待救护车到来

♥ 日常应急准备

　　长者可能会因突发情况而紧急入院，因此平日就应当准备好入院用品。

- 睡衣。
- 牙刷、毛巾、洗脸盆等。此外是病历。
- 近日服用药物的清单。帮助接诊的医生很快了解长者的病史、病情。

　　以上物品应当放置在随时可以拿到的固定位置。

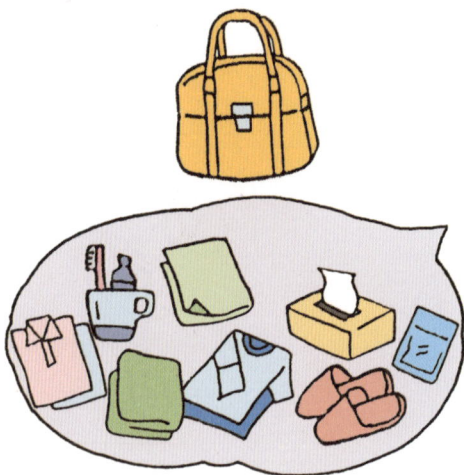

♥ 呼叫救护车

　　在呼叫救护车时，要沉着冷静，把关键的信息传达给急救中心，并接受指导，在救护车到达之前，采取必要措施，保护和维持长者在尽可能好的状态，以赢得抢救的时间。拨打电话之前，可以在纸上拟定要传达信息的提纲，以免遗漏。

- 拨打120或999电话。
- 通报有急救长者。
- 长者姓名。
- 所在地的地址。
- 电话号码：座机和手机。

- 告知所在的位置，附近的标志或标志性建筑物，有名设施（商店、学校等）以便救护人员尽快找到。
- 长者现在情况：何时出现紧急情况，主要表现，性别、年龄、简单病史，近期去医院看过何种病等。
- 救护车到达前应当如何处置，要求给予指导、指示。

♥ 救护车到达前准备的物品

　　紧急时人难免会慌张，为了与急救站（电话120或999）联系时，可以准确提供长者信息，并且不遗漏带去医院的必需物品，可将以上提示复印贴在家中电话机旁或墙上，随时可见。

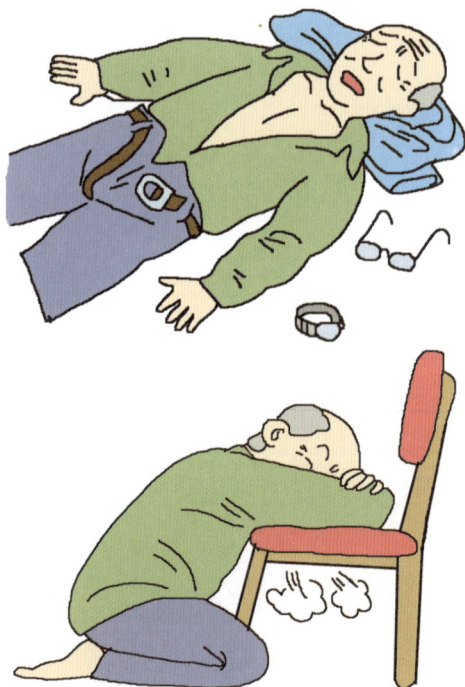

救护车到达前，帮长者宽衣解带，取最感舒服放松的体位

救护车来或急诊去医院，医生都必然会问到个人病情。因此将就诊记录事先多复印几张，随时可以带去医院，对医生诊断病情很有帮助。

准备随救护车带到急救医院的物品：

- 呕吐物等可供医生诊断参考的证据。
- 发病前正服用的药物。
- 就诊卡或就诊记录。
- 医疗保险证件。
- 照护记录和健康管理记录本。
- 长者家属、公司的联络方式，责任人的姓名及电话号码。
- 现金或银行卡。

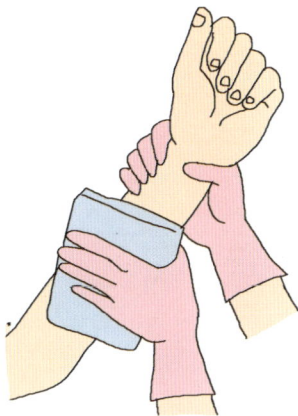

♥ 救护车到来前的应急措施

在等待救护车到来前，根据长者情况可采取以下应急对策。

出血

外伤出血较多时，伤口用干净纱布或布覆盖，就势压迫止血。如果压迫止不住血，可抬高受伤肢体（高过心脏水平），再在纱布或布上加压缠裹绷带，注意缠裹力度不可过紧，以免伤口下方肢体缺血坏死。

如果伤口有刺入玻璃片、木片等异物，不可自行拔除，要交由医生处理。

压迫止血

异物堵塞喉咙的对策

长者吞咽功能低下，加之唾液分泌减少，食物卡在喉咙，甚至进入气管、肺的情况时有发生。如果饭后长者感到喉咙难受、憋气，照护者应立即检查是否有异物堵塞喉咙、气管，并采取对策。首先叫救护车，在救护车到来之前，采取以下行动，力争去除异物。即使排出异物，也要带长者去医院诊察，确认喉咙深部、气管内没有异物残留。

直接压迫止血法

出血的伤口用干净纱布、手绢覆盖，用戴乳胶手套或裹着塑料薄膜的手压迫其上止血。

手套和薄膜是为了防止感染。

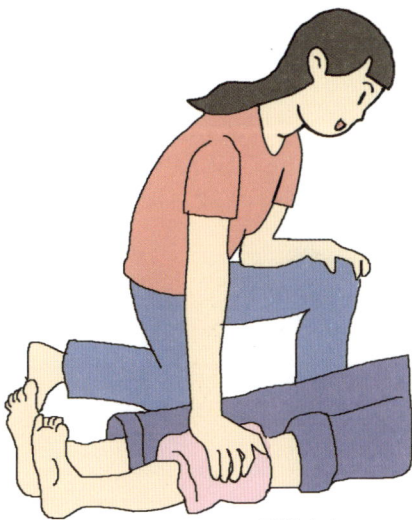

异物堵塞喉咙的对策

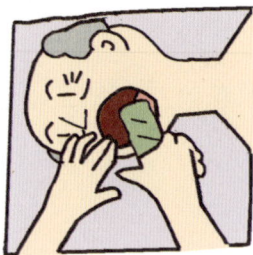

如图，让长者俯卧在照护者跪下的单膝上，头低位，用手半握拳拍打长者背部、肩胛骨之间，促其吐出异物

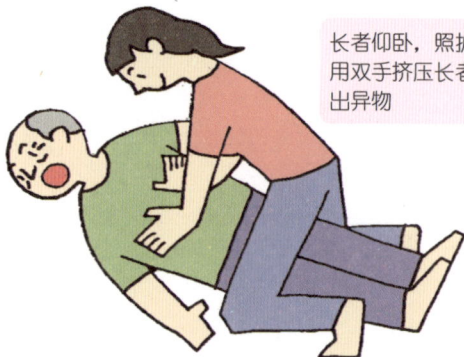

如果长者意识清醒，用手绢缠裹右手食、中指，按压长者舌根，使其吐出异物。或者看到喉咙深部的异物，取出

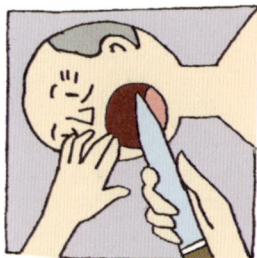

长者仰卧，照护者骑跨长者，用双手挤压长者胸部，促其吐出异物

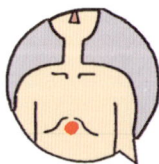

万不得已时，用吸尘器的细小吸头深入喉咙之后，打开开关吸引出异物（注意吸力不可太猛，吸到异物后，立即关电）

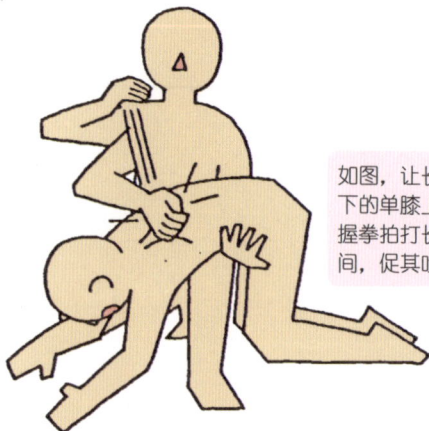

照护者从背后抱住长者，双手抱拳抵住长者剑突下，用力快速向上挤压数次，使长者肺部排气吐出异物

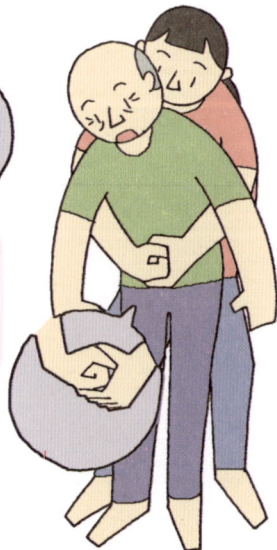

注意：

　　尽量不要将手指伸入长者口腔，避免被咬伤。

- 平时吃饭时，不要说话，细嚼慢咽，以免误吸误咽。
- 给长者喂食时，食物要松软，切碎，给予长者充分的水分，不使食物粘在喉咙。
- 对于有认知障碍症的长者，不要使其拿到异物误食。

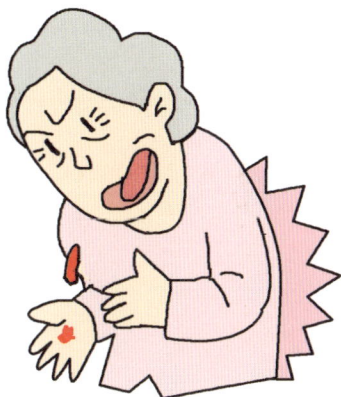

骨折

如有外伤要消毒，有出血则止血，有肿胀则冷敷创伤处。但是不要冲洗，不要将骨折复位，不要勉强固定，应交由医生处置。照护者可托住骨折处，呼叫救护车或急诊去医院。

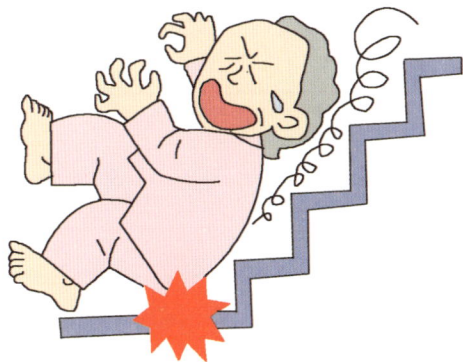

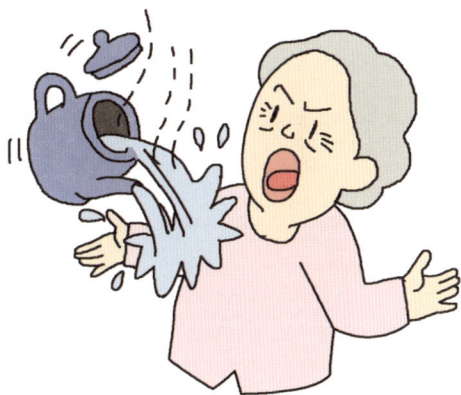

烧伤、烫伤

立即用冷水冲洗伤处，直到伤处不疼为止（20~30分钟）。如果有外伤则用清洁纱布覆盖后冲洗。水流不可太猛，以免冲破烫伤形成的水疱。如果衣服覆盖的部位烫伤，可隔着衣服用冷水冲洗，并着衣去医院。如果烫伤起了水疱，不要自行挑破，应交由医生处理。烫伤严重时，长者即使口渴，也不要给其饮水，应交由医生处理。

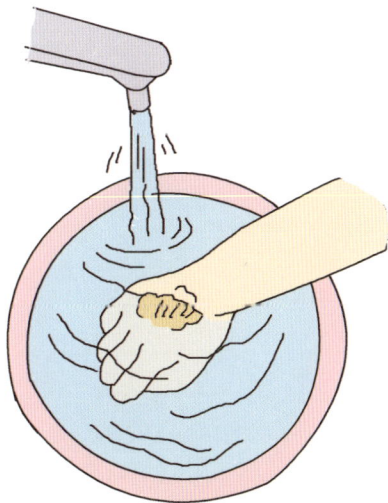

昏迷

除了遇到外伤，长者出现意识不清、昏迷不醒最常见的原因是：中风、心脏病发作、低血糖。通过仔细观察长者状况，结合既往病史，可以大致判断长者出现紧急情况的原因，采取可能的对策。（见下表）

	分类	发病特征	临床症状	对 策
中风 有高血压、动脉硬化的长者发生脑卒中(中风)的概率较大	脑出血	一般多发生于白天。活动中、兴奋、激动、剧烈咳嗽或腹压激增、急剧的温度变化时，常突然发作	脑出血发生时，常先有不舒服，进而头痛渐重，恶心呕吐、烦躁、昏迷、大小便失禁，可有抽搐、半身麻痹、语言障碍，此时多见面色通红、打鼾，可有发热、出大汗、昏睡。多出现蛛网膜下腔出血的症状：突然剧烈头痛，恶心，频发喷射样呕吐，敲击头部，意识渐渐丧失，出现半身麻痹，也可出现呼吸障碍	• 立即叫救护车 • 救护车到来前，如果在厕所等不平坦处跌倒，或坐在马桶上，由两三个人分别抱起长者，头部一定要固定，轻轻地将长者移到安静稍暗的房间，躺平 • 解开衣扣，使长者放松。肩部下方用枕头垫起，使头部后仰，保持呼吸道通畅 • 中风时多有呕吐，可使长者脸侧转，引流出口内呕吐物，避免误咽、窒息 • 一过性脑缺血的长者，使其以舒适体位安静休息，症状会渐渐缓解 注意：脑出血的长者一般症状缓解后两周左右会再发病。一过性脑缺血发作往往是脑栓塞的前兆，即使症状暂时缓解也要积极去医院治疗，以防病情加重
	脑缺血	脑栓塞	脑栓塞在安静或活动时都可突然发生。症状较剧烈，有心脏病的长者易发此病	脑血管堵塞、脑血流不畅引起半边脸和手足的麻木与麻痹，有时出现说话不利落或说不出话。脑的大血管阻塞可导致昏迷	
		脑血栓	脑血栓发作多有眩晕、肢体发麻的前兆，几天后症状渐渐加重，睡眠中或早起时发生病情。此种情况一般60岁以上长者多见		
		一过性脑缺血	脑动脉痉挛或小血栓脱落一过性阻塞脑动脉，引起半身麻痹、语言障碍、口齿不清，手握的物品突然掉下等	症状可在发作数分钟或数小时后缓解。可有昏迷，但是一过性的，可以缓解	
心脏病		有冠心病或心律失常病史的长者，心脏病发作出现紧急情况的比例很高	剧烈心前区疼痛，不能顺畅呼吸，流油汗，脸色苍白，手捂胸口，疼痛向肩部、后背发散，烦躁，有恐惧感，可伴有恶心呕吐。疼痛持续30分钟以上，脉搏细弱	• 立即叫救护车 • 服心脏急救药物。牢记药物位置和服用方法，外出时应随身携带急救药物 • 宽衣解带，仰面平卧。仍感难受，可用靠垫支撑使其半坐，或趴在桌上，保持呼吸道通畅，让长者以自觉舒适的体位，安静休息 • 如有条件可吸氧，保持温暖 • 频繁摸脉，如呼吸停止，做人工呼吸。脉搏停止，以掌拍击胸部2~3次，如仍无脉搏则行体外人工心脏按压
低血糖		糖尿病患者，治疗中常发生降糖药服用过量、腹泻、空腹等，可引起血糖水平降低而发病	突发无力感，出冷汗，脸色苍白，心跳剧烈，恶心、呕吐、胃痛，严重时意识不清，昏迷	• 给长者喂糖水、糖果、甜食 • 静养，防止跌倒继发外伤 • 外出随身带糖果、甜点、饼干等备用。应随身携带病情卡片，以备路人救助

♥ 心脏停搏

当发现长者倒地、意识丧失、呼吸停止、脉搏测不到时，不要惊慌失措，要沉着冷静，立即呼叫救护车。在救护车到来前，分秒必争，立即采取以下抢救行动，争取时间，增加长者救活的概率。

- 将长者放在平地上，仰面朝天。
- 清除长者口内食物、呕吐物、血块等异物。一手伸到长者颈部下轻抬，另一手向下轻压长者额头。

单人抢救室
人工呼吸

❶ 使长者颈部伸直，下巴抬起，气道通畅。

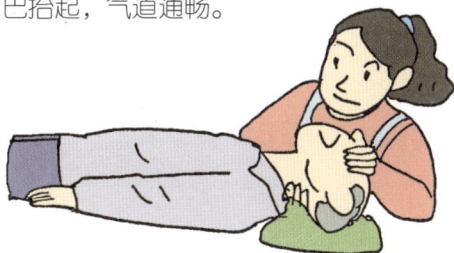

❷ 一手捏闭长者鼻孔，不使漏气。

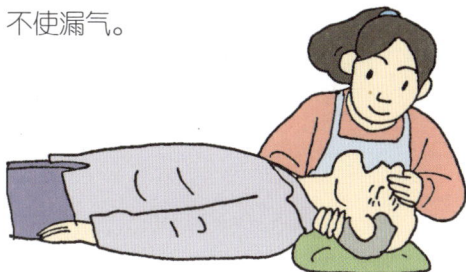

❸ 吸气后口对口用力吹气入长者口中。

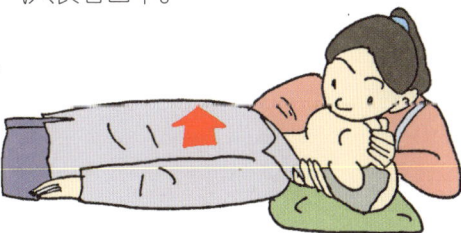

❹ 观察长者胸部是否被吹鼓。每5秒钟吹一次。

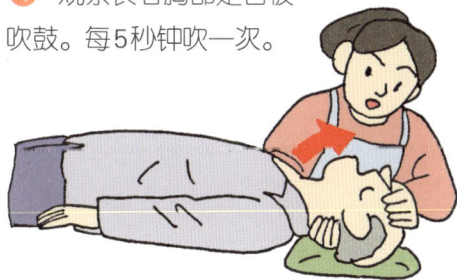

体外心脏按压

用平常写字的手在下，另一手重叠在上，于掌根部抵住长者胸骨（位置在长者颈凹下方一掌长的地方），向正下方压下3~5 cm，1秒1次，连续30次。当现场只有一人时，人工呼吸2次，心脏按压30次，交替进行。

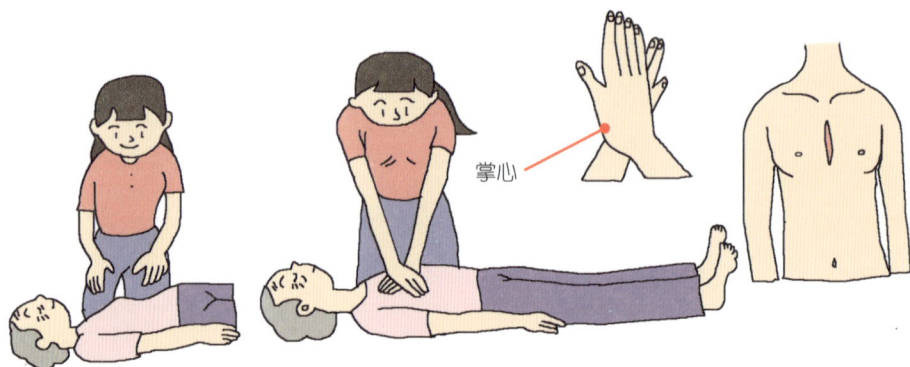

掌心

长者尽可能仰卧在平坦坚硬的地面或硬板床上

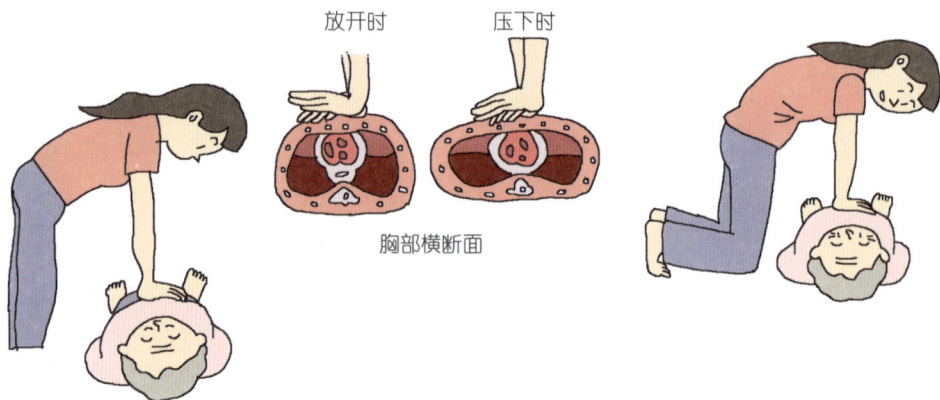

放开时　　压下时

胸部横断面

两人抢救时

如果有两人，则一人进行人工呼吸1次，另一人进行心脏按压5次（1秒1次）。如此持续，直到救护车到达，将长者移交给急救人员。

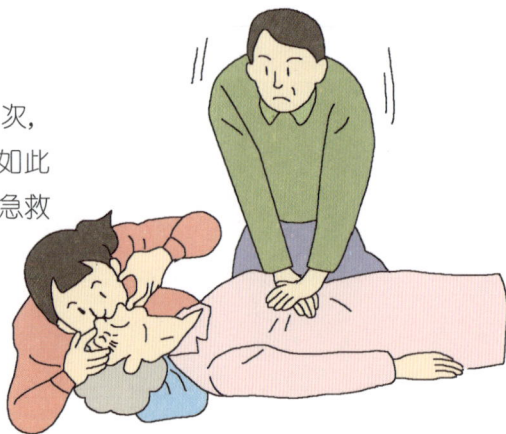

附 录

♥ 从症状判断长者可能罹患的疾病

长者出现发热、咳嗽、疼痛、麻木等症状常常是其他疾病的征兆，以下表中罗列的症状和可能隐藏疾病的对照，可供照护者参考，以便及早发现和诊治（见下表）。

从症状判断长者可能罹患的疾病

症状	可能存在的疾病
发热	感冒、支气管炎、肺炎、咽喉炎、尿道感染、褥疮、脱水症、结核病
食欲不振	胃溃疡、胆囊炎、肺炎、肝炎、癌症、中风、帕金森病、抑郁症
恶心、呕吐	胃溃疡、急性阑尾炎、肠梗阻、高血压、冠心病、心肌梗死、糖尿病（低血糖）
吞咽困难	食道癌、中风后遗症、精神因素
头痛、头重感	蛛网膜下腔出血、慢性硬脑膜下出血血肿、高血压、中风、脑肿瘤
眩晕	脑梗死、脑动脉硬化、一过性低血压、美尼尔氏病（内耳性眩晕）、脑供血不足
麻木感	糖尿病、高血压、中风先兆
咳嗽、痰	感冒、支气管炎、肺炎、哮喘、肺结核、心力衰竭
胸痛	冠心病、心肌梗死、肋间神经痛、带状疱疹、肋骨骨折
心悸气短	心力衰竭、贫血、肺气肿、癔症、甲状腺功能亢进
腹痛	肠梗阻、胃溃疡、急性胆囊炎、胆结石、尿道结石
腹泻	食物中毒、肠炎、溃疡性结肠炎、泻剂的过度服用
尿频	糖尿病、尿崩症、膀胱炎、尿道炎
排尿困难	心力衰竭、急性肾衰竭、尿道结石、前列腺肥大、便秘
瘙痒	老年性皮肤瘙痒症、荨麻疹、糖尿病、肝脏疾病、尿毒症、癌症、阴道炎
腰痛	椎间盘突出症、椎管狭窄症、骨质疏松症所致脊椎压缩性骨折、癌症骨转移
关节痛	退行性骨关节炎、类风湿性关节炎、痛风
贫血	缺铁性贫血、胃溃疡、胃癌
浮肿	心力衰竭、低蛋白血症（营养不良）、肾病综合征
黄疸	肝炎、肝硬化、胆结石、胆囊炎、肝癌、胆囊癌、胰腺癌
血便	痔疮、结肠癌、结肠憩室
血尿	尿道结石、膀胱炎、膀胱癌、肾癌
颤抖	老年性震颤、帕金森病、多发性硬化症

♥ 照护日程计划

一天的日程表（案例）

	照护	其他
5:00		
6:00		
7:00		
8:00		
9:00		
10:00		
11:00		
12:00		
13:00		
14:00		
15:00		
16:00		
17:00		
18:00		
19:00		
20:00		
21:00		
22:00		
23:00		
0:00		

	照护	其他
5:00		
6:00		起床，准备早饭
7:00	排泄，确认健康状况，洗脸、刷牙、更衣	
8:00	早饭，吃药	早饭后收拾
9:00		打扫房间、洗涤
10:00	排泄，去医院	
11:00		准备午饭
12:00	排泄，午饭，吃药	午饭后收拾
13:00		
14:00	散步	购物
15:00	排泄，吃加餐	
16:00		
17:00		准备晚饭
18:00	排泄，晚饭，吃药	晚饭后收拾
19:00		收拾洗涤物等
20:00	排泄，沐浴	
21:00		
22:00	就寝	预防腰痛体操，沐浴
23:00		
0:00		

后 记

计划编写本书大约是近10年前的事了。这期间我经历了与3位亲人：妻子、岳父和母亲刻骨铭心的永诀，这些变故使得编写书的计划大为延迟。但尽管如此，当我也要步入初老期时，书总算完成了。

大约20世纪80年代中期，我和妻子在日本留学时，结识的日本朋友中就有好几位至今从事照护服务，或者主持管理老年医院兼照护专用型养老公寓。我与他们保持长久的交往和友谊，通过他们对日本社会老龄化及其对策发生很大的兴趣。我经常访问他们的工作场所。

安静温馨的、设计布局极为科学合理的老年公寓（紧邻老年医院）里，医生、护士、照护士有条不紊地为入居或入托长者（平均年龄86岁）提供诊疗、护理和康复训练以及洗浴、进餐、清扫房间等照护服务，一丝不苟；我去初级照护士的培训教室旁听，教师教得认真严谨，学员（多是中老年人）学得勤勉努力；我也随照护士友人到她的事务所观摩那里的经理及员工会议，讨论所在区域的长者照护任务分配，做计划及情况通报，气氛热烈而又井然有序。所到之处人们所表现的高度敬业精神令我印象深刻与敬佩。我产生了把日本老年照护服务的经验介绍给大众的念头。

我的同辈人人都有过自己或者请人在家里照顾高龄父母、亲属的体验。随着人们平均寿命的延长，越来越多的高龄长者需要照护。因此，把国外已经比较成熟的经验介绍给大家，不仅是我之所想，也是恰逢其时的。我期待本书能起到抛砖引玉的作用：引起大家对照护长者的知识技能的重视，大家共同努力建立与完善良好的养老环境。由此到我们也进入耄耋之年时，能有安心、舒适、幸福的晚年生活。

本书的完成得到许多亲友的帮助支持，在此表示衷心的感谢。

首先是对爱妻胡小菁的深切怀念与感谢，我们一起留学，结识共同的日本友人，使我们有共同的计划和愿望，把日本照护的经验介绍给国人。突发的灾难带走了她，完成本书成了她的遗愿也是我对她的纪念。

怀念慈爱的岳父，感谢我亲爱的母亲，两年前在她老人家86岁罹患癌症去世前，始终给我以无私的疼爱和关怀。她关心和支持我这本书的编著。

感谢我亲爱的父亲和岳母还有我的哥哥及远在国外的女儿，他们的支持、鼓励和督促是我完成本书的原动力。我的父亲和岳母都已年过90岁，历尽艰辛困苦而始终保持着乐观向上的精神与比较健康的状态，生活基本能自理，这真是我们儿孙辈的福气。衷心祝愿他们更健康，更长寿。

要感谢先后参与和支持支援本书编著的友人还有：秦霞、杨兰、严晓梅、林岚女士，丁美富、仇福庚、陈明浩、邹其芳、杨海平、潘维明、杨世均、顾建平诸先生。

本书的编写参考了大量日本和国内的相关专著和资料，在此向其著者们致以崇高敬意和感谢。

本书是以图解的形式述说长者照护。百密一疏，必有不足之处，期盼读者批评指正，使之不断完善，惠及大众。

2012年1月　于沪上梦菁轩

三好图书网
www.3hbook.net

好人·好书·好生活

我们专为您提供
健康时尚、科技新知以及**艺术鉴赏**
方面的**正版图书**。

入会方式

1.登录**www.3hbook.net**免费注册会员。
（为保证您在网站各种活动中的利益，请填写真实有效的个人资料）

2.填写下方的表格并邮寄给我们，即可注册
成为会员。（以上注册方式任选一种）

会员登记表

姓名：_____ 性别：_____ 年龄：____

通讯地址：_____

_____

e-mail: _____

电话：_____

希望获取图书目录的方式（任选一种）：

邮寄信件 ☐   e-mail ☐

为保证您成为会员之后的利益，请填写真实有效的资料！

会员优待

·直购图书可享受优惠的
折扣价
·有机会参与三好书友会
线上和线下活动
·不定期接收我们的新书
目录

网上活动

请访问我们的网站：
www.3hbook.net

三好图书网
www.3hbook.net

地　址：北京市西城区北三环中路6号 北京出版集团公司7018室　联系人：张薇
邮政编码：100120　电　话：(010)58572289　传　真：(010)58572288

新书热荐

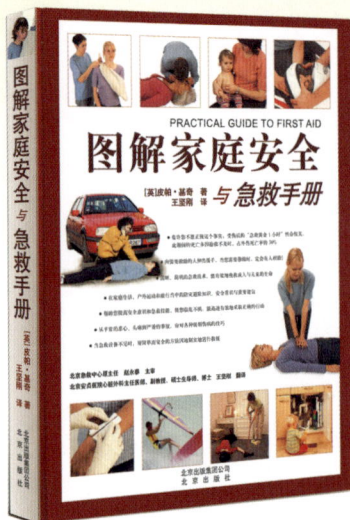

本书由英国皇家全科医学院院士皮帕博士编写，由北京安贞医院心脏外科主任医师、副教授王坚刚翻译，由北京急救中心原主任赵永春主审。

- 也许您不愿正视这个事实：受伤后的"急救黄金1小时"性命攸关，此期间的死亡多因抢救不及时，占外伤死亡率的30%
- 向需要救助的人伸出援手，当您需要帮助时，定会有人相助
- 清晰、简明的急救技术，能有效地挽救成人与儿童的生命
- 在家庭生活、户外运动和旅行当中的防灾避险知识、安全常识与重要建议
- 帮助您提高安全意识和急救技能，使您临危不惧，能迅速有效地采取正确的行动
- 从平常的恶心、头痛到严重的事故，应对各种级别伤病的技巧
- 当急救设备不足时，用简单而安全的方法因地制宜地进行救援

品好书，做好人，享受好生活！

三好图书网
www.3hbook.net